肿瘤随访登记及编码实践应用

主编　丁丽平　　王红霞　　任运霞　等

中国海洋大学出版社
·青岛·

图书在版编目（CIP）数据

肿瘤随访登记及编码实践应用／丁丽平等主编.

青岛：中国海洋大学出版社，2025.7. -- ISBN 978-7
-5670-4280-3

Ⅰ.R73

中国国家版本馆 CIP 数据核字第 20252PL903 号

肿瘤随访登记及编码实践应用

ZHONGLIU SUIFANG DENGJI JI BIANMA SHIJIAN YINGYONG

出版发行	中国海洋大学出版社
社　　址	青岛市香港东路 23 号　　　　邮政编码　266071
出 版 人	刘文菁
网　　址	http://pub.ouc.edu.cn
订购电话	0532-82032573（传真）
责任编辑	赵孟欣　　　　　　　　　　电　　话　0532-85901092
印　　制	青岛国彩印刷股份有限公司
版　　次	2025 年 7 月第 1 版
印　　次	2025 年 7 月第 1 次印刷
成品尺寸	185 mm × 260 mm
印　　张	19.25
字　　数	343 千
印　　数	1～1 000
定　　价	78.00 元

发现印装质量问题，请致电 0532-58700166，由印刷厂负责调换。

编 委 会

前 言

　　肿瘤登记报告是一项按一定的组织系统,经常性地搜集、贮存、整理、统计分析,并评价肿瘤发病、死亡和生存资料的统计制度。肿瘤登记是对癌症流行情况、趋势变化和影响因素进行长期、连续、动态的系统性监测,是制定癌症预防控制策略、开展综合防控研究、评价防控效果的重要基础性工作。肿瘤登记工作有助于了解人群肿瘤的发病、患病、诊断、生存与死亡,分析人群肿瘤发病地域及时间分布,为肿瘤防控提供科学翔实的决策依据。肿瘤登记报告作为肿瘤防治工作中的一项基础性工作,是探索肿瘤病因及其流行规律,制定和落实各项综合防治措施的重要依据。

　　肿瘤随访登记工作技术性强,要求从事肿瘤登记工作的人员应具有一定的肿瘤临床及病理学知识,且肿瘤登记编码复杂,涉及国际疾病分类第10版死因统计编码和国际肿瘤分类第3版。目前,因人员更换频繁、业务知识掌握不牢,很多医疗机构对报告流程、死亡补发病和漏报调查等登记技术不能完全掌握,导致数据报告质量不高、对系统操作不够熟悉。为了促进肿瘤随访登记工作,提高监测人员的业务能力,我们组织相关人员编写了肿瘤登记随访工作指导手册,用于培训各级各类医疗卫生机构开展肿瘤随访登记工作。

　　本书收录了肿瘤质控和随访软件,可以发现并纠正数据录入过程中的错误,提高数据的准确性;统一数据格式、术语等,确保数据在不同时间、地区和医疗机构单位之间具有一致性;同时还收录了国际疾病及相关健康问题统计分类第10次修订本(ICD-10)1992年首版,及更新版2019年(ICD-10.2019);国际肿瘤分类第3版(ICD-O-3.1),最新版ICD-O-3.2。

本书在编写过程中,参考了山东省疾控中心郭晓雷教授等人编撰的《山东省肿瘤随访登记工作指导手册》,在收录 ICD-10.2019 部分参考了上海市疾控中心《肿瘤命名与编码》,在此表示特别感谢。限于编者水平,书中疏漏和不足在所难免,恳请各位专家和同行指正。

编 者

2025 年 2 月 24 日于淄博

目 录

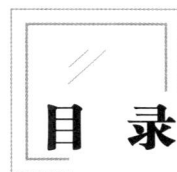

第一章
肿瘤随访登记工作开展的背景

第一节　肿瘤登记报告工作开展的背景

肿瘤登记报告是一项按一定的组织系统,经常性地搜集、贮存、整理、统计分析,并评价肿瘤发病、死亡和生存资料的统计制度。肿瘤登记是对癌症流行情况、趋势变化和影响因素进行长期、连续、动态的系统性监测,是制定癌症预防控制策略、开展综合防控研究、评价防控效果的重要基础性工作,肿瘤登记工作有助于了解人群肿瘤的发病、患病、诊断、生存与死亡,分析人群肿瘤发病地域及时间分布,为肿瘤防控提供科学翔实的决策依据。肿瘤登记报告作为肿瘤防治工作中的一项基础性工作,是探索肿瘤病因及其流行规律,制定和落实各项综合防治措施的重要依据。

近几十年,中国人群肿瘤登记工作进展迅速,成绩举世瞩目。2008 年,卫生部设立“肿瘤登记随访项目”并纳入“国家重大公共卫生专项中央财政转移支付项目”,在全国范围内逐步开展以人群为基础的肿瘤发病、死亡和生存的信息收集工作。2015 年,国家卫生健康委员会和国家中医药管理局联合下发《肿瘤登记管理办法》,进一步从制度上保证了全国肿瘤登记工作的顺利开展。截至 2021 年底,肿瘤登记处已覆盖全国 2 085 个区县,覆盖人口 10.45 亿。2005 年,根据原国家卫生部《中国癌症预防与控制规划纲要(2004—2010)》(卫疾控发〔2003〕352 号)要求,部分地区开展了肿瘤病例登记报告试点工作。2008 年开始,部分县(市/区)开始纳入中央转移支付地方项目国家级肿瘤登记点。

2011 年,山东省卫生厅印发了《山东省肿瘤随访登记工作规范(试行)》(鲁卫疾控字〔2011〕73 号),为全省全面开展肿瘤登记奠定基础。2013 年,登记报告列入《山东省医疗机构疾病预防控制工作规范(试行)》(鲁卫疾控发〔2013〕6 号),进一步明确了各级各类医疗机构职责和报告流程。肿瘤防控登记先行,随着肿瘤等慢性非传染性疾病在世界公共卫生问题中的比重逐步加重,癌症负担等慢性病基础数据的必要性、连续性、重要性必将日益凸显,进一步提升肿瘤登记数据质量,促进登记数据与死因监测数据、临床诊疗信息数据以及人口数据、医保数据等其他信息的对接交换、互联互通,促进信息资源共享利用,是肿瘤登记工作的重中之重,也是大势所趋。

因医疗卫生条件及人们健康意识的提高,肿瘤检出率逐渐升高。良性肿瘤一般不会危害身体健康,而恶性肿瘤则是人类死亡的重要原因。2020 年,全球癌症死亡 996 万例,其中,中国癌症死亡人数 300 万,占癌症总死亡人数 30%。2020 年,中国男性癌症死亡病例数 182 万,占总数的 61%,女性癌症死亡病例数 118 万,占总数的 39%。肿瘤可见于各年龄段人群,其中癌的发病率与年龄成正比。2024 年,国家癌症中心基于肿瘤登记及随访监测最新数据,在国家癌症中心杂志(JNCC)上发布 2022 年中国恶性肿瘤疾病负担情况,全癌种的发病率在 0~34 岁年龄组相对较低,从 35~39 岁年龄组开始显著增加,在 80~84 岁年龄组达到高峰。男性在 25~54 岁的发病率低于女性,在 60 岁以上则高于女性。全癌种的死亡率在 40~44 岁年龄组后显著增加,并在 85 岁及以上年龄组达到峰值。在 40 岁以上的人群中,男性的死亡率高于女性。致死率较高的恶性肿瘤有肺癌、胃癌、肝癌、食管癌、结直肠癌、胰腺癌、乳腺癌、脑肿瘤、白血病、淋巴瘤、鼻咽癌、膀胱癌、宫颈癌等。其中,肺癌是中国恶性肿瘤发病和死亡的首位原因。发病前五位的恶性肿瘤分别为肺癌、结直肠癌、甲状腺癌、肝癌、胃癌,死亡前五位的恶性肿瘤分别为肺癌、肝癌、胃癌、结直肠癌、食管癌。

肿瘤是严重威胁居民生命和健康的主要疾病之一。做好肿瘤登记报告工作对了解辖区肿瘤发病特点,指导肿瘤防治工作具有重要意义。肿瘤随访登记报告是了解人群的肿瘤发病、患病、诊断、生存与死亡水平,分析人群肿瘤地域及时间分布,为肿瘤防治提供重要决策依据的常规性监测工作。恶性肿瘤是严重影响居民健康和生命安全的公共卫生问题之一。肿瘤不仅严重影响劳动人口健康,而且成为医疗费用上涨的重要因素,每年恶性肿瘤所致的医疗花费超过 2 200 亿,在部分农村地区已经成为当地农民因病致贫和返贫的重要原因。城乡分析结果显示,城市地区的发病率略高于农村,而死亡率农村略高于城市,但城乡恶性肿瘤发病与死亡的差异逐渐减小,可能是由于恶性肿瘤危险因素的城乡差异在缩小,如吸烟、慢性感染、饮食习惯以及空气污染等,发病率日趋接近。而农村医疗资源的相对匮乏,防癌意识相对薄弱,导致农村恶性肿瘤死亡率仍偏高。在过去的 10 余年里,恶性肿瘤生存率呈现逐渐上升趋势,目前我国恶性肿瘤的 5 年相对生存率约为 40.5%,与 10 年前相比,我国恶性肿瘤生存率总体提高约 10 个百分点,但是与发达国家还有很大差距,其主要原因是我国癌谱和发达国家癌谱存在差异,我国预后较差的消化系统肿瘤如肝癌、胃癌和食管癌等高发,而欧美发达国家则是以甲状腺癌、乳腺癌和前列腺癌等预后较好的肿瘤高发。在全球范围内,由于人口老龄化的加剧,预计 2040 年相比 2020 年,癌症负担将增加 50%,届时全球新发癌症病例数将达到近 3 000 万。这一趋势在正经历社会和经济转型的国家中最为显著。对于中国而言,将癌症预防和治疗干预纳入卫生计划,将有助于降低未来的癌症负担。总之,我国恶性肿瘤负担日益加重,城乡差异较大,地区分布不均衡,癌症防控形势严峻,肿瘤仍然是中国的重大公共卫生问题。因此,加强新发肿瘤病例登记报告的监测工作,对于掌握肿瘤发病的动态趋势,为各级政府制定肿瘤防治规划提供科学依据具有十分重要的意义。

第二节　肿瘤登记报告工作的意义

肿瘤随访登记报告是肿瘤预防与控制工作的一个重要组成部分,它提供的资料可用于几个方面,为制订卫生工作规划和肿瘤防治计划提供依据:评价和考核肿瘤防治措施,为防癌健康教育和教学提供有价值的资料,为肿瘤病因和防治研究提供基础资料和线索。具体有以下几个方面。

一、了解癌症流行情况及变化趋势

癌症死亡率、发病率、患病率是描述癌症流行及变化情况的主要指标,在肿瘤随访登记报告工作尚未开展或肿瘤随访登记数据报告质量不高的前提下,关于癌症流行状况的描述多数是通过死因资料来进行的,比如死亡率的高低及其随时间变化情况等,但死亡率只能部分反映癌症死亡的流行特征和变化趋势。

癌症发病率是肿瘤统计中的一项重要指标,它可以真实反映癌症在某个地区或某个人群中的发生水平高低,但人群癌症发病率只有通过开展以人群为基础的肿瘤随访登记工作才能获得。肿瘤随访登记资料通常包含每一例癌症病人的年龄、性别、民族、职业、肿瘤原发部位、诊断日期等基本信息,如果结合可靠的人口学资料,则可以直接掌握癌症的发生水平以及"三间分布"等情况。

二、为卫生行政部门制定肿瘤防控策略和措施提供依据

在制定癌症防治策略和措施时,卫生行政主管部门根据肿瘤登记机构提供的癌症流行情况、分布特点和时间变化趋势等基础资料,摸清癌症对当地居民健康和生命造成的危害,并在此基础上确定需要防治的重点癌种和重点人群,从而使防治策略和措施更有针对性、科学性和可行性,并确保有限的医疗卫生资源能够得到合理使用。比如开展癌症的早诊早治,以地域为特点在淮河流域开展胃癌早诊早治,在农村女性中开展宫颈癌和乳腺癌筛查。

三、为病因学研究提供原始资料

利用肿瘤发病登记报告资料,结合人口学资料可以计算不同特点人群、不同时间、不同地区各种癌症的发病率和死亡率,然后通过描述性研究为病因学研究提供线索以人群为基础的癌症发病资料。可以通过建立队列进行长期随访观察,开展前瞻性的研究,结合肿瘤登记报告的信息,可以了解暴露于不同危险因素人群癌症的发生情况,从而确定危险因素和癌症发生之间的因果联系以及联系的强度。

四、评价癌症防治措施效果

发病率是否降低、死亡率是否下降、生存率是否提高是评价癌症防治措施是否有效的最终反映。开展以人群为基础的肿瘤登记,除了可以掌握防治措施采取前后癌症发病率和死亡率的变化,客观评估各种防治手段和措施在降低癌症发病率、死亡率方面的实际效果外,还可以估算全人群的癌症生存率。它提供的生存率指标代表了一个地区全部人群的癌症生存情况,可以量化评价人群的生存率是否得到了提高。

五、开展癌症病人疾病管理和保健服务

利用肿瘤发病登记报告资料,可以及时发现社区中现患或新发的癌症病人,便于社区责任医生尽早对患者开展医疗保健服务和疾病管理工作,提高患者的生活质量和生存质量。社区责任医生应当根据患者的个体病情特征,定期开展随访并进行有针对性的健康管理和干预,包括给予日常生活起居、工作、治疗和心理康复方面的指导,如指导患者合理饮食,进行适当的锻炼,督促其及时就医,帮助患者保持乐观情绪,培养与疾病斗争的精神等。

六、为癌症健康教育工作提供有价值的资料

健康教育是癌症预防措施的一个重要手段,在癌症早诊早治地区加强健康教育工作,利用报纸,电视,广播,网络等多种媒体开展防癌知识宣传,有助于提高居民对于癌症防治知识的认识水平。此外,可以通过宣传癌症的警示症状或体征,提高居民参与癌症早诊早治工作的积极性。在健康教育工作中,许多素材都需要通过肿瘤登记报告来进行收集,比如当地肿瘤的流行现状和分布特征,过去和将来不同部位肿瘤流行趋势的估计等。

第二章
肿瘤随访登记工作的依据和规范

第一节　肿瘤登记随访登记规范性文件

2011年山东省卫生厅印发了《山东省肿瘤随访登记工作规范（试行）》，2015年卫生计生委、中医药局《关于印发肿瘤登记管理办法的通知》进一步明确了各级各类医疗卫生机构的职责和报告流程。

关于印发《山东省肿瘤随访登记工作
规范（试行）》的通知

各市卫生局，大企业卫生处，省（部）属医疗卫生机构：

为进一步规范全省肿瘤随访登记工作，我厅制定了《山东省肿瘤随访登记工作规范（试行）》，现印发给你们，请各肿瘤登记点和登记机构认真贯彻落实。其他地区可结合实际参照执行。各地在工作过程中有何问题，请及时报我厅疾病控制处。

二〇一一年十二月十九日

山东省肿瘤随访登记工作规范（试行）

肿瘤是严重威胁我省居民生命和健康的主要疾病之一。做好肿瘤登记报告工作对了解我省肿瘤发病特点，指导全省肿瘤防治工作具有重要意义。为进一步加强全省肿瘤登记工作，提高报告质量，特制定本规范。

第一条　全省各级各类医疗机构为肿瘤报告责任单位，包括省部属医院、教学医院、部队医院、专科医院（肿瘤、结核、传染、妇幼、儿童医院）、企业职工医院、乡镇卫生院、社区卫生服务中心、村卫生室、社区卫生服务站。各级各类医疗机构按属地管理的原则，接受属地卫生行政部门和肿瘤登记处的业务指导、培训、督导和考核。

第二条　肿瘤报告种类包括按国际疾病分类第十版（ICD-10）规定的全部恶性

肿瘤(ICD-10：C00-C97)和中枢神经系统良性肿瘤(D32.0-D33.9)。

第三条　凡山东省户籍、并经医疗机构诊治属于本规范第二条所列的肿瘤病例均为随访登记对象：

(一)经病理组织学、细胞学、手术及其他专门检查(CT/MRI、B超/彩超、内窥镜)诊断，或临床诊断(排除其他疾病)确诊的肿瘤病例；

(二)原发肿瘤漏报的复发、转移病例；

(三)因肿瘤死亡的病例。

登记报告时，复发和转移病例应注明原发部位及首次诊断日期；对同一患者先后出现的原发肿瘤，应分别填报。

第四条　省卫生厅是全省肿瘤随访登记工作的主管部门，负责省级肿瘤登记点的设立、审核和考核评价。

各市、县(市、区)卫生行政部门负责辖区内肿瘤随访登记报告工作的组织管理，对辖区肿瘤登记点进行日常管理。

第五条　省疾病预防控制中心是全省肿瘤随访登记工作的技术指导机构，下设省级肿瘤登记处，负责全省肿瘤登记报告工作的技术指导、人员培训、质量控制和评估工作。市、县级肿瘤登记处一般设在疾病预防控制中心，也可设在卫生行政部门指定的工作挂靠单位，负责辖区内肿瘤登记报告工作的技术指导、人员培训、质量控制和评估工作。

第六条　各级肿瘤登记处、责任报告单位应建立肿瘤登记报告的管理制度、保密制度和工作流程，明确分管领导和责任人负责肿瘤登记报告工作的内部管理。

第七条　肿瘤登记报告工作实行"一卡一册"制度，即《山东省居民肿瘤病例报告卡》(以下简称《报告卡》)和《山东省肿瘤发病登记册》)(以下简称《登记册》)。

第八条　肿瘤病例责任报告单位应按以下要求进行病例登记报告：

(一)门诊或住院医生为肿瘤登记报告的责任报告人。对在本医疗机构首次确诊的肿瘤病例，由门诊或住院医生填写《报告卡》和《登记册》；并在其门诊或住院病历首页加盖"新病例已报"或"更正诊断已报"印章。

(二)医技科室(包括病理、CT/MRI、放射、B超/彩超、内窥镜、血检中心)和病案室等部门设立《登记册》，及时记录所在部门恶性肿瘤病例的诊疗相关信息。

(三)各责任报告单位应明确具体的责任科室，负责及时收集本单位门诊和住院医生填报的《报告卡》以及临床科室、医技科室和病案室填报的《登记册》，对本院上报的肿瘤卡进行补充、完善、整理和剔重，并在收到卡片7日内通过山东省慢性病信息监测网络版系统上报，肿瘤登记卡右上角的卡片编号由网络版系统自动生成后抄写在卡片右上角编号位置。在每月10日前（国家法定假日顺延）将上月纸质《报告卡》送交当地肿瘤登记处。

（四）乡镇卫生院和社区卫生服务机构除按以上要求填报本机构《报告卡》和《登记册》外，还需每月收集所辖村卫生所或社区医生上报的《报告卡》，由专人进行信息核实、补充、整理和剔重后填入本院或本机构《登记册》，并在收到卡片7日内审核、通过山东省慢性病信息监测网络版系统上报，卡片编号同前，在每月10日前（国家法定假日顺延）将上月纸质《报告卡》送交当地肿瘤登记处。

（五）村卫生室或实行一体化管理社区卫生服务站医生每月收集本村或辖区中新发或已死亡的肿瘤病例，填写《报告卡》和《登记册》，并于每月5日前（国家法定假日顺延）将《报告卡》上报乡镇卫生院或所属社区卫生服务中心。

（六）已经建立医院信息管理系统（HIS）的医疗机构，可通过HIS系统将本院门诊及住院就诊的肿瘤病例信息导出，补充完善后上报所在地的肿瘤登记处，由肿瘤登记处负责将肿瘤数据导入或录入。

第九条　各县（市、区）肿瘤登记处负责对责任报告单位报送的《报告卡》进行审核、整理和剔重，并将县级及以上医疗机构上报的肿瘤病人信息反馈给病人户籍或常住地乡镇卫生院（社区卫生服务机构），由其指派村卫生室或社区医生进行病例的核实、补充和完善。责任报告单位报送的非本辖区的肿瘤患者，由肿瘤登记处将《报告卡》寄送到患者户籍所在地（或常住地）的登记处。

第十条　各县（市、区）肿瘤登记处每月将肿瘤登记数据库信息与居民死因监测系统上报的恶性肿瘤死亡病例信息进行比对，发现未报告肿瘤死亡病例时，应及时将漏报信息反馈至病例户籍或常住地所属乡镇卫生院（社区卫生服务机构），由其指派村卫生所或社区医生进行信息核实、补充和完善，按肿瘤死亡补发病例要求填报《报告卡》和《登记册》，上报当地肿瘤登记处。

第十一条　各县（市、区）肿瘤登记处每年至少组织一次肿瘤病例随访调查，每年3月31日前完成数据上报，并由乡镇卫生院（社区卫生服务机构）将随访结果录入系统中。

第十二条　各县（市、区）肿瘤登记处每年组织一次对医疗机构和人群漏报调查。

第十三条 各市及县(市、区)登记处负责本地区恶性肿瘤登记报告数据库的维护和管理,定期导出备份数据。每年3月底前将审核无误的上一年度肿瘤登记报告数据库、人口数据和年度工作总结(包括肿瘤随访和漏报调查工作情况)报送省级登记处和当地卫生行政部门。

第十四条 省级登记处负责全省恶性肿瘤登记报告数据的整理、统计分析和质量评价,撰写工作报告。

第十五条 肿瘤登记报告资料和信息按以下要求进行管理:

(一)经过审核的《报告卡》由各县(市、区)登记处长期妥善保存。

(二)肿瘤数据库信息的存储应采取双备份,以防各种原因导致的数据库损坏或丢失。

(三)全省范围的肿瘤统计数据及信息由省卫生厅统一发布,各市、县(市、区)卫生行政部门可授权发布本辖区相关信息。

(四)肿瘤责任登记报告单位及有关研究机构在其业务范围内需利用肿瘤登记报告信息,应根据信息涉及的人群范围,向相应的卫生行政部门提出申请,经批准后方可使用。

第十六条 本规范由山东省卫生厅负责解释。

第十七条 规范于发布之日起正式实施。

卫生计生委 中医药局关于印发
肿瘤登记管理办法的通知

国卫疾控发〔2015〕6号

各省、自治区、直辖市卫生计生委、中医药管理局,新疆生产建设兵团卫生局,中国疾控中心、国家癌症中心:

为建立完善全国肿瘤登记制度,动态掌握我国癌症流行状况和发展趋势,国家卫生计生委和国家中医药管理局制定了《肿瘤登记管理办法》(可从国家卫生计生委网站 www.nhfpc.gov.cn 下载)。现印发给你们,请遵照执行。

卫生计生委

中医药局

2015 年 1 月 27 日

肿瘤登记管理办法

第一章　总　则

第一条　为建立肿瘤登记报告制度,加强肿瘤登记工作规范化管理,健全我国肿瘤登记信息系统,掌握我国恶性肿瘤的流行状况与疾病负担,制定本办法。

第二条　本办法适用于卫生计生行政部门、中医药管理部门、医疗卫生机构开展的肿瘤登记管理工作。

第三条　肿瘤登记是经常性地收集人群癌症数据的系统工作,收集的信息包括癌症患者个人信息、诊断信息、治疗和随访信息。

第四条　肿瘤登记的目的是监测人群癌症负担以及发展趋势,为病因学研究提供原始资料,有效评价癌症防治措施的效果,为制定癌症防控策略提供依据。

第五条　按照"统一领导、分工协作、分级负责、共同参与"的工作原则,各级卫生计生行政部门、中医药管理部门应当加强肿瘤登记工作的组织和监督管理;各级各类医疗卫生机构要认真组织落实,做好肿瘤登记工作。

第二章　组织机构和职责

第六条　国家卫生计生委、国家中医药管理局负责指导全国肿瘤登记体系建设,组织协调和监督管理全国肿瘤登记工作,指定国家癌症中心承担全国肿瘤登记具体工作。

各省、自治区、直辖市卫生计生行政部门、中医药管理部门负责建立健全本辖区肿瘤登记体系,组织协调和监督管理本辖区肿瘤登记工作,指定省级癌症中心(肿瘤防治研究办公室)或疾控中心,作为省级肿瘤登记中心,承担全省(区、市)肿瘤登记具体工作。

设区的市级、县级卫生计生行政部门、中医药管理部门组织协调和监督管理本辖区肿瘤登记工作,可根据当地肿瘤流行情况指定当地医疗保健机构或疾控中心设立肿瘤登记处。

第七条　国家癌症中心负责制定全国肿瘤登记工作计划、实施方案、质量控制和评价标准;建立全国肿瘤登记信息系统和跨区域肿瘤登记病例数据交换制度,组织开展技术培训,督导检查,考核评估;负责肿瘤登记信息的数据收集、质量控制和统计分析。

省级肿瘤登记中心负责实施全省(区、市)肿瘤登记工作,制定实施方案,建立肿瘤登记数据库,开展技术指导、人员培训、质量控制和考核评价工作。

肿瘤登记处负责开展病例收集、核实、反馈、随访和上报工作,建立肿瘤登记数据库。

第八条　各级各类医疗卫生机构履行肿瘤登记报告职责,疾病预防控制中心负责提供居民死亡原因监测数据。

第三章　肿瘤登记内容和工作流程

第九条　肿瘤登记病例的报告范围是全部恶性肿瘤和中枢神经系统良性肿瘤,所有发病和死亡个案均为登记报告对象。

第十条　肿瘤登记处所在辖区内所有医疗机构对诊治的肿瘤病例,通过医院信息系统提取肿瘤病例信息,未建医院信息系统的,由医务人员填写肿瘤登记报告卡,按季度统一报送至辖区肿瘤登记处。

第十一条　肿瘤登记处对所在辖区工作进行指导、检查及培训,及时收集辖区内肿瘤新发病例、死亡病例、生存状态和相关人口资料。对数据进行建档、编码、补漏、剔重、核对、分析,定期开展病例随访,按时将数据和工作总结逐级上报省级肿瘤登记中心。

第十二条　省级肿瘤登记中心开展全省(区、市)肿瘤登记报告资料的收集汇总、质量控制和统计分析,按时将数据和工作总结上报国家癌症中心。

第十三条　国家癌症中心定期汇总和分析登记资料、编制各种报表,形成年度肿瘤登记报告,当年年底上报国家卫生计生委审核后发布。

第四章　质量控制与考核评价

第十四条　国家癌症中心建立全国肿瘤登记评价机制,制订实施监测指标体系。建立实施进度、效果考核评价和监测通报制度,加强质量控制和监督检查。

第十五条　国家卫生计生委、国家中医药管理局组织开展督导检查和考核评价。

省级卫生计生行政部门、中医药管理部门每年对本省(区、市)的肿瘤登记工作进行全面考核。

设区的市级、县级卫生计生行政部门、中医药管理部门对辖区内的责任报告单位进行工作考核。

第五章　保障措施

第十六条　各级卫生计生行政部门、中医药管理部门加强组织领导,建立目标责任制,实行绩效管理,提供政策、人员和经费保障,全面推进肿瘤登记工作实施。

第十七条 各级卫生计生行政部门、中医药管理部门负责协调公安、民政、统计等相关部门,核实相关信息,并提供人口等相关资料。

第十八条 加强专业人才培训,提高工作能力,建设一支肿瘤登记人才队伍。

第十九条 各肿瘤报告单位及有关研究机构在利用肿瘤登记报告信息时,应当遵从国家法律法规和有关规定、伦理学准则、知识产权准则和保密原则,对个案肿瘤病例信息采取管理和技术上的安全措施,保护患者隐私和信息安全。

第六章 附 则

第二十条 本办法自印发之日起施行。

第二节 山东省肿瘤登记内容和流程

一、报告单位

各级各类医疗机构均为肿瘤报告责任单位,包括省部属医院、教学医院、部队医院、专科医院(肿瘤、结核、传染、妇幼、儿童医院)、企业职工医院、乡镇卫生院、社区卫生服务中心、村卫生室、社区卫生服务站。各级各类医疗机构按属地管理的原则,接受属地卫生行政部门和肿瘤登记处的业务指导、培训、督导和考核。

二、报告病种

全部恶性肿瘤、中枢神经系统所有肿瘤。ICD-10 编码范围为 C00-C97(恶性肿瘤)、D32-D33(中枢神经系统良性肿瘤)、D42-D43(中枢神经系统动态未定或动态未知的肿瘤)。

三、填报要求

(1)在医疗机构内门诊、病房或通过健康体检、疾病普查等方式发现的,经临床或病理、X 线、CT 等检查确诊的当年新发病例,均应填写居民肿瘤病例报告卡。

(2)仅报告原发肿瘤不包括继发转移的情况,对继发和复发肿瘤病例,若原发漏报,应补报,并须核对原发部位及首次诊断日期。

(3)若同一患者先后出现两次原发癌,须分别填报。

(4)每个肿瘤病例来本单位就诊时,不论已由外单位确诊或在诊治期间由本单位作出确诊,均须填报。

（5）肿瘤登记报告工作实行"一卡一册"制度,即《居民肿瘤病例报告卡》和《肿瘤发病登记册》。

（6）报告卡的填写字迹要清楚,内容要完整,不得缺项、漏项。

四、报告程序

1. 肿瘤病例责任报告单位

（1）门诊或住院医生为肿瘤登记报告的责任报告人。对在本医疗机构首次确诊的肿瘤病例,由门诊或住院医生填写《居民肿瘤病例报告卡》和《肿瘤发病登记册》;并在其门诊或住院病历首页加盖"新病例已报"或"更正诊断已报"印章。住院部各科室是肿瘤新病例资料的重要来源。科室诊治医师在检查入院患者病史时应注意在门诊已确诊的肿瘤患者是否已经报告,对未报告者应立即补报。对住院后才确诊的肿瘤病例应及时填写报告卡,并在病历首页上加以标记。若发现过去报告有误,需要更正时,应按新的诊断另行报告。

（2）医技科室（包括病理、CT／MRI、放射、B超／彩超、内窥镜、血检中心）和病案室等部门设立《肿瘤发病登记册》,及时记录所在部门恶性肿瘤病例的诊疗相关信息。医院内负责肿瘤报告的部门要和上述部门定期联系,核对记录,防止肿瘤病例特别是门诊病例的漏报。

（3）各责任报告单位应明确具体的责任科室,各科门诊和病房应设专人负责每日报卡的收集、整理和核查,负责及时收集本单位门诊和住院医生填报的《居民肿瘤病例报告卡》以及临床科室、医技科室和病案室填报的《肿瘤发病登记册》,对本院上报的肿瘤卡进行补充、完善、整理和剔重,并在收到卡片7日内通过山东省慢性病信息监测网络版系统上报,肿瘤登记卡右上角的卡片编号由网络版系统自动生成后抄写在卡片右上角编号位置。在每月10日前（国家法定假日顺延）将上月纸质《居民肿瘤病例报告卡》送交当地肿瘤登记处。

（4）乡镇卫生院和社区卫生服务机构除按以上要求填报本机构《居民肿瘤病例报告卡》和《肿瘤发病登记册》外,每月还须收集所辖村卫生所或社区医生上报的报告卡,由专人进行信息核实、补充、整理和剔重后填入本院或本机构《肿瘤发病登记册》,并在收到卡片7日内审核、通过山东省慢性病信息监测网络版系统上报,卡片编号同前,在每月10日前（国家法定假日顺延）将上月纸质《居民肿瘤病例报告卡》送交当地肿瘤登记处。

（5）村卫生室或实行一体化管理社区卫生服务站医生每月收集本村或辖区中新发或已死亡的肿瘤病例,填写《居民肿瘤病例报告卡》和《肿瘤发病登记册》,并于每月 5 日前（国家法定假日顺延）将《居民肿瘤病例报告卡》上报乡镇卫生院或所属社区卫生服务中心;或乡村医生提供该村居民中直接去县外就诊的肿瘤病例线索,负责核实上级单位认为需要核实的病例,补充和更正报告卡上的某些项目,如姓名、住址、出生日期、死亡日期等,并按照肿瘤登记处的要求开展肿瘤病例的结局随访及漏报调查工作。

（6）已经建立医院信息管理系统（HIS）的医疗机构,可通过 HIS 系统将本院门诊及住院就诊的肿瘤病例信息导出,补充完善后数据导入山东省慢性病信息监测系统。

2. 肿瘤登记处报告程序

（1）肿瘤登记处将各医疗单位上报肿瘤病例逐一审核,剔除重卡,对不具备网络报告条件的医疗机构上报的卡片要在收到卡片 7 日内完成疾病编码及网络填报。

（2）各区县肿瘤登记处每月将肿瘤登记数据库信息与居民死因监测系统上报的恶性肿瘤死亡病例信息进行比对,发现未报告肿瘤死亡病例时,应及时将漏报信息反馈至病例户籍或常住地所属乡镇卫生院（社区卫生服务机构）,由其指派村卫生所或社区医生进行信息核实、补充和完善,按肿瘤死亡补发病例要求填报《居民肿瘤病例报告卡》和《肿瘤发病登记册》,上报当地肿瘤登记处。

（3）各区县肿瘤登记处每年至少组织一次肿瘤病例随访调查,每年 3 月 31 日前完成数据上报,并由乡镇卫生院（社区卫生服务机构）将随访结果录入系统中。

（4）各区县肿瘤登记处每年组织一次对医疗机构和人群漏报调查,并将调查数据录入慢病网络信息系统中。

（5）各区县登记处负责本地区肿瘤随访登记报告数据库的维护和管理,定期导出备份数据。每年 3 月 31 前将审核无误的上一年度肿瘤随访登记报告数据库、人口数据和年度工作总结（包括肿瘤随访和漏报调查工作情况）报送市级、省级肿瘤随访登记处和当地卫生行政部门。

第三节　漏报调查

肿瘤随访登记漏报调查由县（区）级肿瘤登记处组织实施,每年至少一次。可在当年第四季度或者次年第一季度完成,数据上报须于次年 3 月 31 日前完成。

漏报调查主要分为医疗机构漏报调查和人群漏报调查两种。其次是肿瘤死亡补发病作为补充。

对确认漏报的病例填写《居民肿瘤病例报告卡》,并将卡片信息录入网络报告系统中。为减少漏报,肿瘤登记处应每年将收集的肿瘤死亡资料与肿瘤发病资料进行核对,对只有死亡卡而没有病例报告卡的病例应进行溯源调查,获得相关诊断信息,补填肿瘤发病卡。

一、医疗机构漏报调查

抽取辖区 2 家医院(至少 1 家为二级或二级以上医院),分别查阅 1、4、7、10 月份相关科室门诊登记、住院登记,确定所有就诊原发性肿瘤病例并填写漏报调查表,并与上报的肿瘤登记数据库进行逐一核对,确定是否漏报,对确认漏报的病例填写报告卡,录入监测信息系统。

二、人群漏报

随机抽取 2 个乡镇(街道),每个镇街随机抽取 3～5 个行政村(居委会),至少覆盖 10 000 人。通过询问村医,确定当年调查村(居委会)所有新发的肿瘤病例并填写漏报调查表,与监测信息系统逐一比对,对确认漏报的病例填写报告卡,录入监测信息系统。

三、肿瘤死亡补发病

为减少漏报,肿瘤登记处应每年将收集的肿瘤死亡资料与肿瘤发病资料进行核对,对只有死亡卡而没有病例报告卡的病例应进行追溯调查,获得相关诊断信息;补填肿瘤发病卡。

各肿瘤登记处从死因登记报告系统中导出所有死亡报告卡,将死因链中提及肿瘤或根本死因为肿瘤的卡片挑出,逐一与肿瘤登记报告数据库核对,如果肿瘤登记库中已有该患者卡片,则把死亡原因(不一定为肿瘤)和死亡日期补充完整。此功能可以通过“死因比对工具”实现,如果肿瘤登记库中没有此工具,则需要通过其他途径(村医、社区服务站、家属、医院病案室等)重新补充一张肿瘤发病报告卡(主要获取死亡卡上没有的信息,如首次诊断日期、诊断依据、病理结果等),然后录入肿瘤登记系统中,这张报告卡的诊断依据原来是什么就选什么,而不能选“0 死亡补发病”。

如果通过各种途径都找不到发病信息,则将诊断日期填为死亡日期,诊断依据选"0 死亡补发病"。这种病例又称为 DCO 病例(仅有死亡医学证明书的病例),这种情况的比例要求低于 15%。

所有死因系统中的肿瘤病例都要补充到发病库中,比如 2010 年开始做的登记,所有 2010 年以来死因系统中死亡的患过肿瘤的病例都要录入发病库中,不管其肿瘤发病是哪年,哪怕是 2000 年。

第四节　肿瘤病例结局随访

肿瘤病例结局随访调查由县(区)级肿瘤登记处组织实施,每年至少一次。可在当年第四季度或者次年第一季度完成,数据上报须于次年 3 月 31 日前完成。

一、常规随访法

县(区)级肿瘤登记处提供各乡镇(街道)肿瘤登记数据库中登记的所有现患肿瘤病例信息,或各乡镇(街道)肿瘤登记负责人员按照户籍导出本辖区现患肿瘤病例信息,打印出肿瘤登记病例结局随访表,由乡镇卫生院(社区卫生服务中心)肿瘤登记人员及村医(社区卫生服务人员)进行肿瘤现患病例结局随访,补充患者的死亡日期和死亡原因等信息,将随访结果填入肿瘤登记随访表,随访发现的已死亡者由肿瘤登记处找到原居民肿瘤病例报告卡,将死亡日期及死亡原因填入卡片中,并更新录入系统中,将已死亡者卡片的左上角沿虚线剪下以便区分卡片。

二、即时随访法

各乡镇(街道)肿瘤登记负责人员与死亡报卡人员及时交流信息,每月在死亡报告卡中将死因链中提及肿瘤或根本死因为肿瘤的卡片挑出,逐一与肿瘤登记报告数据库核对。如果肿瘤登记库中已有该患者卡片,则把死亡原因(不一定为肿瘤)和死亡日期补充完整,完成即时随访。

三、软件随访法

人工手动随访完成死亡和失访病例后,再使用相关软件进行自动随访。例如:"慢性病监测随访助手"(沂源县疾病预防控制中心慢性病防治科 2019 年制作,2020 年 6 月系统成熟后在淄博市推广使用)软件对"存活患者"的随访结果进行自动匹配和录入,完成数据的随访。"慢性病监测随访助手"这类软件能够极大地缓解基层工作压力,用软件代替人工,完成机械、重复的点击动作,平均随访一个患者只需十几秒,多台电脑可以同时运行,大大提高了工作效率。

第三章
肿瘤随访登记质量控制

第一节　质量控制的要求

肿瘤发病和死亡数据采集的质量控制是一个系统建设,贯穿肿瘤登记工作全过程的每个环节,是保障数据及时、完整、准确的重要机制。肿瘤登记处应按照自身特点,在工作的各方面、各环节制定工作规范和质量控制程序,并严格执行。

一、肿瘤登记资料完整

肿瘤登记资料完整指项目完整、数量完整、杜绝漏报。肿瘤登记处漏报调查每年应至少开展 1 次。医疗机构每季度或者每月开展 1 次漏报调查。

二、基本项目齐全

各项基本的填报项目应齐全不遗漏。对于填报错误或遗漏的信息,应及时进行更正或补充,对更正诊断病例要及时体现更正诊断及依据;死亡病例须再报死亡日期等信息并要求上下一致(各级登记机构之间)、前后一致(新病例与死亡病例之间),一旦发现同一病例信息不符合之处,应马上作核对或随访。

三、肿瘤登记信息准确

注意避免重报、多报、误报。既不能马虎潦草,也不能为了提高发病率,编造病例、弄虚作假。

四、肿瘤登记报告及时

对新发肿瘤及时报告,及时率大于 95%,无漏报及错报。纸质卡要求各报告单位(医院、乡镇卫生院等)肿瘤医生每月 10 号前将肿瘤上月报告卡送至肿瘤登记处,每年在 3 月 31 日前将上年度内的肿瘤发生(死亡)病例全部报出,以便进行汇总分析。网络报告及时率指规定期限（填卡日期与录入系统的日期间隔），肿瘤要求14日内报告，超过期限视为迟报。

第二节　质量控制的方法

质量控制就是数据质量度量的一种机制。任何数据的完整和准确都是相对而言，为了确定数据不完整及不准确的范围、程度，必须设立质量控制程序。质量控制贯穿肿瘤登记工作的全过程。肿瘤登记地区应在各个环节制定工作规范和质量控制程序，并严格执行。

质量控制的标准和方法包括四个方面：资料的可比性（Comparability）、资料的完整性（Completeness）、资料的有效性（Validity）、资料的时效性（Timeliness）。

简单而言就是要使我们肿瘤登记资料可比、完整、有效、及时。

一、可比性

可比性是指各登记处之间恶性肿瘤发病率的不同不是因为各登记处之间的数据质量不同而产生，结果是真实可比的。数据结果真实可比的基本先决条件是采用通用的标准或定义。"可比性"是不同地区、不同人群、不同时期的癌症发病率的比较的基本要求。

常用的可比性指标："发病"的定义、"偶发"诊断、分类与编码、死亡证明等。

"发病"的定义：以"诊断日期"作为肿瘤患者的发病日期。我国登记处一般以"由医生第一次诊断或第一次由病理报告提及癌症的日期"作为诊断日期。

"偶发"诊断：除常规诊断外，癌症也可以在个体没有肿瘤症状时被检查到，对于在癌症筛检普查中，因其他手术镜下检查及尸检中发现的"偶发"病例，也应列为癌症新发病例。

分类与编码：为使不同的登记处的资料可比，必须采用标准化的分类与编码系统。要求各肿瘤登记处采用《国际疾病分类肿瘤学专辑》第三版（ICD-O-3）及国际疾病分类第十版（ICD-10）。

死亡证明：死亡数据资料在癌症登记处主要有3个用途，分别为新病例信息的来源即死亡补发病、质量控制（评价完整性和有效性）和生存率研究。因此，死亡数据在癌症登记中是必需的。

评价可比性的指标：发病率逐年稳定，不应出现骤升或骤降现象；特殊的波动是否有合理的解释;发病率在不同人群间的比较;具有特征性的年龄曲线;儿童癌症发病率。

二、完整性

完整性是指该登记处覆盖地区的目标人群中发现所有发病病例的程度。实际中,没有一个登记处能达到理想的 100% 的完整,但需要达到一个标准。完整性可以通过一些标准得到评价。常用的评价指标有死亡/发病比(mortality/incidence,M/I)、仅有死亡医学证明书比例(deathcertificate only,DCO%)、形态学诊断比例(morphological verification,MV%)、病例的来源数与报告单数、不同时间发病率的稳定性、不同人群发病率的比较、年龄别发病率曲线、儿童癌症评价,等等。俘获/再俘获方法也可用来评价登记报告资料的完整性。

评价完整性的指标介绍如下。

(1)漏报率(%)= 漏报数量/查出肿瘤病例总数量 × 100%。

(2)死亡/发病比(mortality:incidence,M:I):如果发病和死因报告完全准确,则 M:I 将等于发病与生存间的常量关系(M:I = 1 - 生存率)。如果 M:I 大于 1,通常表示发病有漏报,若发病率下降很快,也可以发生死亡超过发病的情况。

(3)病理组织学诊断比例(histological verification,HV% 或 MV%)是广泛地用作信息有效性的一个指标,也是肿瘤登记完整性的指标之一。HV% 并非越高越好,较高比例的组织学诊断病例,过多依赖于病理学,而通过其他诊断途径诊断的病例就会漏掉。因此,非常高的 HV% 应当怀疑病例的漏报(不完整性)。

(4)仅有死亡医学证明书比例(DCO%)。

(5)完整性 C = 1/{(1 - DCN) + [DCN/(M:I)]}。

三、有效性

有效性(效度)是评价肿瘤登记处质量的一个基本内容。有效性是指登记病例中具有给定特征(例如肿瘤部位、年龄、性别、诊断、编码)的真正属性的病例所占的比例。再摘录与再编码方法是评价有效性的最客观方法。一般由另一个观察者完成对登记地区记录与相关病例文件间仔细比较。常用的评价指标有形态学诊断比例(MV%)、仅有死亡医学证明书比例(DCO%)、部位不明百分比、年龄不明百分比等。肿瘤登记地区至少进行诸如年龄/出生日期、性别/部位、部位/组织学以及部位/组织学/年龄、基本变量有无遗漏信息等基本核对,用 DCO% 和 HV% 两个指标进行评价。基于组织学(或镜检)方法做出诊断的登记病例的百分比既是癌症登记处用作完整性的指标,也是广泛地用作信息有效性的一个指标。HV%是病例确认的肯定的指标,DCO意味着未做组织学检查,所以,DCO%也是有效性的负面指标。

通常HV%的计算以所有登记病例作为分母,分母中包括DCO病例(根据定义,其不可能有组织学诊断依据)。因此,较高比例的DCO病例会引起较低的HV%。这是因为HV%通常用作评价总的有效性(包括DCO)的指标。

肿瘤登记遗漏信息的最具共性的指标为:原发部位不详或未特指的病例占登记病例的百分比,以及年龄不明所占的百分比等。

评价有效性的指标介绍如下。

(1)病理组织学诊断所占百分比(HV%或MV%)>66%。

此指标既是完整性的指标,又是有效性的一个指标。不同部位、不同地区(医疗服务水平不同),HV%存在差异。但是较高比例的组织学诊断病例,可能过多依赖于病理学,而通过其他诊断途径报告的病例就会漏掉,因此非常高的HV%应当怀疑病例的漏报。

(2)原发部位不明所占百分比(O&U%)<5%。

如果这一百分比高,说明登记资料质量差,反映病人可能未得到良好的诊治或填写报告草率。过低的O&U%也是不可信的,要符合当地的医疗水平。

(3)诊断依据不明所占百分比<5%。

(4)仅有死亡证明书所占百分比DCO%<15%。

四、时效性

时效性指肿瘤登记处收集、处理、报告足够可靠和完整的癌症资料的及时性平衡及时报告与获取完整、准确的癌症信息的关系。时效性一般指从发病日期(诊断日期)到数据被利用时(年报、研究报告、论文)的间隔。登记地区应及时报告和获取癌症信息。目前对时效性的要求无统一的国际标准。为平衡与完整性和准确性的关系,国家癌症中心要求各登记地区于诊断年份后的30个月内提交数据。一般要求病例发生后,各级登记机构及时报告。在每年的年末发现的病例,更要及时收集、登记、报告。未能及时报告的病例可能影响到年度分析报告——相当于"漏报"。

评价时效性的指标:数据上报及时率≥95%

第三节　质量控制的常用指标

（1）各类诊断依据所占百分比，尤其是病理组织学诊断所占比例：病理组织学诊断的可靠性最高（包括血骨髓片，细胞学检查），其次是实验室诊断、放射学诊断（X线，CT，B超等），单纯的临床诊断是很少的。

（2）各类诊断单位所占百分比：分乡（镇）、区县级、地市级、省级，省级医院诊断的比例越高，可靠性越好。

（3）根据只有死亡医学证明书的病例数（DCO）与登记的总发病数比例：如大于15%，说明登记报告的全面性很差。

（4）同期登记的发病与死亡数之比：除非某一部位肿瘤发病率迅速下降，一般来说，在县市级水平上，同地，同期登记的肿瘤新发病例数不应低于肿瘤死亡数。

（5）部位不明所占百分比：如果这一百分比高，说明登记资料质量差，反映患者可能未得到良好的诊治或填写报告草率，等等。

（6）趋势稳定：同一地区肿瘤的逐年发病死亡率应该基本稳定，不应出现骤升或骤降现象，骤然下降往往表明报告的全面性出现问题。各肿瘤登记处每年要利用上述指标，并结合日常的登记工作（是否漏报，填写报告是否正确）来评价自身登记资料的质量。

一、形态学诊断比例

由病理学家依靠显微镜下组织学检查做出诊断具有较好准确性和可靠性，包括脱落细胞学或外周血的血液病检查。MV%是评价有效性和完整性的指标。其绝对指标意义有限，常用的方法是与相似的区域内适当的标准进行比较。

病理诊断比例（MV%）= 有病理诊断患者 / 全部患者 × 100%

二、死亡发病比

死亡发病比为同一时期内死亡数与新发病例数之比。死亡数据来源于生命统计，应独立于肿瘤登记数据。M/I 相对过大，提示数据不完整，发病登记存在漏报；M/I 相对过小，提示发病数据中有重复记录可能，同时还要考虑生命统计的数据完整性和有效性问题。如果死因登记数据质量有保证，那么 M/I≈1～5 年生存率。

死亡发病比（M/I）= 同时期内癌症死亡病例数 / 同时期内癌症新发病例数

三、仅有死亡医学证明书比例

来自死亡证明书的病例被称为死亡补充发病（Death Certificate Notification, DCN）病例，当无法追踪到死亡前任何癌症确认信息时称为"仅有死亡医学证明书"（DCO）病例。DCO%是评价有效性和完整性的指标之一，与临床或病理诊断的病例记录相比，DCO病例的信息显然准确性差。DCO%高，提示病例发现流程存在不足。

仅有死亡证明书比例（DCO%）＝仅有死亡医学证明书患者/全部患者×100%

第四节　肿瘤数据审核和上报

登记处肿瘤监测人员要做好审核工作，做好质量的把控和兜底，审核的时候要认真细致，发现问题并及时修正。尽量不批量审核，批量审核省时但不省工，没有二次质量把控，肿瘤报卡质量很难提升。

一、肿瘤报卡中常见错误

（1）迟报：填卡日期至录入日期间隔超过14天。

（2）ICD10不规范，主要为缺少亚部位或多了.9；ICD-O-3亚部位缺失。

（3）诊断依据错误：诊断依据选5、6、7，病理一般不编8000/39，实在不能获取病理结果的除外。

注意：血液和淋巴系统的都不能编8000/39，都是9590之上的编码，淋巴瘤9590---，白血病9800-9949、未明确指明的通用9800/3。

（4）有病理时病理学描述不规范或空项。

（5）原发部位空项。

（6）各种日期逻辑错误：发病、诊断、填卡、录入、审核、死亡。例如，首次诊断日期晚于报告日期，死亡日期早于发病日期。

（7）恶性肿瘤（中枢神经系统除外）报告形态学编码和行为学编码时出现原位癌、继发癌、转移癌、非癌（良性肿瘤），比如出现8000/9或者8000/6、8000/2、8000/1、8000/0。

（8）其他逻辑错误，如男患女病或女患男病，年龄异常等。

二、肿瘤审核常用软件

肿瘤审核常用软件有 CHECK 软件和肿瘤登记审核软件(具体使用见后面章节)。CHECK 软件使用时,发病数据与死亡数据需要单独 CHECK 审核,审核后在省慢病监测系统进行修改,数据修改后再次 CHECK 审核,可多次进行操作。CHECK 审核:一是检查变量是否完整,并检查在编码范围内的有效性;二是对不同变量之间是否合乎逻辑的一致性进行检查。

肿瘤登记审核软件(IARCcrgTools)主要用于审核 ICD-O-3 编码,可以对性别/部位、性别/组织学、分化程度/组织学、年龄/发病和出生日期等逻辑进行审核。

IARCcrgTools 目前最新版本为 2.05:iarccrgtools_205.zip,下载压缩文件后解压,点击 setup 安装,软件可从省慢病所公共邮箱和山东省慢病中心 QQ 群(35604031)共享中下载。

三、Check 过程注意事项及常见问题

(1)注意文件导出方式(查询中以上传格式导出),变量名一致。

(2)请将电子表格(excel)文件中的数据复制到记事本(txt)文件中,再复制回 excel 中(新建的 excel 子表中,复制前第一列预设为文本格式)。

(3)将 excel 文件每一列拉宽,显示完整。注意每一列是否有空缺项,尤其最后一列不能有空缺项,可把诊断依据放在最后一列。

(4)日期格式变为长度一致的格式,设为"2003-03-14"格式。

(5)将第一行变量名删掉。

(6)点"文件另存为",选择保存类型为"带格式文本文件(空格分隔)",再点击下面的"保存"。(若出现其他对话框点"确定"或"是"即可),保存后的文件为 .prn 格式,可导入 CHECK 审核程序中。

(7)注意逐一选择并确定每个变量,不要选错变量的位置。尤其是 ICD-O-3 解剖学部位编码(Topography)不要选成 ICD-10 的编码。

四、肿瘤数据上报

1.上报数据时限要求

按时限要求及时上报数据,数据须多次上报,并经多轮审核反馈,针对审核发现

的数据质量问题及时修改并上报。

每年 1 月 31 日前上报国家上年度肿瘤登记数据(用于国家统计工作进度,撰写进度报告)。

每年 3 月 31 日前上报上年度肿瘤登记数据(用于撰写全省肿瘤登记工作报告)。

每年 5 月 31 日前上报 3 年前肿瘤登记数据(用于国家撰写年度正式数据分析报告)。

2. 数据导出方式选择

登录山东省慢性病监测信息管理系统,依次点击"肿瘤登记信息管理"—"数据查询"—"病人档案信息"查询,地区类型选择"户籍地区",日期类型选择"首次就诊日期",按年度选择需要报告的年份如"2022"或者按日期填"20220101 至 20221231",报卡状态选择最后一个"已审核及订正后已审核",点击"查询"后查询出数据后,再点击"以上传格式导出",发病库及死亡库及人口数据都会一起导出,且符合要求的变量及日期范围。

按上述方式导出的 excel 文件含 3 个子表。导出的文件中发病库(fb)是首次诊断日期为所选年度的(以 2022 年为例);同样死亡库(sw)中是死亡日期在 2022 年度的肿瘤死亡病人,死亡原因不是肿瘤的不在该子表中导出(有部分肿瘤病人不是死于肿瘤,故发病人数永远大于死亡人数,即死亡发病比小于 1)。导出的死亡库的变量及格式与发病库一致,只不过发病库中用的"年龄"为发病年龄,死亡库中用的"年龄"为死亡年龄;人口数(pop)为该年年末人口数。因所选地区类型为"户籍地区",所以导出是年末户籍人口。若选择"常住地区"或"报告地区",导出的人口为常住人口。注意人口要求录入系统中,否则导不出来,需拷入本子表中。导出的人口子表也请认真核对。

补充 info1 和 info2 子表中相应年份的信息。

3. 上报数据格式要求

导出后将文件另存为文件名为本地国标编码前 6 位的 excel 文件,每个登记处为一个文件,文件名改为登记处名的前 6 位国标代码,如沂源县文件名为 370323.xls,每个 excel 文件一般包含 5 个子表,分别为发病 fb、死亡 sw、人口 pop、信息表 info1 及信息表 info2 死亡库的变量列数及格式要求同发病数据库。

原导出文件备份以备文件整理过程中出错时核对。

第五节　肿瘤数据的收录条件

一、肿瘤登记年报资料评价

1.发病数据

从可比性、完整性、有效性、时效性4个方面进行审核与评价。随访数据、完成比例、失访率均达到要求的标准。

2.常用的评价指标

登记覆盖人口（公安户籍资料和统计年鉴）；

有无全死因（死亡数据）；

病理学诊断比例（MV%）；

死亡/发病比（M/I）；

DCO比例（DCO%）；

部位不明比例（O&U%）；

诊断依据不明比例（UN%）；

肿瘤变化趋势（年度变化%）；

发病率、死亡率水平。

二、中国肿瘤登记年报数据纳入标准

1.A级：数据可以接受入年报

各项指标如下：

MV%：66%～85%　　　DCO%：0～10%　　　M/I：0.60～0.80

肿瘤变化趋势稳定,水平合理;死亡率不低于120/100 000。

2.B级：数据可以接受入年报

MV%：55%～95%　　　DCO%：小于15%　　　M/I：0.50～0.59、0.81～0.85

肿瘤变化趋势相对稳定,水平比较合理;死亡率不低于100/100 000。

3.D级：数据不被年报接受,无死因资料或死因资料不完整

各项指标如下：

MV%：小于等于55%,或大于等于95%　　　DC0%：大于等于15%

M/I：小于等于0.50,或大于等于0.85

肿瘤变化趋势不稳定,水平不合理。

三、《中国肿瘤登记年报》新数据入选标准(2017年开始)

2017年,全国肿瘤登记中心肿瘤登记专家组和《中国肿瘤登记年报》编委会,根据《卫生部肿瘤随访登记技术方案2009》的要求,参照《中国肿瘤登记工作指导手册2016》,以及国际癌症研究中心(IARC)、国际癌症登记协会(IACR)的对肿瘤登记数据的质量控制规则,进一步细化和完善了数据入选原则和标准,取消了肿瘤登记地区质量分级。

《中国肿瘤登记年报》数据入选原则和标准,注重肿瘤登记数据的真实性、稳定性和均衡性,根据登记地区的特点,综合评估该肿瘤登记处数据质量除了几个重点指标,如MV%、DCO%、M/I、发病率水平、死亡率水平,仍作为衡量数据质量的标准,还综合考虑肿瘤登记处各个指标在本地区的合理范围;新建立的登记处的MV%标准适当放宽。

数据稳定性差,发病与死亡变化超过10%的登记处,或者发病率、死亡率一升一降,评价为质量较差,不被接受。

新增加年龄调整率作为考核指标之一。

第六节　工作督导和考核评价

一、督导对象

包括各级肿瘤登记处,二级及二级以上的医院,社区卫生服务机构(乡镇卫生院和村卫生所)等。

二、督导方法

采用听取汇报,查看文件,抽查档案资料和各种登记记录,现场调查及座谈等方式。

(1)听取汇报,了解整体情况。

(2)查看现有资源、设备,包括文件、培训记录、试卷、人员、设备等。

(3)现场抽查报卡与电子报卡核对:抽查肿瘤报告卡与网络报告卡相互核对,判断信息的一致性等指标。

三、督导内容与考核评价指标

1.肿瘤随访登记组织管理工作(以正式文件或其他书面材料为准)

(1)肿瘤登记处及医疗机构组织管理情况。

(2)相关规章制度建立和执行情况包括实施方案、计划、总结、督导及自查记录等。

(3)定期的例会和培训记录。

(4)登记资料管理情况:资料管理要求档案化,对各种原始资料,统计资料要求分类并按顺序有专柜管理。

(5)与相关机构协调工作完成情况。

2.肿瘤登记资料的完整性,准确性与可比性

主要使用如下指标进行评价。

(1)病理组织学诊断(MV%或HV%)所占比例 > 66%。

(2)仅有死亡医学证明书比例(DCO%) < 15%。

(3)同期登记的全部恶性肿瘤发病与死亡数之比(M/I)为 0.6~0.8。

(4)其他或未指明部位肿瘤所占百分比(O&U%) < 5%。

(5)定期开展随访工作,随访率 > 90%。

(6)数据上报及时率 ≥ 95%。

(7)趋势稳定:同一地区恶性肿瘤的逐年发病,死亡率基本稳定,不应出现骤升或骤降现象。

MV%:病理诊断学比例,是基于组织学和镜检方法做出诊断的登记病例的百分比。MV%较高提示发病存在漏报。

M/I:同期登记的肿瘤死亡数与发病数之比。若 M/I 大于1,提示新发病例有漏报或死亡有重卡;若 M/I 过低,提示发病有重卡或死亡有漏报。

率的稳定:相邻年份率波动应在合理范围内,5%之内视为相对稳定。发病与死亡变化超过10%,或者发病率、死亡率一升一降,评价为质量较差。

3.肿瘤随访登记数据库资料收集、录入、审核、汇总及上报情况

4.数据分析(年度肿瘤登记数据分析完成情况)

5.登记数据库维护(包括数据更正情况和保存情况)

6. 资金管理（项目资金的使用及配套情况）

四、督导表格和指标

见书末附表 1～6。

五、考核

（1）抽查 20 份纸质肿瘤报告卡，计算以下指标：查看肿瘤报告卡内容必填项目是否填写完整（姓名、性别、年龄、职业、出生日期、户籍地址、诊断、诊断日期、诊断单位、诊断依据、填卡日期等）。缺任一项，则认为不完整。

（2）填卡完整率（%）= 填写完整卡片数 / 查卡数 × 100%。

查看肿瘤报告卡的关键项目是否填写准确（肿瘤诊断不得为英文缩写或俗称，诊断不得有逻辑错误等）。错任一项，则认为不准确。

（3）填卡准确率（%）= 填写准确卡片数 / 查卡数 × 100%。

所有纸质肿瘤报告卡，与数据库比较，计算关键变量（姓名、性别、年龄、职业、出生日期、户籍地址、诊断、首次诊断日期、诊断单位、诊断依据、填卡日期等）的符合率，全部一致的为符合卡片。

（4）录入准确性（%）= 报告卡与录入一致数 / 查卡数 × 100%。

（5）抽查 10 份肿瘤死亡病例，计算以下指标：

死亡卡与发病卡的一致率（%）= 死亡卡与发病卡一致的卡片数 / 查卡数 × 100%；

漏报率（%）= 未网络上报的卡片数 / 查卡数 × 100%。

第四章
常见的肿瘤分类、命名与编码简介

第一节　肿瘤的分类

常见的肿瘤有两种,分别是良性肿瘤和恶性肿瘤。脂肪瘤、子宫肌瘤、甲状腺腺瘤、部分胸腺瘤、畸胎瘤等为良性肿瘤。恶性肿瘤又称癌,按恶性细胞的组织起源可分为两大类,起源于上皮组织的称为癌,如肺癌、胃癌、胰腺癌等;起源于间叶组织的称为肉瘤,如软组织和骨肉瘤、腹腔肉瘤等。

一、按组织起源分类

1. 上皮组织肿瘤

来自被覆上皮(鳞状上皮,移行上皮和柱状上皮等)及腺上皮的肿瘤。

2. 间叶组织肿瘤

来自胚胎时中胚叶所分化发育的各种组织,又可分为以下主要几类:

(1)结缔组织肿瘤:来自纤维组织、脂肪组织、软骨和骨组织的肿瘤;

(2)骨肉组织肿瘤:来自平滑肌和横纹肌的肿瘤;

(3)脉管组织肿瘤:来自血管和淋巴的肿瘤;

(4)造血组织肿瘤:来自淋巴组织和骨髓组织的肿瘤。

3. 神经组织肿瘤

来自神经细胞、神经胶质细胞、神经鞘膜细胞等的肿瘤。

4. 其他类型肿瘤

有些来自上述两种以上的组织,还有些来自胎盘等特殊组织的肿瘤。

二、按生长特性分类

按生长特性,肿瘤可分为良性肿瘤与恶性肿瘤两大类。

主要根据肿瘤生长的方式、速度、有无转移、组织结构，以及对机体的危害程度等多方面的情况来区分，此内容会在下面良性肿瘤和恶性肿瘤的特征及区别中详细叙述。

把两种分类方法结合起来，既可说明肿瘤的起源组织，又可说明肿瘤的性质，如良性上皮组织肿瘤、恶性上皮组织肿瘤、良性结缔组织肿瘤等。

第二节　肿瘤的命名

肿瘤的命名原则是依据生长部位、组织起源和生长特性，来区分良性肿瘤和恶性肿瘤。

一、良性肿瘤

良性肿瘤的命名在其来源组织名称之后加"瘤"字。例如，来自脂肪组织的良性肿瘤称为脂肪瘤，来源于腺体和导管上皮的良性肿瘤称为腺瘤，含有腺体和纤维两种成分的良性肿瘤则称纤维腺瘤。有时结合一些肿瘤的形态特点命名，如来源于皮肤鳞状上皮的良性肿瘤，外观呈乳头状，称为鳞状上皮乳头状瘤或简称乳头状瘤；腺瘤呈乳头状生长并有囊腔形成，称为乳头状囊腺瘤；含有一个以上胚层的多种组织的良性肿瘤称为畸胎瘤。

二、恶性肿瘤

1. 癌

来源于上皮组织的恶性肿瘤统称为癌，命名时在其来源组织名称之后加"癌"字。如来源于鳞状上皮的恶性肿瘤称为鳞状细胞癌，来源于腺体和导管上皮的恶性肿瘤称为腺癌，由腺癌和鳞癌两种成分构成的癌称为腺鳞癌。有些癌还结合其形态特点命名，如形成乳头状及囊状结构的腺癌，称为乳头状囊腺癌，呈腺样囊状结构的癌称为腺样囊性癌，由透明细胞构成的癌称为透明细胞癌。

2. 肉瘤

由间叶组织（包括纤维结缔组织、脂肪、肌肉、脉管、骨、软骨组织等）发生的恶性肿瘤统称为肉瘤，其命名方式是在组织来源名称之后加"肉瘤"，如纤维肉瘤、横纹肌肉瘤、骨肉瘤等。呈腺泡状结构的横纹肌肉瘤可称为腺泡型横纹肌肉瘤。

3. 癌肉瘤

如果一个肿瘤中既有癌的成分又有肉瘤的成分,则称为癌肉瘤,近年研究表明,真正的癌肉瘤罕见,多数为肉瘤样癌。通常,所谓的癌症泛指所有恶性肿瘤。

三、肿瘤的特殊命名

有少数肿瘤不按上述原则命名。来源于幼稚组织的肿瘤称为母细胞瘤,其中大多数为恶性,如视网膜母细胞瘤、髓母细胞瘤和肾母细胞瘤等;也有良性者如骨母细胞瘤、软骨母细胞瘤和脂肪母细胞瘤等。有些恶性肿瘤因成分复杂或由于习惯沿袭,则在肿瘤的名称前加"恶性"二字,如恶性畸胎瘤、恶性神经鞘瘤和恶性脑膜瘤等。有些恶性肿瘤冠以人名,如尤文氏肉瘤和霍奇金淋巴瘤。至于白血病则是少数采用习惯名称的恶性肿瘤。因习惯对淋巴瘤、黑色素瘤和精原细胞瘤省去了"恶性"二字,但仍代表其为恶性肿瘤。瘤病常用于多发性良性肿瘤,如神经纤维瘤病;或用于在局部呈弥漫性生长的良性肿瘤,如纤维瘤病、脂肪瘤病和血管瘤病。

第三节　常见的肿瘤

一、上皮性肿瘤

从上皮组织(包括覆盖上皮与腺上皮)发生的肿瘤最为常见,其中恶性上皮组织肿瘤(癌)对人类的危害最大,人体的恶性肿瘤大部分来源于上皮组织。

(一)良性上皮组织肿瘤

1. 乳头状瘤

乳头状瘤覆盖上皮发生,向表面呈外生性生长,形成许多手指样或乳头状突起,并可呈菜花状或绒毛状外观。肿瘤的根部常狭窄成蒂,与正常组织相连。每一乳头由具有血管的分支状结缔组织间质构成其轴心,其表面覆盖的增黑色素食物增生上皮因起源部位不同而异,可为鳞状上皮、柱状上皮或移行上皮。在外耳道、阴茎及膀胱和结肠的乳头状瘤较易发生恶变而形成乳头状癌。

2. 腺瘤

腺瘤是由腺上皮发生的良性肿瘤,多见于甲状腺、卵巢、乳腺、唾液腺和肠等处。黏膜腺的腺瘤多呈息肉状,腺器官内的腺瘤则多呈结节状,且常有包膜,与周围正常组织分界清楚。腺瘤的腺体与其起源腺体不仅在结构上十分相似,而且常具有睾丸肿胀,有一定的分泌功能。不同之处仅在于腺瘤的腺体大小、形态较不规则、排列也比较密集。发生于有小叶和导管结构的器官的腺瘤,其小叶结构往往缺如或不明显,亦无导管形成,故不能将其分泌物排出。

根据腺瘤的组成成分或形态特点,又可将其分为囊腺瘤、纤维腺瘤、多形性腺瘤和息肉状腺瘤等类型。

囊腺瘤是由于腺瘤组织中的腺体分泌物淤积,腺腔逐渐扩大并互相融合成囊,肉眼上可见大小不等乳腺癌的图片的囊腔,因而得名。囊腺瘤常发生于卵巢,亦偶见于甲状腺及胰腺。卵巢囊腺瘤主要有两种类型:一种为腺上皮向囊腔内呈乳头状生长,并分泌浆液,故称为浆液性乳头状囊腺瘤;另一种分泌黏液,常为多房性,囊壁多光滑,少有乳头状增生,称为黏液性囊腺瘤。浆液性乳头状囊腺瘤较易发生恶变,转化为浆液性囊腺癌。

纤维腺瘤除腺上皮细胞增生形成腺体外,同时伴随大量纤维结缔组织增生,共同构成瘤的实质。本瘤为女性乳腺常见的良性肿瘤。

多形性腺瘤由腺组织、黏液样及软骨样组织等多种成分混合组成。常发生于唾液腺,特别常见于腮腺,过去曾称之为混合瘤。目前一般认为此瘤是由腮腺闰管上皮和肌上皮发生的一种肿瘤多发性硬化遗传。由于分散的肌上皮细胞之间可出现黏液样基质,并可化生为软骨样组织,从而构成多形性特点,该瘤生长缓慢,但切除后较易复发。

息肉状腺瘤发生于黏膜,呈息肉状,有蒂与黏膜相连,多见于直肠,其中表面呈乳头状或绒毛状者恶变率较高。该瘤亦见于结肠、胃等处,结肠多发性腺瘤性息肉常有家族遗传性,不但癌变率很高,且易早期发生癌变。

(二)恶性上皮组织肿瘤

由上皮组织发生的恶性肿瘤称为癌,多见于老年人,是人类最常见的一类恶性肿瘤。癌常以浸润性生长为主,故与周围组织分界不清。发生在皮肤、黏膜表面的癌外观上常呈息肉状、蕈伞状或菜花状,表面常有坏死及溃疡形成;发生在器官内的常为不规则的结节状,呈树根状或蟹足状向周围组织浸润,质地较硬,切面常为灰白色,较干燥。镜下,癌细胞可呈腺状、巢状或条索状排列,与间质分界清楚;亦可在间质内呈弥漫性浸润生长,与间质分界不清。癌在早期一般多经淋巴道转移,到晚期才发生血道转移。癌的常见类型有以下几种。

1. 鳞状细胞癌

鳞状细胞癌简称鳞癌,常发生在身体原有鳞状上皮覆盖的部位,如皮肤、口腔、唇、子宫颈、阴道、食管、喉、阴茎等处。有些部位如支气管、胆囊、肾盂等处,正常时虽不由鳞状上皮覆盖,但可通过鳞状上皮化生而发生鳞状细胞癌。此癌肉眼上抗原提呈细胞常呈菜花状,也可因癌组织坏死脱落而形成溃疡。癌组织也同时向深层作浸润性生长。镜下,在分化好的鳞状细胞的癌的癌巢中,细胞间还可见到细胞间桥,在癌巢的中央可出现层状的角化物,称为角化珠或癌珠。分化较差的鳞状细胞癌无角化珠形成,甚至也无细胞间桥,瘤细胞呈明显的异型性并见较多的核分裂象。

2. 腺癌

腺上皮的恶性肿瘤腺癌较多见于胃肠、胆囊、子宫体等处。癌细胞形成大小不等、形状不一、排列不规则的腺结构,细胞常不规则地排列成多层,核大小不一,核分裂象多见。当腺癌伴有大量乳头状结构时称为乳头状腺癌,腺腔高度扩张呈囊状的腺癌称为囊腺癌,伴乳头状生长的囊腺癌称为乳头状囊腺癌。

分泌大量黏液的腺癌称为黏液癌,又称为胶样癌,常见于胃和大肠。肉眼观看到的癌组织呈灰白色,湿润,半透明如胶冻样。镜下见黏液堆积在腺腔内,并可由于腺体的崩解而形成黏液池。有时黏液聚积在癌细胞内,将核挤向一侧,使癌细胞呈印戒状,称为印戒细胞。当印戒细胞构成癌的主要成分时称为印戒细胞癌。

3. 基底细胞癌

基底细胞癌多见于老年人面部。癌巢主要由浓染的基底细胞样的癌细胞构成。其生长缓慢,表面常形成溃疡,浸润破坏深层组织,但很少发生转移,对放射治疗很敏感,临床上呈低度恶性的经过。

4. 移行细胞癌

移行细胞癌发生于膀胱、输尿管或肾盂的移行上皮,可为乳头状或非乳头状。分为移行细胞癌Ⅰ级、Ⅱ级和Ⅲ级。级别越高,越易复发和向深部浸润。级别较低者,亦有复发倾向。有些病例复发后,级别增加。

二、间叶组织肿瘤

间叶组织肿瘤的种类很多,包括脂肪组织、血管和淋巴管、平滑肌、横纹肌、纤维组织、骨组织等的肿瘤。骨肿瘤以外的间叶组织肿瘤又常称为软组织肿瘤。间叶组织肿瘤中,良性的比较常见,恶性肿瘤(肉瘤)不常见。间叶组织有不少瘤样病变,形成临床可见的"肿块",但不是真性肿瘤。有些瘤样病变可以状似肉瘤,容易造成诊断困难。

(一)间叶组织良性肿瘤

1. 脂肪瘤

脂肪瘤主要发生在成人,是最常见的良性软组织肿瘤。脂肪瘤好发于背、肩、颈及四肢近端皮下组织。外观常为分叶状,有被膜,质地柔软,切面呈黄色,似脂肪组织。直径数厘米至数十厘米,常为单发性,亦可为多发性。镜下见似正常脂肪组织,呈不规则分叶状,有纤维间隔,一般无明显症状,手术易切除。

2. 血管瘤

血管瘤较为常见,多为先天性,故常见于儿童。可发生在许恶变多部位,如皮肤、肌肉(肌内血管瘤)、内脏器官等,有毛细血管瘤、海绵状血管瘤、静脉血管瘤等类型。无被膜,界限不清,在皮肤或黏膜可呈突起的鲜红肿块,或呈暗红或紫红色斑。内脏血管瘤多呈结节状,发生于肢体软组织的弥漫性海绵状血管瘤可引起肢体增大。儿童血管瘤可随身体的发育而长大,成年后停止发展,甚至可以自然消退。

3. 淋巴管瘤

淋巴管瘤由增生的淋巴管构成,内含淋巴液。淋巴管可呈囊性扩大并互相融合,内含大量淋巴液,称为囊状水瘤,多见于小儿。

4. 平滑肌瘤

平滑肌瘤多见于子宫和胃肠道。瘤组织由梭形平滑肌细胞构成,瘤细胞形态比较一致,排列成束状、编织状,核呈长杆状,两端钝圆。核分裂象少见。

5. 软骨瘤

自骨膜发生者称骨膜软骨瘤。发生于手足短骨和四肢长骨骨干髓腔内者,称为内生性软骨瘤,使骨膨胀,外有薄骨壳。切面呈淡蓝色或银白色,半透明,可有钙化或囊性变。镜下见瘤组织由成熟的透明软骨组成,呈不规则分叶状,小叶由疏松的纤维血管间质包绕。位于盆骨、胸骨、肋骨、四肢长骨或椎骨者易恶变,发生在指(趾)骨者极少恶变。

(二)间叶组织恶性肿瘤

恶性间叶组织肿瘤统称肉瘤,比癌少见。有些类型的肉瘤较多发生于年龄较轻的人群,如 60% 的骨肉瘤发生在 25 岁以下人群。肉瘤体积常较大,切面多呈灰红色,鱼肉状。易发生出血、坏死、囊性变等继发性改变。镜下,肉瘤细胞大多不成巢,弥漫排列,与间质分界不清间质的结缔组织少,但血管常较丰富,故肉瘤多先由血道转移。

1. 脂肪肉瘤

脂肪肉瘤是成人最多见的肉瘤之一,常发生于软组织深部及腹膜后,极少从皮下脂肪层发生,与脂肪瘤的分布相反。多见于 40 岁以上成人,极少见于青少年。大体观,多呈结节状或分叶状,可似脂肪瘤,亦可呈黏液样或鱼肉样。该瘤的瘤细胞形态多种多样,以出现脂肪母细胞为特点,胞质内可见多少不等,大小不一的脂质空泡。有分化成熟型脂肪肉瘤、去分化脂肪肉瘤、黏液样脂肪肉瘤、圆形细胞脂肪肉瘤、多形性脂肪肉瘤等类型。后二者恶性程度高。

2. 横纹肌肉瘤

横纹肌肉瘤较常见,恶性程度高,生长迅速,易早期发生血道转移,预后极差,90% 以上在 5 年内死亡。主要发生于 10 岁以下儿童和婴幼儿,少见于青少年和成人。好发于头颈部、泌尿生殖道等,偶可见于四肢。肿瘤由不同分化阶段的横纹肌母细胞组成,分化较高者,胞质红染,可见纵纹和横纹。根据分化程度、排列结构和大体特点,可分为胚胎性横纹肌肉瘤(包括葡萄状肉瘤),腺泡状横纹肌肉瘤和多形性横纹肌肉瘤等类型。

3. 平滑肌肉瘤

平滑肌肉瘤多见于子宫及胃肠道,也可见于腹膜后、肠系膜、大网膜及皮肤等处。软组织平滑肌肉瘤患者多为中老年人。肿瘤细胞异型性、肿瘤细胞凝固性坏死和核分裂象的多少对平滑肌肉瘤的诊断及其恶性程度的判断很重要。

4. 血管肉瘤

血管肉瘤恶性程度较高,可发生于皮肤、软组织及许多器官。血管肉瘤多见于皮肤,尤其是头面部皮肤。肿瘤多隆起于皮肤表面,呈丘疹或结节状,暗红或灰白色,易坏死出血。有扩张的血管时,切面可呈海绵状。镜下,肿瘤细胞有不同程度异型性,形成大小不一、形状不规则的血管腔样结构,常互相吻合分化差的血管肉瘤,细胞片状增生,血管腔形成不明显或仅呈裂隙状。

5. 纤维肉瘤

纤维肉瘤多见于四肢皮下组织。发生在婴儿的纤维肉瘤,预后较成人纤维肉瘤好。

6. 骨肉瘤

骨肉瘤为最常见的骨恶性肿瘤,常见于青少年。好发于四肢长骨干骺端,尤其是股骨下端和胫骨上端。切面灰白色,鱼肉状,出血坏死。常见肿瘤破坏骨皮质,掀起其表面的骨外膜。肿瘤上下两端的骨皮质和掀起的骨外膜之间形成三角形隆起,是由骨外膜产生的新生骨,构成 X 线上所见的 Codman 三角。由于骨膜被掀起,在骨外膜和骨皮质之间,可形成与骨表面垂直的放射状反应性新生骨小梁,在 X 线上表现为日光放射状阴影。这些影像学表现是骨肉瘤的特征。镜下,肿瘤细胞异型性明显,梭形或多边形,直接形成肿瘤性骨样组织或骨组织,这是诊断骨肉瘤最重要的组织学依据。骨肉瘤内也可见软骨肉瘤和纤维肉瘤样成分。骨肉瘤恶性度很高,生长迅速,发现时常已有血行转移。

7. 软骨肉瘤

软骨肉瘤发病年龄多在 40～70 岁,多见于盆骨,也可发生在股骨、胫骨等长骨和肩胛骨等处。肉眼观,肿瘤位于骨髓腔内,呈灰白色,半透明的分叶状肿块。镜下见软骨基质中散布有异型性的软骨细胞,核大深染,核仁明显,核分裂象多见,出现较多的双核,巨核和多核瘤巨细胞软骨肉瘤一般比骨肉瘤生长慢,转移也较晚。

三、神经组织肿瘤

(一)周围神经系统肿瘤

神经纤维瘤和神经鞘瘤是周围神经系统常见的良性肿瘤,二者均来源于神经鞘细胞,但临床表现和组织形态有一定的差别。

1. 神经纤维瘤

神经纤维瘤多发生于皮下,可多发或单发,多发性神经。纤维瘤又称神经纤维瘤病。皮肤及皮下单发性神经纤维瘤境界明显,无包膜,质实,切面灰白略透明,可见旋涡状。纤维肿瘤与被覆皮肤常有粘连。神经纤维瘤较易复发,可恶变。

2. 神经鞘瘤

神经鞘瘤有完整包膜,质实,呈圆形或结节状,与被覆皮肤不粘连。但常与发生的神经粘连在一起。面灰白或灰黄色。半透明,其中可见旋涡状纤维条索,有时还有出血和囊性变。镜下,瘤细胞互相紧密平行排列呈栅栏状或旋涡状,或瘤细胞稀少,排列呈网状结构神经鞘瘤可发生于听神经,称听神经瘤。听神经瘤可引起听觉或耳鸣等症状,神经鞘瘤极少发生恶变。

(二)中枢神经系统肿瘤

中枢神经系统肿瘤无论其组织分化程度如何,都可引起明显的临床症状:① 肿瘤压迫或破坏周围脑组织所引起的局部神经症状,如癫痫、瘫痪、视野缺损等;② 因颅内占位性病变,引起颅内压增高而表现头痛、呕吐、视神经盘水肿等症状。原发性中枢神经系统肿瘤以胶质瘤和脑膜瘤多见,胶质瘤中星形胶质细胞瘤占多数。

1. 星形胶质细胞瘤

星形胶质细胞瘤是中枢神经系统中最常见的胶质瘤,占神经胶质瘤的70%以上,儿童及青少年期的星形胶质细胞瘤分化好,多发生于小脑、下丘脑等部位。成人的星形胶质细胞瘤多见于大脑,一般分化差,间变明显。星形胶质细胞瘤按其分化程度分为四级:1级为良性;2级以上为恶性;3级及4级又称多形性胶质母细胞瘤。但无论良性、恶性,均呈浸润性生长,经脑脊液转移。

2. 脑膜瘤

脑膜瘤多数由蛛网膜颗粒中的蛛网膜细胞发生。一般生长缓慢,患者多为40～50岁中年人,女性较男性多。好发于矢上窦旁大脑镰两侧,蝶骨嵴的侧面等处。肿瘤呈球形,分叶状或不规则形,质实或硬,边界清楚。切面灰白色,颗粒状或条索旋涡状,或有砂粒体(钙化物)形成。大多数脑膜瘤为良性,少数瘤组织可呈明显的异型性,浸润性生长,称恶性脑膜瘤。

四、恶性黑色素瘤

恶性黑色素瘤是由皮肤和其他器官黑素细胞产生的肿瘤。多见于皮肤,也可发生在其他部位,如黏膜和内脏。皮肤黑色素瘤表现为色素性皮损在数月或数年中发生明显改变。恶性黑色素瘤大多发生于成人,巨大性先天性色素痣继发癌变的病例多见于儿童。恶性黑色素瘤细胞常含黑色素,但也可以没有色素。

五、血液系统肿瘤

血液系统肿瘤主要包括白血病、淋巴瘤、恶性免疫增生性疾病、多发性骨髓瘤、恶性浆细胞肿瘤等原发于血液系统和淋巴系统的肿瘤,一般为恶性。

第四节　肿瘤的编码

一、肿瘤编码基本结构

目前国际上广泛使用的编码标准为《国际疾病分类》第十版（ICD-10）与《国际疾病分类肿瘤学专辑》第三版（ICD-O-3）。完整编码的基本结构如下：

C__ __ . __ C __ __ . __ M-__ __ __ __ / __ __

D __ __ . __ C __ __ . __ M-__ __ __ __ / __ __

Ⅰ ①② . ③ Ⅱ ①② . ③ Ⅲ -①②③④ / ⑤⑥

Ⅰ部分：①～③ ICD-10编码，以 C 和 D 开头（C00～C97，D00～D48）。C 打头的编码属于恶性肿瘤，D 打头的属于非恶性肿瘤（良性，原位和交界性肿瘤）。

Ⅱ部分：①～③ ICD-O-3 解剖部位编码，以 C 开头（C00～C80）。

Ⅲ部分：①～⑥ ICD-O-3 病理学编码，其中，①～④为 ICD-O-3 形态学编码（8000～9989），⑤为 ICD-O-3 行为学（动态）编码（0～9，表 4-1），⑥为 ICD-O-3 组织学等级和分化程度编码（1～9，表 4-2）。

例如：肺鳞癌　C34.9　C34.9　8070／39

表 4-1　ICD-O-3 行为学编码

编码	意义
/0	良性
/1	良性或恶性未肯定／交界恶性；潜在低度恶性／潜在恶性未肯定
/2	原位癌／上皮内的／非浸润性／非侵袭性
/3	恶性，原发部位
/6	恶性，转移部位／恶性，继发部位
/9	恶性，原发部位或转移部位未肯定

表 4-2　ICD-O-3 组织学等级和分化程度编码

编码	意义
1	Ⅰ级／高分化／已分化 NOS
2	Ⅱ级／中分化／已中等分化
3	Ⅲ级／低分化
4	N级／未分化／间变
5	T细胞
6	B细胞／前 B／B 前体细胞　仅适用于淋巴瘤白血病

编码	意义
7	无标记淋巴细胞/非T非B （M-9590～9989）
8	NK（自然杀伤）细胞
9	等级或分化程度未确定,未指出或不适用的细胞类型未确定,未指出或不适用的

二、肿瘤编码四步法

第一步:看懂肿瘤报告诊断的文字,熟悉肿瘤的命名原则。首先需要分清诊断是恶性还是良性,是原位癌还是交界性,是血液淋巴系统肿瘤还是实体瘤。

第二步:根据诊断部位或名称寻找 ICD-10 与 ICD-O-3 解剖部位编码,特别是部分肝癌、黑色素瘤、间皮瘤、淋巴瘤、白血病等,直接寻找 ICD-10 中的疾病名称编码,而且除特别说明外一般 ICD-10 与 ICD-O-3 的解剖部位编码是一致的。

第三步:根据诊断病理学类型或名称寻找 ICD-O-3 形态学编码。形态学编码的类型较多,可以先从形态学编码的类目分组(表 4-3)中查找大体的范围,再查找具体详细编码,以加快查询的速度。

第四步:根据诊断病理学类型或名称寻找 ICD-O-3 行为学和组织学等级和分化程度编码。

表 4-3　ICD-O-3 形态学编码类目分组

800	肿瘤,无其他说明	906-909	生殖细胞肿瘤
801-804	上皮肿瘤, NOS	910	滋养层肿瘤
805-808	鳞状细胞肿瘤	911	中肾瘤
809-811	基底细胞肿瘤	912-916	血管肿瘤
812-813	移行细胞乳头状瘤和癌	917	淋巴管肿瘤
814-838	腺瘤和腺癌	918-924	骨和软骨肿瘤
839-842	附件和皮肤附属器肿瘤	925	巨细胞肿瘤
843	黏液表皮样肿瘤	926	其他骨肿瘤
844-849	囊性,黏液性和浆液性肿瘤	927-934	牙源性肿瘤
850-854	导管,小叶和髓样肿瘤	935-937	其他肿瘤
855	腺泡细胞肿瘤	938-948	神经胶质瘤
856-857	复合上皮性肿瘤	949-952	神经上皮性肿瘤
858	胸腺上皮肿瘤	953	脑(脊)膜瘤
859-867	特殊性腺肿瘤	954-957	神经鞘瘤

868-871	副神经节瘤和血管球瘤	958	颗粒细胞肿瘤和腺泡状软组织肉瘤
872-879	痣和黑色素瘤	959-972	霍奇金和非霍奇金淋巴瘤
880	软组织肿瘤和肉瘤	973	浆细胞肿瘤
881-883	纤维瘤性肿瘤	974	肥大细胞肿瘤
884	黏液瘤性肿瘤	975	组织细胞和附属淋巴
885-888	脂肪瘤性肿瘤	976	免疫增生性疾病
889-892	肌瘤性肿瘤	980-994	白血病
893-899	混合性和间质性肿瘤	995-996	慢性骨髓增生性疾患
900-903	纤维上皮性肿瘤	997	其他血液学疾患
904	滑膜样肿瘤	998	骨髓增生异常综合征
905	间皮肿瘤		

完整编码举例见表 4-4,表 4-5。

表 4-4 肺部编码举例表

诊断	ICD-10	ICD-O-3
肺良性肿瘤	D14.3	C34.9 8000 / 09
肺交界性肿瘤	D38.1	C34.9 8000 / 19
肺原位癌	D02.2	C34.9 8010 / 29
肺癌	C34.9	C34.9 8000 / 39
转移性肺癌	C78.0	C34.9 8000 / 69
肺癌原发继发不明	D38.1	C34.9 8000 / 99

表 4-5 复杂的完整编码举例表

诊断	编码 ICD-10 + ICD-O-3
肺癌	C34.9 C34.9 8000 / 39
肺小细胞癌	C34.9 C34.9 8041 / 39
肺上叶肺泡细胞癌	C34.1 C34.1 8250 / 39
肺上叶肺泡细胞腺癌	C34.1 C34.1 8251 / 39
肺腺癌	C34.9 C34.9 8140 / 39
转移性肝癌,胰尾癌	C25.2 C25.2 8000 / 39
阴囊 Paget 病	C63.2 C63.2 8542 / 39
股骨 Paget 病	C40.2 C40.2 9184 / 39

续表

诊断	编码 ICD-10 + ICD-O-3
白血病	C95.9　C42.1　9800／39
颈部恶性淋巴瘤	C85.9　C77.0　9590／39
低分化的宫颈鳞状细胞癌	C53.9　C53.9　8070／33
胃角恶性间质瘤	C16.5　C16.5　8936／39
胃淋巴瘤	C85.9　C16.9　9590／39
足跟恶性黑色素瘤	C43.7　C44.7　8720／39
乳腺癌	C50.9　C50.9　8000／39
乳腺浸润性导管癌	C50.9　C50.9　8500／39
乳腺浸润性导管内乳头状腺癌	C50.9　C50.9　8503／39
左乳浸润性小叶癌合并鳞状癌	C50.9　C50.9　8524／39
恶性股骨巨细胞瘤	C40.2　C40.2　9250／39
左肾明细胞恶性肿瘤	C64　C64.9　8964／39
直肠腺癌	C20　C20.9　8140／39
甲状腺乳头状腺癌,高分化	C73　C73.9　8331／31
甲状腺滤泡性腺癌	C73　C73.9　8335／39
甲状腺乳头状和滤泡状腺癌	C73　C73.9　8340／39
甲状腺弥漫大 B 细胞淋巴瘤	C83.3　C73.9　9680／36
结外鼻型 NK／T 细胞淋巴	C84.5　C30.0　9719／38

三、肿瘤编码四步法举例操作

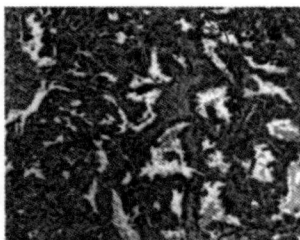

病理诊断:

(左上叶)肺外周型中低分化腺癌,大小2.3×1.3 cm,累及脏层胸膜,未见脉管癌栓,淋巴结未见癌转移(支气管周0/5,隆突下0/8,第5组0/1,第10组0/6)。支气管断端未见癌残留。

免疫组化结果显示:Cox-2 (+>75%),EGFR (+50～75%),ERCC (-),MRP (+>75%),Nm23 (+>75%),P170 (-),PDGFR (+>75%),RRM1 (-),TS (+>75%),TubulinB (+>75%),VEG FR (+>75%)。

第一步:看懂肿瘤报告诊断文字。

病理报告显示:(左上叶)肺外周中低化腺癌。

肺癌且原发恶性肿瘤,符合肿瘤报告范围。

第二步:根据诊断部位或名称寻找 ICD-10 与 ICD-O-3 解剖部位编码。

诊断部位左上叶肺,ICD-10 与 ICD-O-3 的解剖部位编码是一致的,相应的编码为 C34.1。

第三步:根据诊断病理学类型或名称寻找 ICD-O-3 形态学编码。

病理诊断显示病理学类型是腺癌,ICD-O-3 形态学编码类目分组表(8000~9989)中查询形态学编码 8140。

第四步:根据诊断病理学类型或名称寻找 ICD-O-3 行为学和组织学等级和分化程度编码。

病理诊断显示低分化腺癌,恶性原发肿瘤从表 4-1 查询到 ICD-O-3 行为学为 /3,组织学等级和分化程度编码从表 4-2 查询到编码为 3(Ⅲ级/低分化)。

ICD-O-3 编码:C _3_ _4_.1__M-_8_ _1_ _4_ __0 / 3__ 3__

①②③.④ ①②③④/⑤⑥

(左上页)肺外周中低化腺癌肿瘤完整编码为:C34. C34.1 8140/33

表 4-6 低分化的宫颈鳞状细胞癌(未特指的)编码举例表

ICD-O 编码	C53.9	M-8070/33	(C53.9M-8070/33)
描述	解剖学	C53.9	四个字符
	形态学	M-8070	四位数
	行为	/3	一位数
	分级	3	一位数
	十位字符(数)		

表 4-7 原发性肝细胞癌编码举例表

ICD-O 编码	C22.0	M-8170/39	(C22.0M-8170/39)
描述	解剖学	C22.0	四个字符
	形态学	M-8170	四位数
	行为	/3	一位数
	分级	9	一位数
	十位字符(数)		

四、肿瘤编码 ICD-10 与 ICD-O-3 区别

ICD-10:多数编码只反映解剖学位置,多用于疾病分类和死因统计。与形态学编码结合,也用于肿瘤统计。

ICD-O-3：解剖学 + 形态学，多用于肿瘤统计。既有解剖学位置又反映组织学形态。

1. ICD-10 与 ICD-O-3 的异同具体说明

表 4-8　ICD-10 与 ICD-O-3 的异同比较

ICD-10 编码		ICD-O-3 编码	
CO0-C14	唇、口腔和咽恶性肿瘤	C00-C14	唇、口腔和咽部
C15-C26	消化器官恶性肿瘤	C15-C26	消化器官
C30-C39	呼吸和胸内器官恶性肿瘤	C30-C39	呼吸系统和胸腔内器官
C40-C41	骨和关节软骨恶性肿瘤	C40-C41	骨、关节和关节软骨
C43-C44	皮肤恶性肿瘤	C42	造血和网织内皮系统
C45-C49	间皮组织和软组织恶性肿瘤	C44	皮肤
C50	乳房恶性肿瘤	C47	周围神经和自主神经系统
C51-C58	女性生殖器官恶性肿瘤	C48	腹膜后和腹膜
C60-C63	男性生殖器官恶性肿瘤	C49	结缔组织、皮下组织和其他软组织
C64-C68	泌尿道恶性肿瘤	C50	乳房
C69-C72	眼、脑和中枢神经系统其他部位的恶性肿瘤	C51-C58	女性生殖器官
C73-C75	甲状腺和其他内分泌腺恶性肿瘤	C60-C63	男性生殖器官
C76-C80	不明确的、继发的和未特指部位的恶性肿瘤	C64-C68	泌尿道
C81-C96	淋巴、造血和有关组织的肯定或推测为原发性的恶性肿瘤	C69-C72	眼、脑和中枢神经系统的其他部分
C97	独立的多个部位的（原发性）恶性肿瘤	C73-C75	甲状腺和其他内分泌腺
		C76	其他和未指明部位
		C77	淋巴结
		C80	原发部位不明

表 4-9　ICD-10 与 ICD-O-3 解剖部位编码不一致

C01　C01.9	舌根 / 舌底
C07　C07.9	腮腺 NOS

C12 C12.9	梨状窦/梨状窝
C19 C19.9	直肠乙状结肠连接处
C20 C20.9	直肠壶腹/直肠 NOS
C23 C23.9	胆囊
C33 C33.9	气管
C37 C37.9	胸腺
C52 C52.9	阴道
C55 C55.9	子宫 NOS
C56 C56.9	卵巢
C58 C58.9	胎盘
C61 C61.9	前列腺 NOS
C64 C64.9	肾(实质)
C65 C65.9	肾盂/肾盏/肾盂输尿管连接处
C66 C66.9	输尿管
C73 C73.9	甲状腺
C80 C80.9	NOS

表 4-10　ICD-10 与 ICD-O-3 的区别

ICD-10			ICD-O-3		
C22.0	C22.0	肝细胞癌/瘤	C43		皮肤黑色素瘤
C22.1	C22.1	肝内胆管(癌)/胆(小)管(癌)	C43.0	C44.0	唇
C22.2	C22.0	肝母细胞瘤	C43.1	C44.1	眼睑
C22.3	C22.0	肝血管肉瘤/肝巨噬(枯否)细胞肉瘤	C43.2	C44.2	耳和外耳道
C22.4	C22.0	肝的其他肉瘤	C43.3	C44.3	面部其他和 NOS
C22.7	C22.0	其他特指的肝癌	C43.4	C44.4	头皮和颈
C22.9	C22.0	肝, NOS	C43.5	C44.5	躯干
C26.1	C42.2	脾	C43.6	C44.6	上肢
			C43.7	C44.7	下肢
			C43.8	C44.8	皮肤交搭跨越
			C43.9	C44.9	皮肤 NOS

表 4-11　ICD-10 与 ICD-O-3 的区别

C45	间皮瘤	C81-C96	淋巴、造血和有关组织
C45.0 C38.4	胸膜 905-/3	C97	独立的多个部位的（原发性）
C45.1 C48.-	腹膜 905-/3	D00-D09	原位肿瘤
C45.2 C38.0	心包 905-/3	D18-D35	良性肿瘤
C45.7	其他部位 905-/3	D39-D48	动态未定或动态未知的肿瘤
C45.9	间皮瘤 NOS905-/3		
C46	卡波西肉瘤		
C78 C80.9	呼吸和消化器官的继发		
C79 C80.9	其他部位的继发		

表 4-12　ICD-10 与 ICD-O-3 的区别

C42：造血和网状内皮系统的肿瘤
C42.0　血液
C42.1　骨髓
C42.2　脾
C42.3　网状内皮系统，NOS
C42.4　造血系统，NOS
用于下列原发部位的编码：
C42.0（瓦尔登斯特伦巨球蛋白血症）
C42.1（白血病、多发性骨髓瘤）

2. 淋巴瘤与白血病

（1）淋巴瘤与白血病编码如下。

ICD-10

ICD-O-3

C81-C96 淋巴、造血和有关组织

C77 淋巴结继发和 NOS

C42 造血和网状内皮系统

959-972 霍奇金和非霍奇金淋巴瘤（何杰金）

973 浆细胞肿瘤

974 肥大细胞肿瘤

975 组织细胞和附属淋巴样细胞肿瘤

976 免疫增生性疾病

980-994 白血病

995-996 慢性骨髓增殖性疾患

997 其他血液学紊乱

998 骨髓增生异常综合征 MDS

（2）淋巴瘤解剖学部位编码如下。

淋巴结	编码到　C77._	颈淋巴结	C77.0
多个淋巴结区	编码到　C77.8	颈纵隔淋巴结	C77.8
结外淋巴瘤	编码到起源的部位	胃	C16.9
没有指明部位	编码到　C77.	非霍奇金淋巴瘤	C77.9

解释：相对于实体瘤，如乳腺癌、胃癌来说淋巴瘤是一个系统性（全身性）疾病。

结性：大多数淋巴瘤发生在淋巴结（C77._）或淋巴组织，如扁桃体、脾、肠道集合淋巴结、阑尾淋巴小结、韦氏环或胸腺。

结外：淋巴瘤也可发生在器官如胃或肠的淋巴细胞。发生在具体部位的被称为结外或淋巴外的淋巴瘤。

（3）淋巴瘤形态学编码 959-972。

959 恶性淋巴瘤 NOS 或弥漫性

965-966 霍奇金淋巴瘤

967-972 非霍奇金淋巴瘤

967-969 成熟 B- 细胞淋巴瘤

970-971 成熟的 T- 和自然杀伤（NK）-细胞淋巴瘤

972 前体细胞淋巴母细胞性淋巴瘤

（4）淋巴瘤编码经验。

光写淋巴瘤	C85.9　C77.9 9590/39
关于部位编码,分结内结外,如：胃淋巴瘤	C16.9
颈部（淋巴结）淋巴瘤	C77.1
未写明则	C77.9

（5）白血病编码如下。

LL	淋巴细胞白血病
ALL	急性淋巴细胞白血病
L1／L2	急性淋巴细胞白血病 Ⅰ／Ⅱ型

C91.0 C42.1 9835/3

L3	急性白血病,伯基特(Burkitt)型
	C91.0 C42.1 9826/3
CLL	慢性淋巴细胞白血病
NLL	非淋巴细胞白血病,即髓样白血病
ML	髓样白血病
CML	慢性髓样白血病
CMOL	慢性单核细胞白血病
	C93.1 C42.1 9860/3
CEL	慢性红白血病
	C94.0 C42.1 9840/3
MDS	骨髓增生异常综合征
	C92.7 C42.1 998-/3
M0	急性髓样白血病,最低分化 C92.0 C42.1 9872/3
M1/AML	急性髓样白血病不伴有成熟 C92.0 C42.1 9873/3
M2	急性髓样白血病伴有成熟 C92.0 C42.1 9874/3
M3/APL	急性早幼粒细胞性白血病 C92.4 C42.1 9866/3
M4/AMMOL	急性粒-单核细胞白血病 C92.5 C42.1 9867/3
M4Eo	急性粒-单核细胞白血病伴有异常的嗜酸粒细胞
	C92.5 C42.1 9871/3
M5/AMOL	急性单核细胞白血病 C93.0 C42.1 9891/3
M6/AEL	急性红白血病 C94.0 C42.1 9840/3
M7/MKL	急性巨核母细胞白血病 C94.2 C42.1 9910/3

白血病的解剖学编码:除了髓样肉瘤(M-9930/3)外,所有的白血病编码到C42.1(骨髓)。

第五节　肿瘤编码交搭跨越

当一个肿瘤交搭跨越两个或更多的类目或亚目,而且其起源处不能被确定时,则使用亚目".8"。

一、身体各系统交搭跨越的亚目

C02.8　舌交搭跨越的损害

C08.8　大唾液腺交搭跨越的损害

C14.8　唇、口腔和咽交搭跨越的损害

C21.8　直肠、肛门和肛管交搭跨越的损害

C24.8　胆道交搭跨越的损害

C26.8　消化系统交搭跨越的损害

C39.8　呼吸系统和胸腔内器官交搭跨越的损害

C41.8　骨关节和关节软骨交搭跨越的损害

C49.8　结缔组织、皮下组织和其他软组织交搭跨越的损害

C57.8　女性生殖器官交搭跨越的损害

C63.8　男性生殖器官交搭跨越的损害

C68.8　泌尿器官交搭跨越的损害

C72.8　脑和中枢神经系统交搭跨越的损害

二、同一系统跨器官

有时一个肿瘤可能累及在同一个系统内分别属于两个或多个三位数类目的两个或多个部位。第四位编码也需要编码 .8

举例：C26.8　消化系统交搭跨越的损害

胃和小肠的癌

三、同一器官跨部位

有时一个肿瘤可能累及在同一个器官内分别属于两个或多个部位。第四位编码也需要编到 .8

举例：C00.8　唇交搭跨越的损害

C05.8　硬腭与软腭交界处

C10.8　口咽连接区

C15.8　食管交搭跨 / 越的损害

第六节　原发性肿瘤

一、多原发性恶性肿瘤

多原发性恶性肿瘤（multiple primary malignant tumors）：指同一患者的同一器官或多个器官、组织同时或先后发生两种及以上的原发性恶性肿瘤。

（1）同时性恶性肿瘤：指两种以上的恶性肿瘤在六个月内接连发生。

（2）异时性恶性肿瘤：指两种恶性肿瘤的发生间隔超过六个月。

（3）三重恶性肿瘤，按第二原发恶性肿瘤与第一原发恶性肿瘤时间间隔判定属同时性或异时性。

二、ICD-O-3 多原发肿瘤诊断标准

（1）多原发癌的存在不取决于时间，可同时或先后发生。

（2）每一个原发癌起源于一个组织或部位，而不是侵袭、复发或转移。

（3）一种组织、一个器官和成对的器官仅应发生一个肿瘤，所以当发生二个以上的肿瘤时，首先应考虑多灶性、多中心性，而不是多原发性。

（4）可能涉及许多不同的器官系统（或灶）的肿瘤，如卡波氏肉瘤和造血系统肿瘤只能算一个肿瘤，而有些肿瘤具有不同的形态，即使它们是在同一个部位，也应算作多原发癌。

规则（3）有两个例外：① 一些全身性或多中心性肿瘤如淋巴瘤、白血病、卡波西肉瘤和间皮瘤，可能同时涉及多个器官，但不能算多发；② 形态学不同的肿瘤，即使是同时发生在同一组织或器官，也是多发性肿瘤。

三、多灶性肿瘤(Multifocal Tumors)/ 多中心性肿瘤(Multicenter Tumors)

多灶性肿瘤指的是同一部位或组织内发生的多个不相连接、相互分离的肿瘤，是单一癌症，不是多发癌。

如膀胱、鼻咽、结肠等处经常可发生多灶性肿瘤。

皮肤癌比较特殊，IARC／IACR 认为只有第一个有明确组织学类型的皮肤癌才算是新发，除非，后发皮肤癌的病理类型不同。如先发皮肤癌的病理是恶性黑色素瘤，后发的是基底细胞癌或其他。

表 4-13 在定义多原发癌症时被认为是单一部位的部位编码组合

实际发病部位	组合部位简称	登记编码
C01、C02	舌	C02.9
C00、C03、C04、C05、C06	口腔	C06.9
C09、C10、C12、C13、C14	咽	C14.0
C19、C20	直肠	C20.9
C23、C24	胆道	C24.9
C33、C34	肺	C34.9
C40、C41	骨	C41.9
C65、C66、C67、C68	泌尿系统	C68.9

表 4-14 组织学类型组合

鳞状和移行细胞癌	8051-8084，8120-8131
基底细胞癌	8090-8110
腺癌	8140-8149，8160-8162，8190-8221，8260-8337，8350-8551，8570-8576，8940-8941
其他特指类型癌	8030-8046，8150-8157，8170-8180，8230-8255，8340-8347，8560-8562，8580-8671
非特指类型癌 NOS	8010-8015，8020-8022，8050
肉瘤和软组织肿瘤	8680-8713，8800-8921，8990-8991，9040-9044，9120-9125，9130-9136，9141-9252，9370-9373，9540-9582
间皮瘤	9050-9055
白血病	9840，9861-9931，9945-9946，9950，9961-9964，9980-9987
B 细胞肿瘤	9670-9699，9728，9731-9734，9761-9767，98339769，9823-9826，9836，9940
T 细胞和 NK 细胞肿瘤	9700-9719，9729，9768，9827-9831，9834，9837，9948
霍奇金淋巴瘤	9650-9667
肥大细胞肿瘤	9740-9742
组织细胞和附属淋巴样细胞肿瘤	9750-9758
非特指类型	9590-9591，9596，9727，9760，9800-9801，9832，9835，9805，9820，9860，9960，9970，9975，9989
Kaposi 肉瘤	9140

续表

其他特指类型的肿瘤	8720-8790,8930-8936 9000-90308950-8983, 9260-93659060-9110, 9380-9539
非特指类型的肿瘤	8000-8005

注:形态学为同一组,计作一例癌症,但形态学实际是多样的,使用数值最高的ICD-0形态学编码形态学编码有特指的,就应该忽略掉非特指的编码。

四、多原发肿瘤与转移瘤的鉴别

多原发恶性肿瘤涉及全身多个器官,与转移瘤的鉴别有难度。多原发恶性肿瘤与转移瘤的主要鉴别点为:转移瘤多发生在骨、肺、肝、脑等,而多原发恶性肿瘤有相对应的位置;在影像学中,转移瘤为多发、密度均匀、轮廓清晰的圆形灶,而多原发恶性肿瘤为孤立病灶;当首发恶性肿瘤无复发,也无周围淋巴结转移时,发现其他部位肿瘤考虑为多原发恶性肿瘤。

表 4-15　常见原发肿瘤的转移部位

原发肿瘤	淋巴结转移	血行转移
鼻咽癌	一侧或双侧颈深上、颈后三角	骨、肺、肝
头颈部癌	颌下、颏下、颈上部	肺、肝、骨
甲状腺癌	颈部	肺、肝、骨
乳腺癌	腋下、锁骨上、内乳区	肺、骨、肝、软组织、脑
非小细胞肺癌	肺门、纵隔、锁骨上	骨、脑、肝、肺
小细胞肺癌	肺门、纵隔、锁骨上	脑、骨、肝、肾上腺
食管癌	锁骨下、气管旁、锁骨上、食管旁	肝、肺、骨
胃癌	贲门左或右,胃大小弯、幽门上下	肝、肺、骨
大肠癌	肠系膜上或下、腹膜后	肝、肺、骨、脑
肝癌	肝门、胰周、腹膜后、左锁骨上	肝内、肺、骨、脑
胰腺癌	腹膜后、锁骨上	肺、肝、骨、脑
肾癌	肾蒂、腹膜后	肺、脑、骨、肝
膀胱癌	盆腔	肝、肺、骨、皮肤
卵巢癌	盆腔、腹膜后、腹股沟、锁骨上	肺、骨
子宫内膜癌	盆腔	肺、肝、骨
绒毛膜癌	盆腔、腹膜后	肺、阴道、脑、肝

续表

原发肿瘤	淋巴结转移	血行转移
子宫颈癌	盆腔、纵隔、锁骨上、腹股沟	肺、肝、骨
睾丸癌	纵隔、肾蒂、腹膜后、锁骨上	肺、肝
前列腺癌	盆腔、锁骨上	骨
黑色素瘤	颈部、腹股沟、腋下	肺、脑、骨、肝
软组织肉瘤	区域淋巴结	肺、脑、肝
骨肉瘤	区域淋巴结	肺、脑

第七节　肿瘤报卡的查重与合并

一、查重步骤

（1）判定是否同一个人。

（2）判定是否原发或者继发。

（3）如果均为原发，判定是否同一个组织、器官。

① 如果为同一个，判定病理学类型是否为同一组还是一个特指、另外一个非特指。

② 如果是不同器官、组织的应根据形态学具体区分，一般应算作多原发。

③ 对于白血病、淋巴瘤要查看病理情况。

二、合并原则

（1）信息互相补充、保留更特异信息。

（2）保留上级医院。

（3）确诊日期保留最早日期。

（4）随访成功、随访信息保留最近。

（5）死亡日期以"死因监测系统"为准。

第五章
肿瘤随访登记软件系统使用简介

自 2011 年开始,山东省肿瘤随访登记系统软件从原单机版系统升级为网络版系统——山东省慢性病监测信息管理系统。系统网址为:联通用户 http://123.232.112.3:8081;电信用户 http://222.173.63.254:81,http://10.60.0.19:81/roar/;根据国家疾控中心有关规定,从安全角度考虑,山东省慢性病监测信息系统(以下简称慢病系统)从 2017 年 4 月 13 日起改为 vpn 登录(先登录 vpn 再登录省慢病系统),关闭通过互联网直接登录的方式。2017 年 4 月 25 日开始正式关闭外网,必须通过 VPN 登录系统。

第一节　VPN 系统登录

vpn 登录网址:https://123.232.96.35:444(联通链路),https://222.173.63.234:444(电信链路)。以上地址生效时间为 2019 年 5 月 21 日 17 时。

登录方式一:网址登录。

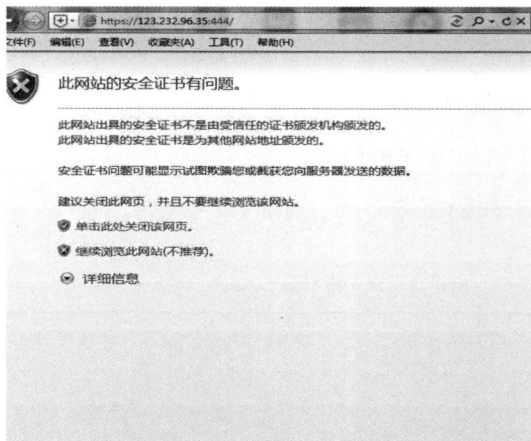

图 5-1　APP 网址登录界面 1

输入网址登录图 5-1 界面后点击继续浏览此网站,出现图 5-2 界面。

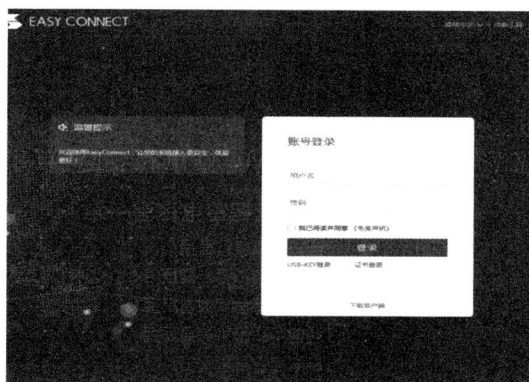

图 5-2　APP 网址登录界面 2

登录方式二:网址登录后,在登录界面 2 下载客户端 APP 再登录。

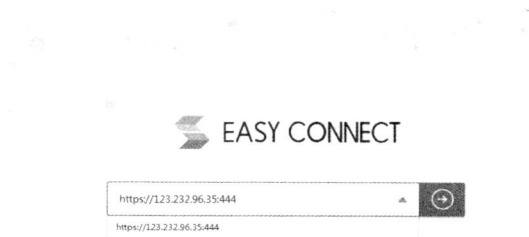

图 5-3　vpn 账号客户端 APP 登录界面

vpn 登录的时候,浏览器需使用 IE8 以上版本,否则可能出现显示已连接,但打不开网址页面或直接提示无法访问服务器的情况。操作慢病系统统一使用 360 极速浏览器(极速模式),官网下载地址 https://browser.360.cn/ee/。

vpn 账号管理实行逐级管理的方式:医疗机构账号 vpn 账号有问题的,咨询辖区县市区疾控中心 vpn 管理员解决,县市区疾控中心有问题,咨询市级疾控中心,省疾控中心负责市级 vpn 管理员账号。

省慢病系统 vpn 密码忘记或者需要增加账号,乡镇或者县级用户可以让县级管理员重置(添加),县级管理员密码让市级管理员重置,省级只负责管理市级管理员账号。

管理员在权限管理系统进行角色授权操作的方法可参照图 5-4。

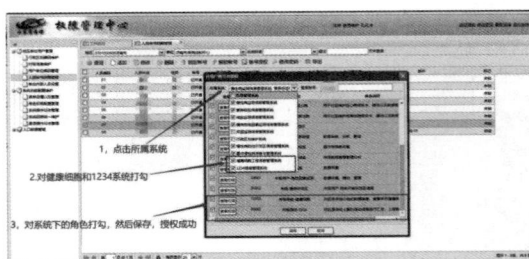

图 5-4　vpn 权限管理

对业务管理员角色和业务系统的账号一般是不允许授权给同一人员的,如图 5-5 所示,拥有"权限管理系统"权限,则不允许拥有其他业务系统权限,否则会有相应的弹窗提示,弹窗界面的管理员密码非登录系统的密码,是单独设置的——用来约束权限管理系统与其他业务系统同时存在的。

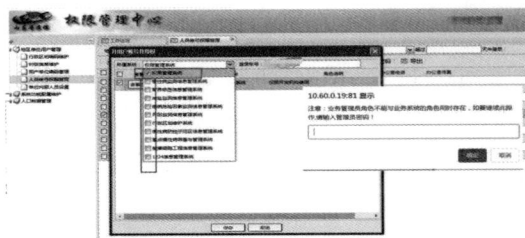

图 5-5　vpn 权限管理

医院直报用户默认可以看到自身报卡的隐私内容,不需要配置隐私显示功能。已经打钩的(图 5-6)请将医院用户的隐私显示的钩去掉。打钩就会出现多余的不该显示的功能模块。

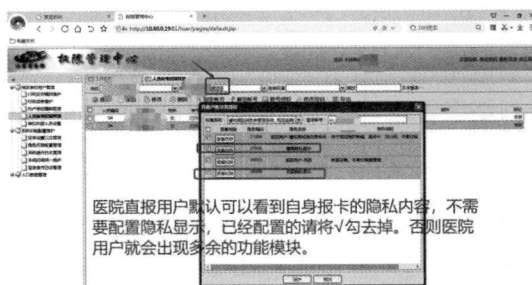

图 5-6　vpn 权限管理

第二节　慢病监测信息管理系统登录

第一步:登录 vpn 后如图 5-7 所示,点击进入山东省慢病系统。

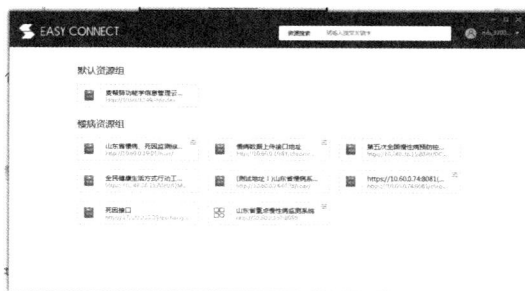

图 5-7 vpn 登录后界面第一步

第二步：输入县级管理员分配的账户名、密码、验证码登录系统。

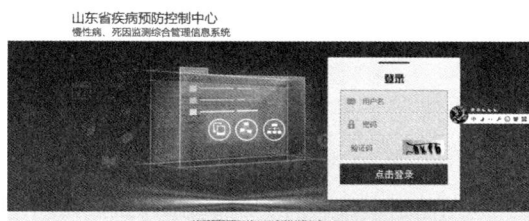

图 5-8 慢病系统登录界面第二步

第三步：选择慢病系统图标，点击后进入肿瘤登记信息系统。

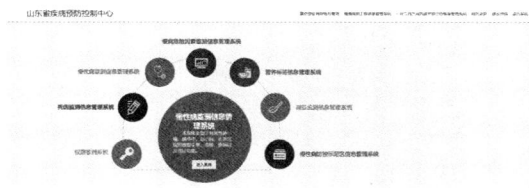

图 5-9 慢病系统进入界面第三步

第四步：进入慢病系统后，左边菜单栏依次排列肿瘤登记信息系统、脑卒中信息管理、冠心病信息管理、因伤死亡信息管理、预约导出管理、系统特殊码表维护6个板块。

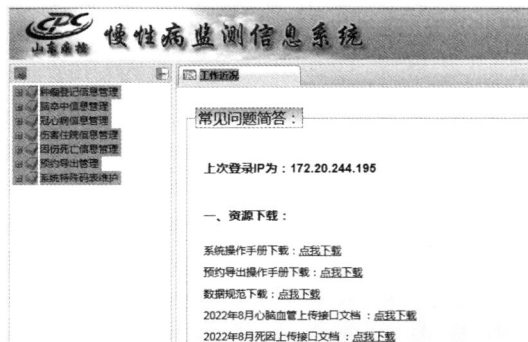

图 5-10 慢病监测信息管理系统子菜单分类

第五步：肿瘤登记管理信息 3 个子菜单，分别为数据管理、数据查询、统计分析。

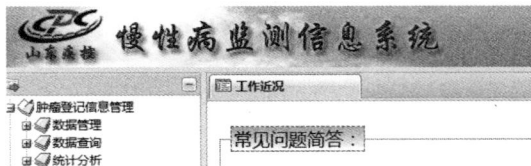

图 5-11　肿瘤登记信息管理系统子菜单

第三节　肿瘤登记信息系统数据管理

一、病人档案信息管理

第一步：点击进入"肿瘤登记信息管理"→"数据管理"→"病人档案信息管理"菜单，进入图 5-12 中的界面。

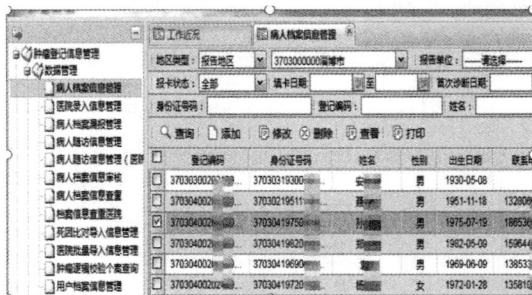

图 5-12　病人档案信息管理第一步

第二步：在录入报告卡片之前可以先录入患者姓名，后点击"查询"，可以查看该患者是否已经录入，确定该卡片未录入后点"添加"按钮，出现肿瘤发病报告卡录入界面见图 5-13，按需要填入的变量方框逐一填入卡片信息。

录入时注意事项：

（1）带"*"号的变量为必填项；

（2）年龄（包括岁，月，天和年龄组）不可人工录入，在录完出生日期和诊断日期后系统会自动生成；

（3）户籍所在地区和现住地区只能从下拉按钮中选择后自动填入（须由县区级登记处预先进行编码维护），如果地址（如门牌号等）不详细可在下面的方框中添加详细，以便于今后的随访；

（4）诊断依据选择 5～8[①] 的，必须填形态学编码和组织学等级和分化程度。

（5）完整编码系统自动生成，不可人工录入。

图 5-13　病人档案信息管理第二步 1

注意：在录入报卡的"姓名""性别""出生日期"和"户籍所在地"后，如果系统中存在相同的报卡，系统将会给予提示，双击此提示后系统会把该报卡的其他信息填入，见图 5-14。当录入报卡身份证号码后，系统将该报卡的其他系统都自动填写完整，说明此报卡在系统中已经存在，不需要重复录入，如果该病例是肿瘤多原发病例，则仍须录入，且在诊断一栏后面注明"多原发"。

图 5-14　病人档案信息管理第二步 2

第三步：信息录入完成后，点击"保存"按钮，见图 5-15，如果关键必填变量未录入，系统会给出提示。

图 5-15　病人档案信息管理第三步

---

① 5：组织学、血片；6：病理继发；7：病理原发；8：尸检有病理。

图 5-12 中的其他功能如下。

查询：填写或选择需要查询的条件，点击"查询"按钮，显示查询结果列表。

修改：选择需要重新编辑的记录，点击此记录前面的方框显示"√"，点"修改"按钮，可修改报卡字段信息。

删除：选择需要删除的记录（可删除多条记录），点击"删除"按钮，将弹出提示，选择"是"，将删除选中的数据，选择"否"，将撤销删除。

查看：选择需要查看的记录，点击此记录前面的方框显示"√"，点"查看"按钮，可查看报卡详细信息。

打印：选择需要打印的记录，点击此记录前面的方框显示"√"，点击"打印"按钮，显示打印的记录表格（PDF 格式）。

导出：点击"导出"按钮，将显示需要导出的记录，并且以 Excel 表格的形式保存。

注：以下模块菜单中查询、修改、删除、查看、打印、导出功能详细操作方法请参考此模块。

二、病人档案漏报管理

第一步：点击进入"肿瘤登记信息管理"→"数据管理"→"病人档案漏报管理"菜单，见图 5-16。

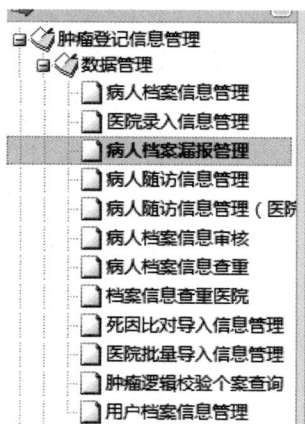

图 5-16　病人档案漏报管理第一步

第二步：点"添加"按钮，可以录入漏报调查的全部病例，录入时须选择漏报调查的类型"人群漏报的调查"或"医院漏报调查"。其他录入与患者档案信息管理相同。

第三步：选择地区，诊断日期等查询条件，"漏报调查类型"条件选项选择为"医院漏报调查"后，点击"查询"按钮，查询出结果列表，见图5-17。

图5-17 病人档案漏报管理第二步和第三步

三、病人随访信息管理

病人随访信息管理第一步、第二步分别如图5-18、图5-19所示。

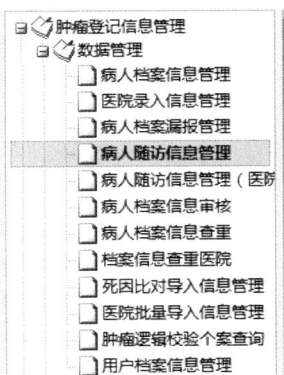

图5-18 病人随访信息管理第一步

图5-19 病人随访信息管理第二步

第三步：填写完成随访信息后，点击"保存"按钮，若"随访结果"选择"死亡"，则需要填写"死亡日期"和"死亡原因"，见图 5-20，随访信息添加结束。

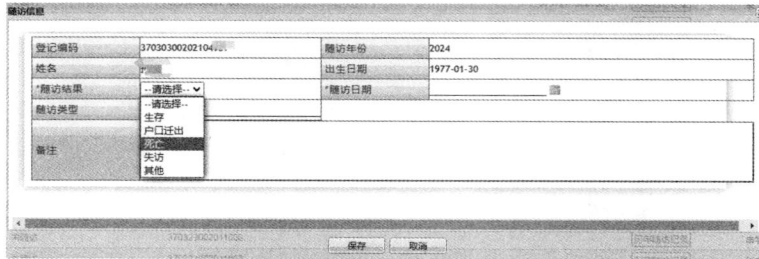

图 5-20　病人随访信息管理第三步

四、病人档案信息审核

报卡的审核工作主要由县级管理员完成，操作步骤如下。

第一步：点击进入"肿瘤登记信息管理"→"数据管理"→"病人档案信息审核"菜单，见图 5-21。

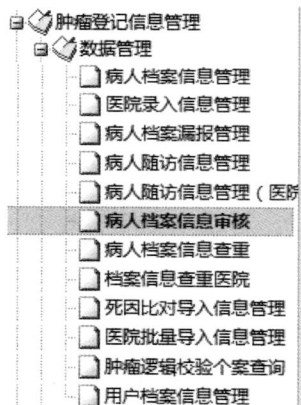

图 5-21　病人档案信息审核第一步

第二步："审核状态"条件选项选择为"待审核"后，点击"查询"按钮，见图 5-22。

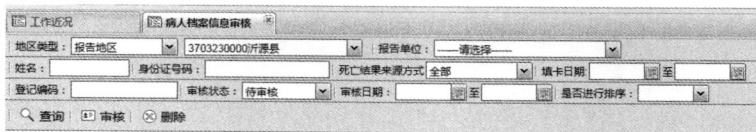

图 5-22　病人档案信息审核第二步

第三步：勾选需要审核的肿瘤登记信息报卡（可多选），点击"审核"按钮，在弹出的提示框中点击"是"，审核通过，报卡状态将变为"已审核"，见图 5-23。肿瘤登记信息报卡审核结束若点击"否",报卡状态将变为"待订正"。

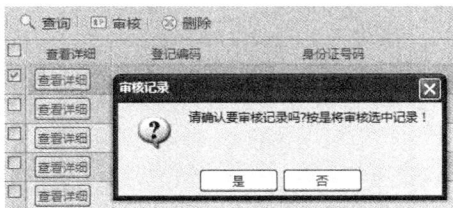

图 5-23　病人档案信息审核第三步

第四步:"审核状态"条件选项选择为"待订正"后,点击"查询"按钮,见图 5-24。

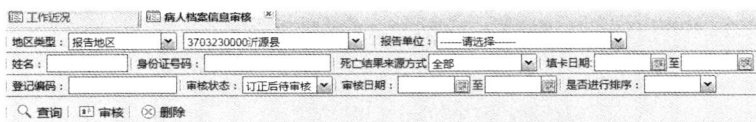

图 5-24　病人档案信息审核第四步

第五步:勾选需要审核的肿瘤登记报卡(可多选),点击"查看详细"按钮,在弹出的修改页面中修改信息后点击"审核通过"按钮,审核通过,报卡状态将变为"已审核",见图 5-25。肿瘤登记报卡审核结束若点击"退回修订"按钮,报卡状态将变为"待订正",若点击"保存"按钮,报卡状态将变为"订正后待审核"。

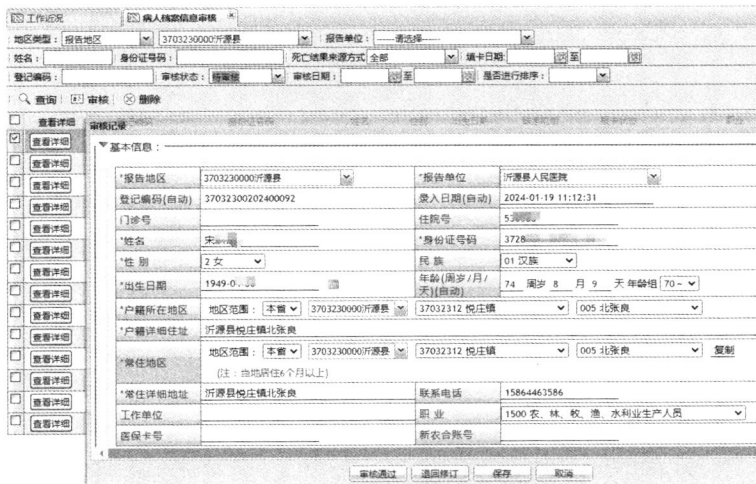

图 5-25　病人档案信息审核第五步

五、病人档案信息查重

第一步:点击进入"肿瘤登记信息管理"→"数据管理"→"病人档案信息查重"菜单,见图 5-26。

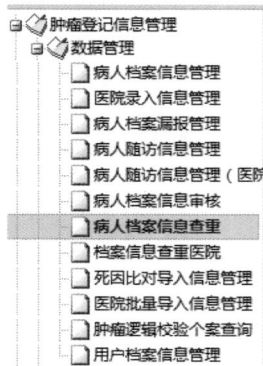

图 5-26　病人档案信息查重第一步

第二步：选择"查重条件"，可单选或多选，进行不同的组合，

点击"查询"按钮，得到符合查询条件的重复数据，见图 5-27。

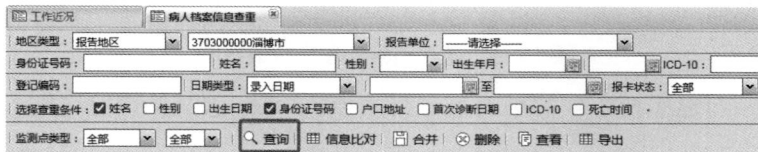

图 5-27　病人档案信息查重第二步

第三步：勾选重复的数据后，点击"信息比对"按钮，进入信息比对页面，见图
5-28。

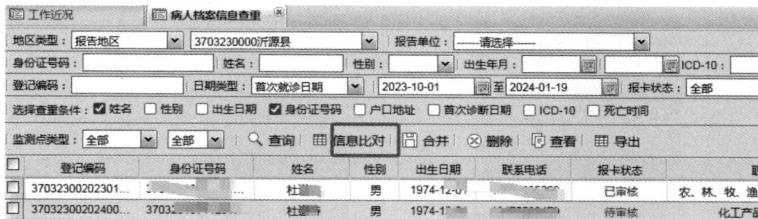

图 5-28　病人档案信息查重第三步

第四步：单击选择的数据，数据信息会变为蓝色，此信息也会在"合并以后的记
录信息"列显示出来。如果没有选择，默认合并的信息为第一列数据，见图 5-29。

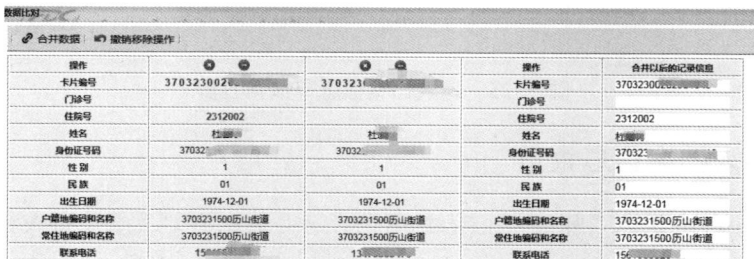

图 5-29　病人档案信息查重第四步

第五步：点击"合并按钮"，会将筛选的数据保留，然后合并为一条完整的数据，见图5-30，筛选数据结束。

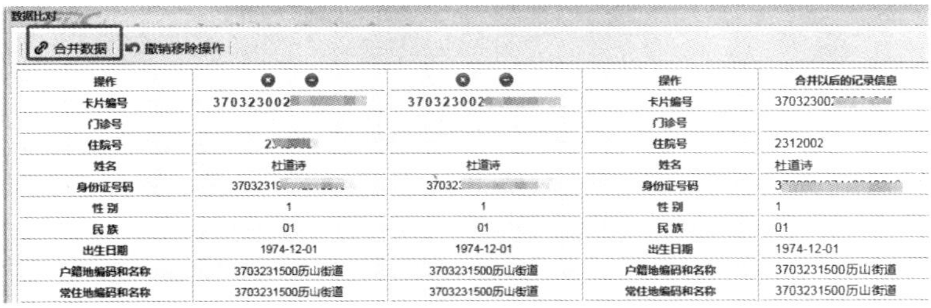

图5-30 病人档案信息查重第五步

六、逻辑校验个案查询

第一步：点击进入"肿瘤登记信息管理"→"数据管理"→"肿瘤逻辑校验查询"菜单，见图5-31。

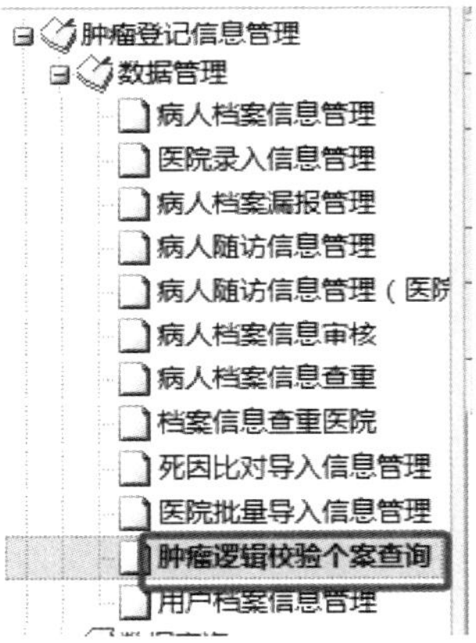

图5-31 肿瘤逻辑校验个案查询第一步

第二步：选择"逻辑检验条件"，可单选或多选，进行不同的组合，

点击"查询"按钮，得到符合查询条件的重复数据，见图5-32。

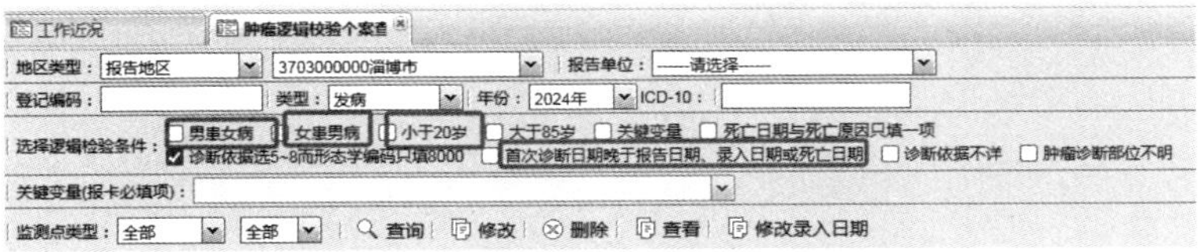

图5-32 肿瘤逻辑校验个案查询第二步

第三步：勾选有逻辑错误的一条数据后，点击"修改"按钮，进入修改记录页面，见图5-33。

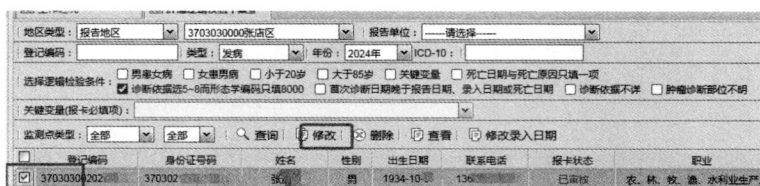

图 5-33　肿瘤逻辑校验个案查询第三步

第四步：修改记录页面，修改诊断依据，7 修改为 2，点击"保存"按钮。

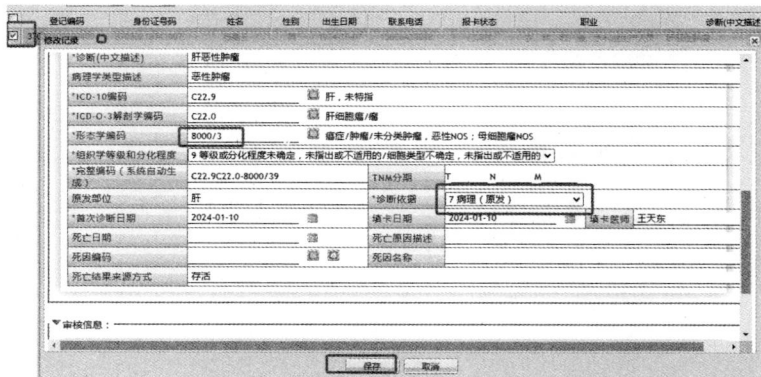

图 5-34　肿瘤逻辑校验个案查询第四步

第六章
肿瘤数据审核常用软件 IARC/IACR 介绍

IARC CHECK 程序最早是为审核《五大洲发病率》第六卷数据，由 Dr. Parkin 等人编写的。该程序对数据进行变量的一致性审核，包括性别、年龄、部位、行为、组织学之间的一致性。CHECK 程序对病例记录的变量分两步进行审核：首先检查变量是否完整并在编码范围内检查有效性，然后检查不同变量之间是否合乎逻辑的一致性。

各肿瘤登记处以"上报格式"导出数据后，从资料的完整性、有效性和可比性三要素对数据进行审核。在确认资料完整后，使用 IARC/IACR 工具软件中的 CHECK 程序，逐一检查所有记录的变量是否完整和有效，同时对不同变量之间是否合乎逻辑的一致性进行检查。根据审核结果各登记处，可对登记数据进一步核实、补充、完善与修改，注意修正数据需要从原报告卡中修改。

第一节　数据审核 CHECK 软件的下载安装

目前最新版本为 2.05：iarccrgtools_205.zip，下载压缩文件后解压，点击 SETUP 安装，软件可从省慢病所公共邮箱和山东省慢病中心 QQ 群共享中下载见图 6-1 至图 6-3。

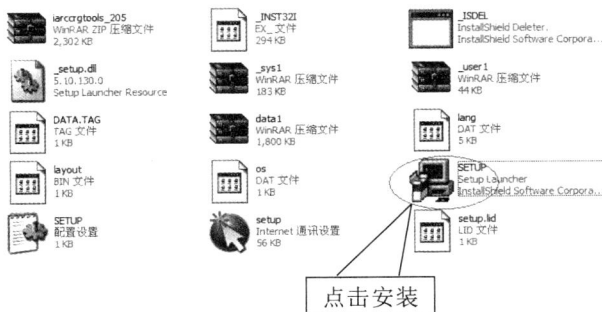

图 6-1　CHECK 软件的下载安装(1)

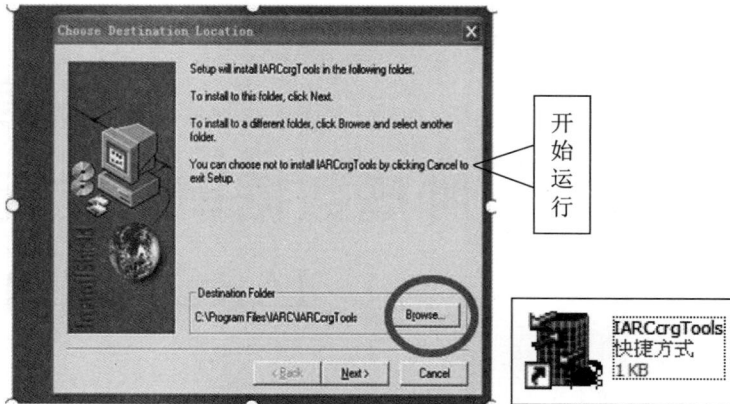

图 6-1　CHECK 软件的下载安装（2）

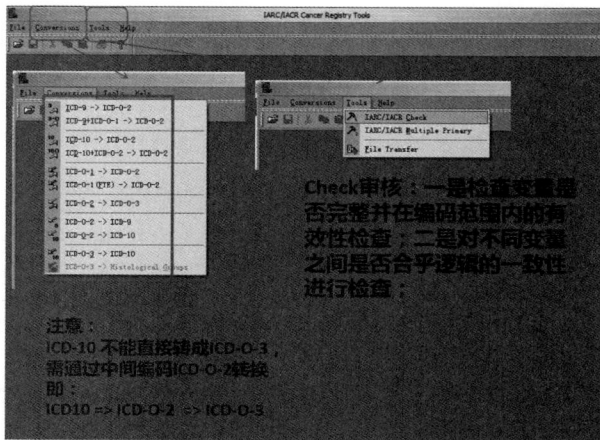

图 6-2　CHECK 软件的使用一

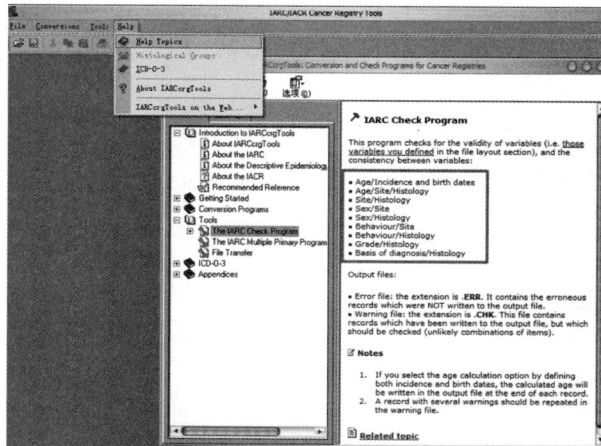

图 6-3　CHECK 软件的使用二

第二节　软件审核用途

一、CHECK 程序变量的一致性审核

Age / Incidence and birth dates	年龄 / 出生日期与发病日期
Age / Site / Histology（ICD-O-3）	年龄 / 部位 / 组织学
Site / Histology（ICD-O-3）	部位 / 组织学
Sex / Site	性别 / 部位
Sex / Histology（ICD-O-3）	性别 / 组织学
Behaviour / Site（ICD-O-3）	行为 / 部位
Behaviour / Histology（ICD-O-3）	行为 / 组织学
Grade / Histology（ICD-O-3）	分级 / 组织学
Basis of diagnosis / Histology（ICD-O-3）	诊断依据 / 组织学

1. 变量的一致性审核：发病 / 出生日期（发病日期 > 出生日期）

年龄 / 发病 / 出生日期：年龄 = 发病日期 − 出生日期。

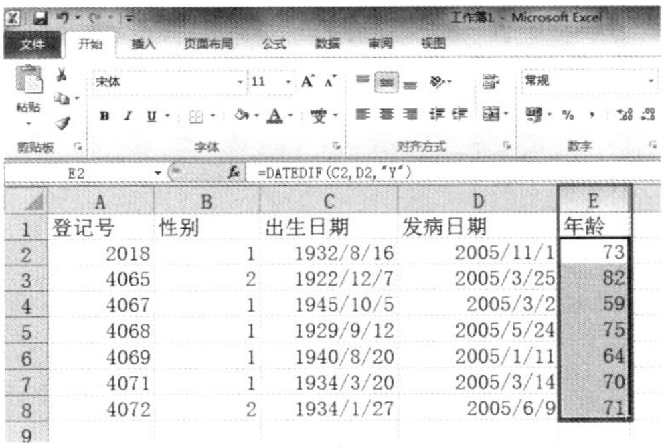
E2 =DATEDIF(C2,D2,"Y")

	A	B	C	D	E
1	登记号	性别	出生日期	发病日期	年龄
2	2018	1	1932/8/16	2005/11/1	73
3	4065	2	1922/12/7	2005/3/25	82
4	4067	1	1945/10/5	2005/3/2	59
5	4068	1	1929/9/12	2005/5/24	75
6	4069	1	1940/8/20	2005/1/11	64
7	4071	1	1934/3/20	2005/3/14	70
8	4072	2	1934/1/27	2005/6/9	71

图 6-4　年龄计算图例

2. 一致性审核：年龄 / 部位 / 组织学

在一般情况下，某些肿瘤的部位和形态学，在某些特定年龄中是非常罕见的。

表 6-1　年龄在 15 岁以下的不太可能出现的肿瘤列表

肿瘤诊断	不太可能出现的年龄
霍其金淋巴瘤（Hodgkin lymphoma）	0 ～ 2
神经细胞瘤（Neuroblastoma）	10 ～ 14
视网膜母细胞瘤（Retinoblastoma）	6 ～ 14
维尔姆斯瘤（Wilms' tumour）	9 ～ 14

续表

肿瘤诊断	不太可能出现的年龄
肾癌（Renal carcinoma）	0～8
肝母细胞瘤（Hepatoblastoma）	6～14

3. 一致性审核：部位 / 组织学

部位 / 组织学通过两种方式进行审核：一是通过审核某些形态学编码仅用于特定部位的肿瘤编码，如：8170 / 3 肝细胞癌（C22.0），8586 / 3 胸腺癌（C37.9）。二是通过审核"不常见的"或"不可能的"部位与形态学编码组合。

4. 一致性审核：性别 / 部位

男性，不应出现如下部位的肿瘤：

C51._（外阴），C52._（阴道），C53._（宫颈），C54._（宫体），C55._（子宫），C56._（卵巢），C57._（其他和未特指的女性生殖器官），C58._（胎盘）。

女性，不应出现如下部位的肿瘤：

C60._（阴茎），C61._（前列腺），C62._（睾丸），C63._（其他和未特指的男性生殖器官）。

例如，通过审核某些形态学编码仅用于特定部位的肿瘤编码：

8170 / 3 肝细胞癌（C22.0），980-994 白血病（C42.1）。

二、CHECK 程序变量的有效性审核

解剖学部位编码：必须是有效的 ICD-O-3 编码，如气管编码为 C33.9，不能编码为 C33.0、C33.8。

形态学编码：必须是有效的 ICD-O-3 编码，如没有 8006 / 3 这个编码。

行为编码：必须是 0，1，2，3（或特殊编码 6 或 9）。

分级编码：必须是有效的 ICD-O-3 编码。

第三节　CHECK 程序使用对数据格式的要求

一、CHECK 程序使用对数据格式的要求

数据库文件必须以文本格式存放，变量以固定格式分隔。

每一病例用一行，要求必须包括以下变量：

（1）登记号；　　　　　　　　　（2）性别；

（3）年龄；　　　　　　　　　　（4）出生日期；

（5）发病日期；　　　　　　　　（6）解剖学部位编码（ICD-O-3）；

（7）组织学编码（ICD-O-3）；　　（8）肿瘤行为编码（ICD-O-3）；

（9）肿瘤分级编码（ICD-O-3）；　（10）诊断依据编码。

选中所有日期变量列，全选后点击右键—"设置单元格格式"—"数字"，分类选择日期，可以选择英国（英语），选择 2001-03-14 后点击确定，将日期变量设置为长度宽度一样（图 6-5）。

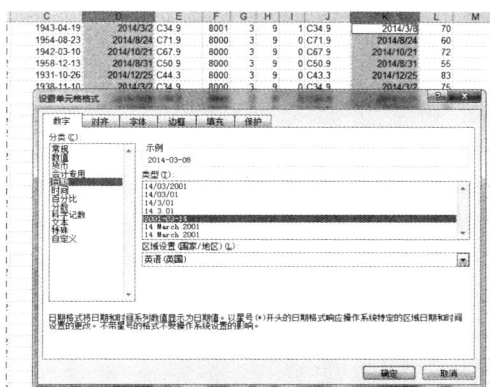

图 6-5　日期变量设置图例

注意：在做死亡库审核时需要把年龄替换成发病年龄，因为原来死亡库中的年龄是死亡年龄，而 CHECK 软件设计是诊断发病库的审核，所以死亡库中的年龄审核前要变换成发病年龄后 CHECK 软件才不会提示年龄错误。

方法同前，用公式 = DATEDIF（出生日期，发病日期，"Y"）计算一下，然后下拉到最后一行（图 6-6）。

图 6-6　发病年龄设置图例

二、CHECK 程序使用前对数据的准备

打开之前整理并保存的 excel 文件,如 371083.xls,将第一行变量名删掉。确保最后一列没有空缺项(前面在数据整理中已将诊断依据 Basi 放在了最后一列)。

点击"文件"—"另存为"后,选择保存类型为"带格式文本文件(空格分隔)",再点击下面的"保存"(图 6-7)。(若出现其他对话框点"确定"或"是"即可),保存后的文件为 .prn 格式,可导入 CHECK 审核程序中。

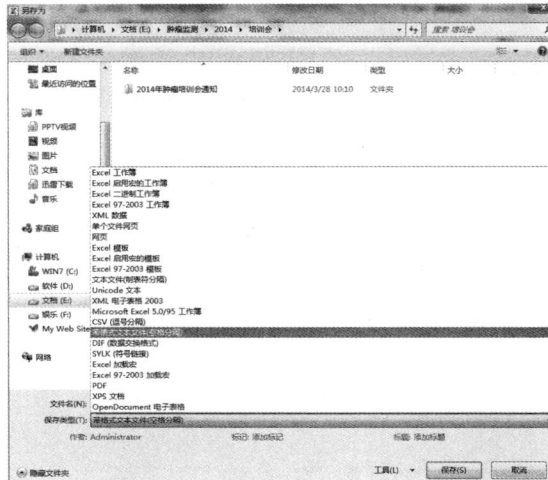

图 6-7　数据保存格式

第四节　使用 crg Tools——CHECK 示例

打开 IARCcrgTools—Tools—IARC/IACR CHCEK,点击 Input File 栏下的 Browse…按钮,选取 Input 文件(之前保存的 .Prn 格式文件,如 371083.prn),在 Output File 栏中键入输出文件名(图 6-8)。

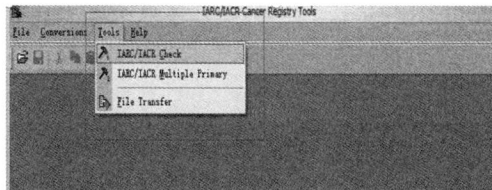

图 6-8　打开文件

打开 IARCcrgTools—Tools—IARC/IACR Check,点击 Input File 栏下的 Browse…按钮,选取 Input 文件(以文本格式存放,固定列宽)。在 Output File 栏中键入输出地址及文件名(文件名不用带后缀),点击"下一步"(图 6-9)。

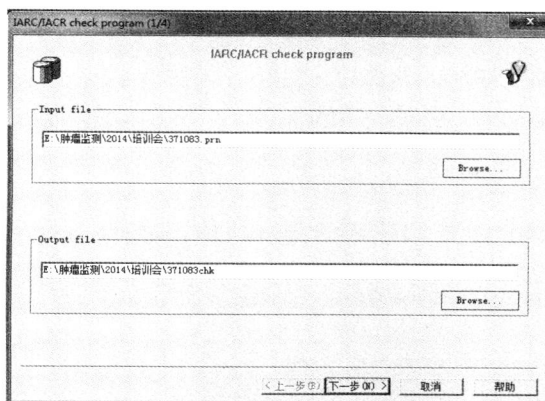

图 6-9　输出地址与文件名

定义字段：在弹出的对话框中逐一选择字段，确定字段的起止范围。

Registration Number

Sex

Topography（ICD-O-3）

Histology（ICD-O-3）

Behaviour（ICD-O-3）

Grade（ICD-O-3）

Basis of Diagnosis

Incidence date

Birth date

Age

如果定义（选择）的字段范围错误可重新定义。注意年龄可选择 3 位。定义完后点"下一步"（图 6-10）。

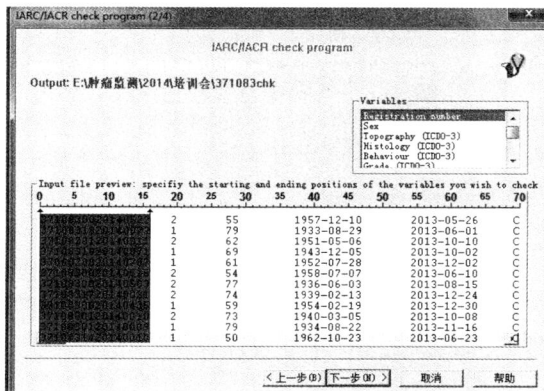

图 6-10　选择定义字段

出现下图对话框定义性别编码：1 男 2 女

定义年龄不明编码 999

定义诊断依据形态学编码

定义日期格式

一般选择默认即可点击"下一步"（图 6-11）。

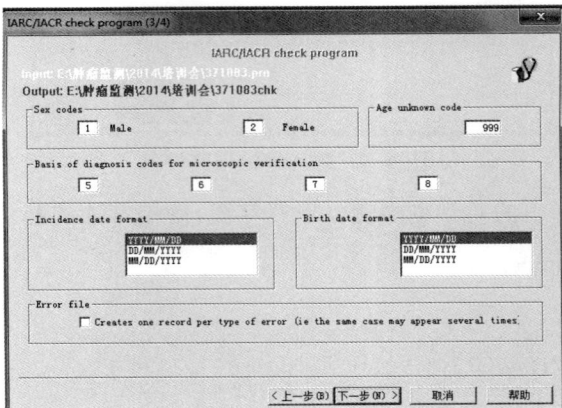

图 6-11　定义年龄、性别、日期等不同字段

出现核查内容的对话框，点击"完成"（图 6-12）。

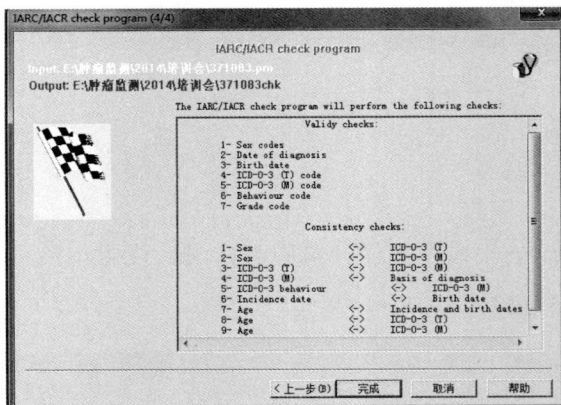

图 6-12　出现核查内容对话框

程序生成 3 个文件（图 6-13 至图 6-14）：

结果输出文件：371083chk.txt

错误的记录文件：371083.err

需要注意核实的记录文件：371083.chk

以上几个文件均可以用记事本文件打开。

```
IARC/IACR check                                              X

Files
  Input file: E:\肿瘤监测\2014\培训会\371083.prn
  Output file: E:\肿瘤监测\2014\培训会\371083chk
  Error file: E:\肿瘤监测\2014\培训会\371083.err
  Warning file: E:\肿瘤监测\2014\培训会\371083.chk

Statistics
  Records:                                           2055
  Warnings:                                           367
  Errors:                                              61

                        OK
```

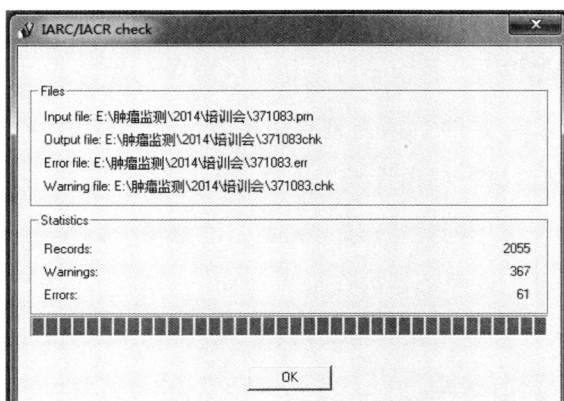

图 6-13　程序生成文件

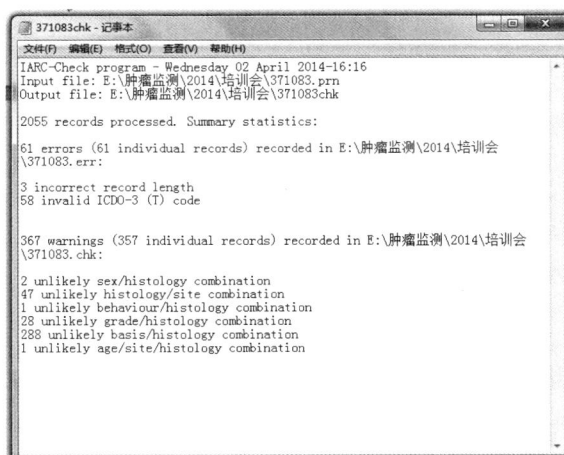

```
371083chk - 记事本

文件(F)  编辑(E)  格式(O)  查看(V)  帮助(H)
IARC-Check program - Wednesday 02 April 2014-16:16
Input file: E:\肿瘤监测\2014\培训会\371083.prn
Output file: E:\肿瘤监测\2014\培训会\371083chk

2055 records processed. Summary statistics:

61 errors (61 individual records) recorded in E:\肿瘤监测\2014\培训会
\371083.err:

3 incorrect record length
58 invalid ICDO-3 (T) code

367 warnings (357 individual records) recorded in E:\肿瘤监测\2014\培训会
\371083.chk:

2 unlikely sex/histology combination
47 unlikely histology/site combination
1 unlikely behaviour/histology combination
28 unlikely grade/histology combination
288 unlikely basis/histology combination
1 unlikely age/site/histology combination
```

图 6-14　结果解读

错误的记录文件：371083.err，必须在原数据库中修改（图 6-15）。

```
371083.err - 记事本

文件(F)  编辑(E)  格式(O)  查看(V)  帮助(H)
IARC-Check program - Wednesday 02 April 2014-16:16
E:\肿瘤监测\2014\培训会\371083.prn
The following records must be checked

3710831920140027   2   38   1975-01-24   2013-06-10   C71    8000   3   9   C71    2014-01-06   0,ICDO-3 (T)
3710830520140024   1   82   1930-12-03   2013-04-23   C34    8250   3   9   C34    2013-11-02   2,ICDO-3 (T)
3710831720140019   2   72   1941-06-28   2013-07-13   C77    8000   3   9   C91.0  2013-07-13   7,ICDO-3 (T)
3710830220140006   1   37   1975-01-18   2013-01-03   C16    8000   3   9   C16    2013-09-27   2,ICDO-3 (T)
3710830020131868   1   73   1940-08-25   2013-12-17   C77    8045   3   9   C77              6,ICDO-3 (T)
3710830020131798   1   50   1963-01-05   2013-11-29   C65    8000   3   9   C65              3,ICDO-3 (T)
3710830020131782   2   61   1952-04-28   2013-11-23   C77    8000   6   9   C49.0            6,ICDO-3 (T)
3710830020131618   1   42   1971-02-14   2013-10-24   C65    8316   3   9   C65              7,ICDO-3 (T)
3710830020131595   1   61   1952-06-09   2013-10-23   C16.0  8140   3        C16.0 *
3710830020131590   2   56   1957-01-01   2013-10-24   C16.9  8000   3        C16 *
3710830020131585   1   59   1954-01-06   2013-08-21   C76    9591   3   6   C85.1  2013-11-05   7,ICDO-3 (T)
3710831620130034   2   73   1939-09-17   2013-02-10   C75    8322   3   1   C75    2013-08-23   7,ICDO-3 (T)
3710831420130036   1   54   1959-04-26   2013-04-26   C75    8151   3   6   C75    2013-10-06   7,ICDO-3 (T)
3710830020131429   1   72   1941-01-13   2013-09-18   C16    9590   3   9   C85.9  2013-11-01   7,ICDO-3 (T)
3710830020131381   1   54   1959-07-04   2013-08-28   C72    9490   0   9   C72              7,ICDO-3 (T)
3710830220130038   2   64   1949-01-10   2013-01-10   C70    8000   3   9   C70.0  2013-08-05   7,ICDO-3 (T)
3710020020132407   1   65   1947-08-28   2013-07-15   C45.9  9050   3   9   C45.9            7,ICDO-3 (T)
3710830020131247   1   75   1937-10-17   2013-07-08   C77    8000   6   9   C64              7,ICDO-3 (T)
3710830020131230   2   68   1945-07-29   2013-08-08   C11    9591   3   6   C83.9            7,ICDO-3 (T)
3710830020131171   2   44   1969-07-14   2013-07-23   C73    8260   3   9   C73              7,ICDO-3 (T)
3710830020131127   1   79   1934-01-09   2013-08-08   C71.9  8000        C71.9 *
3710830120130026   1   79   1933-05-19   2013-02-07   C77    8003   3   9   C95.9  2013-07-07   2,ICDO-3 (T)
3710830020131101   1   70   1943-04-20   2013-08-03   C25    8000   3   9   C25    2013-09-28   4,ICDO-3 (T)
3710830020131094   1   80   1933-05-10   2013-08-03   C67    8000   3   9   C67              2,ICDO-3 (T)
3710830020131085   1   53   1959-10-17   2013-08-01   C66    8000   3   9   C66              2,ICDO-3 (T)
3710830020131011   2   78   1934-11-30   2013-07-19   C16    9690   3   9   C82.9            7,ICDO-3 (T)
3710830020130990   1   58   1955-02-04   2013-07-17   C70    9150   1   9   C70              6,ICDO-3 (T)
3710830020130971   1   67   1945-10-01   2013-06-26   C76    9590   3   9   C85.9  2013-07-23   7,ICDO-3 (T)
3710830020130960   1   57   1956-06-19   2013-06-26   C16    9591   3   9   C83    2013-09-29   7,ICDO-3 (T)
3710830020130954   1   91   1922-04-27   2013-07-09   C67    8120   3   9   C67              2,ICDO-3 (T)
3710830020130946   1   84   1929-03-25   2013-07-05   C67    8000   3   9   C67              2,ICDO-3 (T)
3710830020130926   2   73   1939-11-29   2013-07-04   C65    8120   3   9   C67              7,ICDO-3 (T)
3710830020130921   1   80   1932-09-29   2013-07-02   C67    8120   3   9   C67              7,ICDO-3 (T)
3710830020130913   2   77   1935-10-10   2013-07-02   C65    8000   3   9   C65              7,ICDO-3 (T)
3710830020130892   1   49   1963-07-06   2013-07-06   C11    8070   3   9   C11              7,ICDO-3 (T)
3710830020130887   1   83   1930-02-11   2013-06-11   C71    9381   3   9   C71    2013-09-10   2,ICDO-3 (T)
```

图 6-15　错误的记录文件内容

总结：审核过程注意事项及常见问题如下。

（1）注意文件导出方式（查询中以上传格式导出），变量名一致。

（2）请将 excel 文件中的数据复制到记事本（txt）文件中，再复制回 excel 中（新建 excel 子表中，复制前第一列预设为文本格式）。

（3）将 excel 文件每一列拉宽，显示完整。注意每一列是否有空缺项，尤其最后一列不能有空缺项，可把诊断依据放在最后一列。

（4）日期格式变为长度一致的格式，设为"2003-03-14"格式。

（5）将第一行变量名删掉。

（6）点文件另存为，选择保存类型为"带格式文本文件（空格分隔）"，再点击下面的"保存"。（若出现其他对话框点"确定"或"是"即可），保存后的文件为 .prn 格式，可导入 CHECK 审核程序中。

（7）注意逐一选择并确定每个变量，不要选错变量的位置。尤其是 ICD-O-3 解剖学部位编码（Topography）不要选成 ICD-10 的编码。

数据上报注意事项及常见错误如下。

（1）首先导出数据进行 CHECK 软件审核，将审核有误的变量从系统中修改完毕。

（2）数据导出方式：依次点击"肿瘤登记信息管理"—"数据查询"—"病人档案信息查询"，地区类型选择"户籍地区"，日期类型选择"首次就诊日期"，按年度选或者按日期填，报卡状态选择最后一个"已审核及订正后已审核"，点击"查询"后查询出数据后，再点击"以上传格式导出"。

（3）核查人口库是否为空（人口数据需录入系统，否则不能导出），核对年龄组合计及男女合计是否与总数一致。人口数据是否取整数。

（4）上报数据库须有变量名，且与上报格式中的变量名一致。

（5）请将每个子表（fb/sw/pop）中的数据复制到记事本（txt）文件中，再复制回 excel 中（注意复制到新建的 excel 子表，复制前第一列先设为文本）。

（6）文件名须另存为区县国标代码前 6 位，如章丘市文件名应为 370181.xls，济南市区为 370100.xls，文件名中不应带汉字。

第七章
肿瘤数据质控 ACCESS 质控工具介绍

除了采用系统查重的方式,还可以将全数据库导出,先对其进行重卡核查,然后到系统中合并或删除重卡。这里介绍利用微软 Access 软件(图 7-1)制作的查重工具进行查重,只需要安装微软的 office 办公软件即可,无需专门安装其他软件,但不支持 WPS。

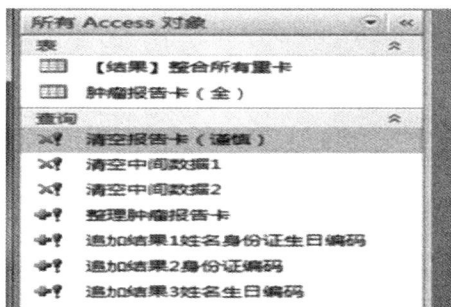

图 7-1　肿瘤查重工具的界面

第一步:导出并整理肿瘤数据。

(1)导出方法:以沂源县数据为例,点击进入"肿瘤登记信息管理"→"数据查询"→"病人档案信息查询"菜单,分别按照常住地区、首次就诊日期、按日期(空)设置检索条件,这样预约的即为常住地区全数据库数据(图 7-2)。

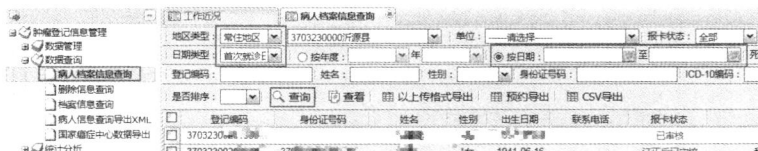

图 7-2　预约全数据库图示

(2)整理方法:打开导出的 CSV 文件,将从 BE 列及之后的所有随访数据全部删除,仅保留从 A 列至 BD 列数据,并另存为 EXCEL 工作簿(图 7-3 至图 7-5)。

BC	BD	BE	BF	BG	BH
户籍村编码	常住村编码	2002随访日期	2002随访结果	2002备注	2003随访日期
3.7E+10	3.7E+10				
3.7E+10	3.7E+10				

图 7-3　导出的 CSV 文件删除区域图示

BC	BD	BE	BF	BG	BH	BI
户籍村编码	常住村编码					
3.7E+10	3.7E+10					
3.7E+10	3.7E+10					

图 7-4　导出的 CSV 文件删除后图示

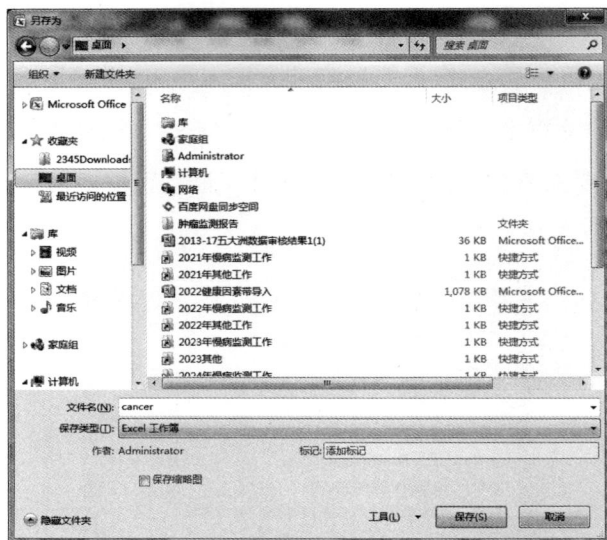

图 7-5　CSV 文件另存为 EXCEL 工作簿图示

第二步：ACCESS 查重数据库的操作。

（1）清空数据库：依次双击"清空报告卡"，"清空中间数据 1"，"清空中间数据 2"，并在弹出的删除提示中点击"是"（图 7-6）。

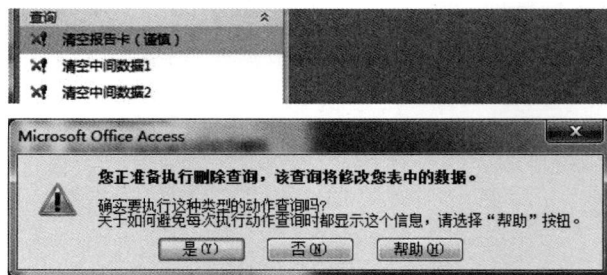

图 7-6　清空数据库图示

（2）导入数据：将整理好的 cancer 文件导入 ACCESS 数据库。

依次点击"外部数据"→"Excel"，打开"获取外部数据 Excel 电子表格"对话框。在"指定数据源"中选择整理好的 cancer 文件,然后选择"向表中追加一份记录的副本"并在下列菜单中选择导入的"肿瘤报告卡(全)",最后点"确定"(图 7-7 至图 7-8)。

图 7-7 导入 EXCEL 表的步骤 1

图 7-8 导入 EXCEL 表的步骤 2

后续弹出的两个对话框,分别点击"下一步"→"确定"→"关闭"(图 7-9 至图 7-11)。

图 7-9 导入 EXCEL 表的步骤 3

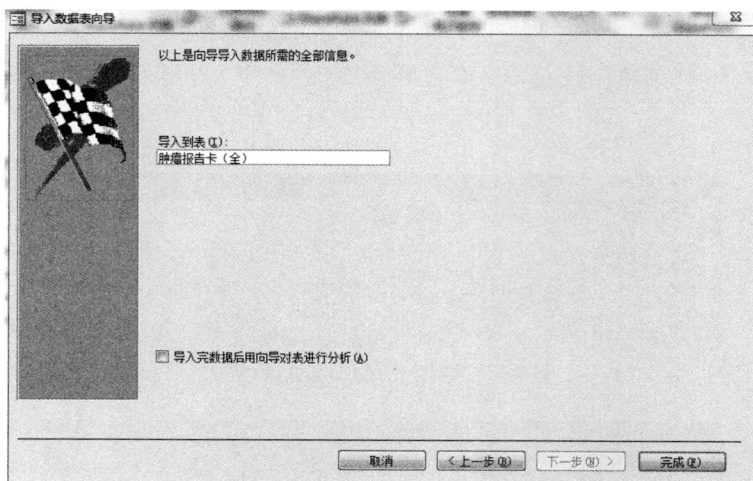

图 7-10　导入 EXCEL 表的步骤 4

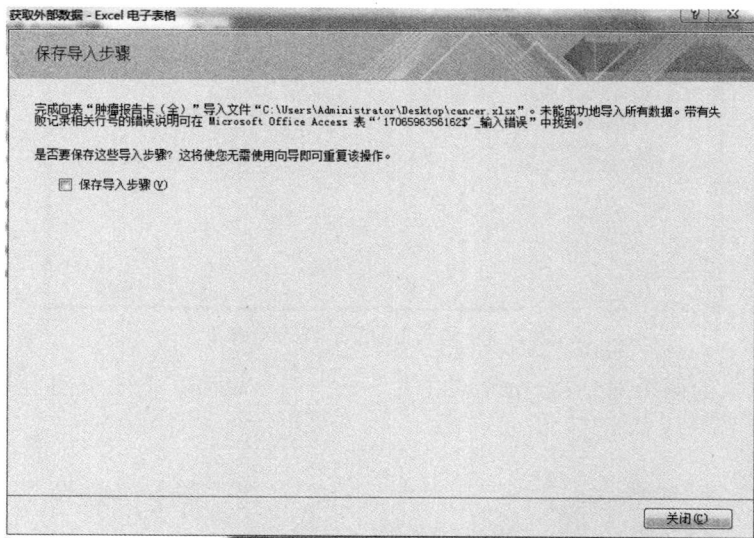

图 7-11　导入 EXCEL 表的步骤 5

此时如果左边栏中多出一个"'**********'_输入错误"的表格,可以点右键选择"删除",并不影响核查结果(图 7-12)。

图 7-12　输入错误表格图示

(1)依次双击"整理肿瘤报告卡"→"追加结果 1"→"追加结果 2"→"追加结果 3",并在每次双击后弹出的 2 个追加信息确认框点击"是"(图 7-13 至图 7-14)。

图 7-13　查重功能图示

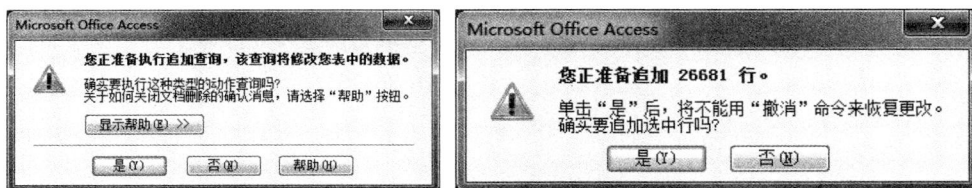

图 7-14　追加信息确认框图示

（2）依次双击"整理肿瘤报告卡"→"追加结果 1"→"追加结果 2"→"追加结果 3"，并在每次双击后弹出的 2 个追加信息确认框点击"是"（图 7-15）。

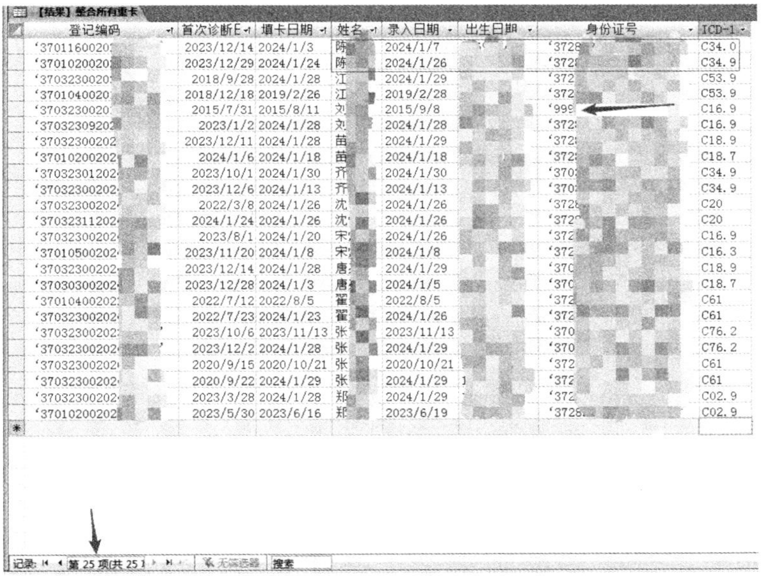

图 7-15　查重结果图示

（3）根据重卡结果，针对性地到系统中进行合并或删除。

第八章
山东省慢病监测信息系统随访助手介绍

山东省慢病监测信息系统随访助手(图8-1)是一款高效、准确、省时的随访记录录入工具,旨在提高慢病监测登记随访工作的效率和准确性。它能够代替人工操作,自动完成存活患者随访记录的录入工作。随访助手的出现,使得工作人员可以从烦琐的随访记录工作中解放出来。

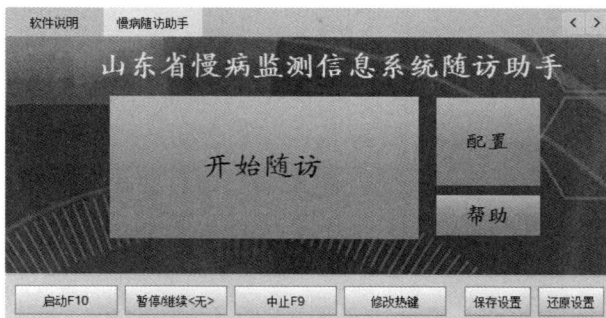

图8-1 随访助手工具界面

第一节 随访前的准备工作

(1)在首次使用时,需要先进行配置,根据提示即可完成软件的配置过程。后续再次使用时无需重复配置。

(2)在配置过程中,鼠标根据指示的位置悬停,Ctrl键在键盘的左边,如果没有反应,可多按几次,出现下一步提示。

(3)登录系统的浏览器要求为360极速浏览器的极速模式,开始随访前,需要将慢性病监测信息系统的随访界面设置为每页显示5条。

(4)调整系统的随访录入界面位置,使其覆盖"是否已随访"。随访助手的界面尽量放在右边,不要遮挡"是否已随访"按钮。

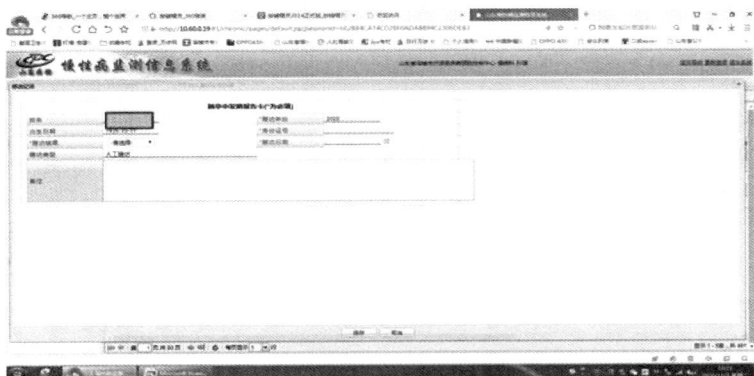

图 8-2 随访录入界面调整位置

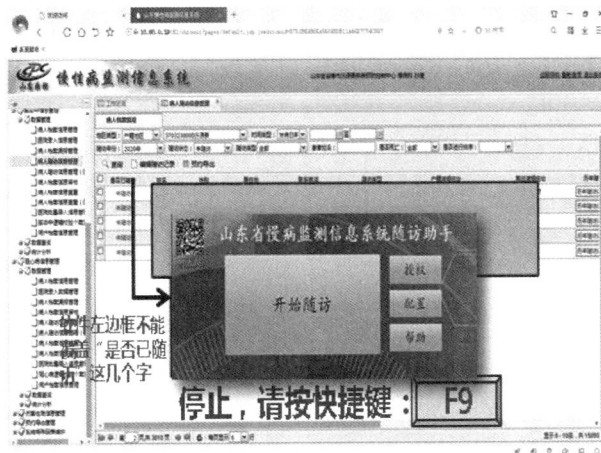

图 8-3 随访助手工具调整位置

以上准备工作完成后,点击"开始随访"即开始录入随访结果。

第二节 随访注意事项

(1)使用本软件,只是简化了"存活患者"的随访结果录入工作。

(2)原有随访工作中的每一步骤,仍然必不可少。

(3)每年的随访结果,禁止用"存活"结果代替"死亡"结果。

第九章
肿瘤登记常用统计指标

研究和分析不同诊疗方法的效果或描述肿瘤发病特征时,时常要用一些统计学指标和方法。各种肿瘤统计指标都有特定的涵义、计算方法和适用范围,本章简要介绍一些临床肿瘤研究和描述流行病学中常见的指标、方法。

一、年平均人口数

年平均人口数是计算发病(死亡)率指标的分母,精确算法是一年内每一天暴露于发病(死亡)危险的生存人数之和除以年内天数,但实际上很难掌握每一天的生存人数,因而常用年初和年末人口数的算术平均数作为年平均人口数的近似值。

年平均人口数(人) = 年初(上年末)人口数 + 年末人口数

年中人口数指 7 月 1 日零时人口数,如果人口数变化均匀,年中人口数等于年平均人口数,可以用年中人口数代替年平均人口数。

二、性别、年龄别人口数

性别、年龄别人口数是指按男、女性别和不同年龄分组的人口数,建议用"内插法"推算。年龄的分组,规定以 5 岁划分年龄别:0～ 岁、1～4 岁、5～9 岁、10～14 岁、15～19 岁、20～24 岁、25～29 岁、30～34 岁、35～39 岁、40～44 岁、45～49 岁、50～54 岁、55～59 岁、60～64 岁、65～69 岁、70～34 岁、75～79 岁、80～84 岁、85 岁及以上。

三、发病(死亡)率

发病(死亡)率又称粗发病(死亡)率,是反映人口发病(死亡)情况最基本的指标,是指某年该地登记的每 10 万人口癌症新病例(死亡)数,反映人口发病(死亡)水平。

发病(死亡)率(1/10万) = 某年某地恶性肿瘤新发病例(死亡)数 / 某年某地年平均人口数 × 100 000

四、年龄别发病(死亡)率

人口的年龄结构是影响癌症发病(死亡)水平的重要因素,年龄别发病(死亡)率是统计研究的重要指标。

某年龄组发病(死亡)率(1/100 000) = 某年龄组发病(死亡)人数 / 同年龄组人口数 × 100 000

五、年龄调整率(标准化率)

由于粗发病(死亡)率受人口年龄构成的影响较大,因此,在对比分析不同地区的发病(死亡)率或同一地区人群不同时期的发病(死亡)水平时,为消除人口年龄结构对发病(死亡)水平的影响,需要计算按年龄标准化的发病(死亡)率,即按照某一标准人口的年龄结构计算发病(死亡)率。目前使用的中国标准人口是2000年全国第五次人口普查的人口构成(简称中标率),世界标准人口采用标准人口构成(简称世标率)。表9-1为中国人口和世界人口年龄构成,可供计算年龄标准化率时选用。

表9-1　标准人口构成

年龄组(岁)	中国人口构成(2000年)	世界人口构成(Segi's)
0～	13 793 799	2 400
1～	55 184 575	9 600
5～	90 152 587	10 000
10～	125 396 633	9 000
15～	103 031 165	9 000
20～	94 573 174	8 000
25～	117 602 265	8 000
30～	127 314 298	6 000
35～	109 147 295	6 000
40～	81 242 945	6 000
45～	85 521 045	6 000
50～	63 304 200	5 000
55～	46 370 375	4 000
60～	41 703 848	4 000

续表

年龄组（岁）	中国人口构成（2000年）	世界人口构成（Segi's）
65～	34 780 460	3 000
70～	25 574 149	2 000
75～	15 928 330	1 000
80～	7 989 158	500
85+	4 001 925	500
合计	1 242 612 226	100 000

六、分类构成比

各类癌症发病（死亡）构成比可以反映各类癌症对居民健康危害的情况。癌症发病（死亡）分类构成比的计算公式如下。

某癌症构成比（%）＝某癌症发病（死亡）人数／总发病（死亡）人数×100%

七、累积发病（死亡）率

累积发病（死亡）率是指某病在某一年龄阶段内的按年龄（岁）的发病（死亡）率进行累积的总指标。累积发病（死亡）率消除了年龄构成不同的影响，故不需要标准化便可以于不同地区间直接进行比较。癌症一般是计算0～74岁的累积发病（死亡）率。

累积发病（死亡）率（%）＝｛∑［年龄组发病（死亡）率×年龄组距］｝×100%

八、截缩发病（死亡）率

通常对癌症是截取35～64岁这一易发年龄段计算，其标准人口构成是世界人口。

截缩发病（死亡）率（1/10万）＝∑截缩段各年龄组发病（死亡）率×各段标准年龄构成／∑各段标准年龄构成

因为癌症在35岁以前是少发的，而在65岁以后其他疾病较多，干扰较大，所以采用35～64岁阶段的截缩发病（死亡）率比较确切，便于比较。

九、生存率

生存率是评价癌症治疗是否有效的关键指标。以人群为基础的肿瘤登记工作收集患者的生存资料，计算生存率以反映肿瘤人群的生存状况。某时间生存率，是指某一批随访对象中，生存期大于等于该时间的研究对象的比例，如五年生存率。常用的生存率指标有观察生存率、净生存率和相对生存率。生存率实质是累积生存概率。

1. 观察生存率

观察生存率分析中，以患者死亡为观察终点，包括死于肿瘤和其他原因。肿瘤登记资料常用寿命表法估计观察生存率。寿命表法应用定群寿命表的基本原理计算生存率，可利用截尾数据的不完全信息。

2. 调整生存率/净生存率

观察生存率反映的是癌症患者的整体死亡状况。很多情况下，人们关注癌症患者死于肿瘤的信息。此时，常常需要计算调整生存率/净生存率。净生存率的关键是必须依赖完整、准确的死因信息。在比较不同年龄、性别、社会经济学状况下癌症患者的生存率时，使用净生存率显得尤为重要，因为肿瘤外其他死因会影响癌症患者的生存状况。净生存率可通过疾病特异性生存率获得，即以患者死于该肿瘤为观察终点。若肿瘤患者死于肿瘤之外的其他原因，将与存活状态同等处理。

3. 相对生存率

当缺乏完整、准确的全死因信息时，净生存率指标往往较难通过疾病特异性生存率获取。此时，净生存率可以通过相对生存率来估计。相对生存率为特定人群的观察生存率与该人群的期望生存率比值。根据全死因寿命表的死亡概率，可以求得一般人群的期望生存率。如前所述，肿瘤登记资料中观察生存率常采用寿命表法，而期望生存率的计算常常分区间估计。估计方法有 Ederer Ⅰ、Ederer Ⅱ、Hakulinen 方法。

相对生存率 = 观察生存率/期望生存率

第十章
肿瘤随访登记资料的保密性

一、遵从医学资料保密性原则

肿瘤登记数据具有隐私性和保密性,未经授权,任何人不得翻阅和利用肿瘤登记数据。

二、用户的账号的安全性

用户的密码应注意保密,定期更改用户如发现账号信息泄露,须尽可能在最短时间内(最长不超过 24 小时)通知县(区)级本级系统管理员。系统管理员在查明情况前,应暂停该用户的使用权限,并对该账号所报数据进行核查。待确认没有造成对报告数据的破坏后,修改密码,恢复该账号的报告权限,同时进行书面记录。

三、资料的利用

经过授权,相关机构和个人可以利用肿瘤登记的资料进行肿瘤科学研究,公共卫生监测及向肿瘤患者提供科学信息等资料利用过程中,依然必须遵从资料保密性原则,不得将资料内容外泄。

四、资料保密原则适用范围

除了对医生上报的肿瘤数据和资料进行保密外,其他渠道得来的肿瘤数据,包括来自医疗病案记录、人口普查数据、调查记录、死亡证明、队列研究以及其他研究人群的数据,同样要求遵循保密性原则。

五、对死者数据的保密

对于死者,其资料依然要求保密,要求与生存者资料保密规定相同。

六、间接识别信息的保密性

肿瘤患者个人信息,如姓名和家庭住址等应予以高度保密,或者删除其他可以用于身份识别的信息,如身份证号码等间接个人识别信息,也要求根据肿瘤登记数据保密原则和方法,保护资料的保密性,尊重患者隐私权。

七、数据存储、转换和交流

除了电子数据,如计算机存储数据等,需要保密外,其他方式的保存数据,如文件记录、缩微胶片、扫描图像和磁性介质等,以及它们之间相互格式的转换,都应遵从相同的保密原则登记资料的交流,如通过互联网、电子邮件或者其他方式进行传递和交流时,须由授权人员进行操作。

第十一章
肿瘤报卡常见编码

一、性别编码

表 11-1　性别编码表

性别		
序号	编码	名称
1	1	男
2	2	女

二、职业编码

表 11-2　职业编码表

序号	编码	职业名称
1	1100	国家机关、党群组织、企业、事业单位负责人
2	1101	中国共产党中央委员会和地方各级党组织负责人
3	1102	国家机关及其工作机构负责人
4	1103	民主党派和社会团体及其工作机构负责人
5	1104	事业单位负责人
6	1105	企业负责人
7	1200	专业技术人员
8	1201	科学研究人员
9	1202	工程技术人员
10	1203	农业技术人员
11	1204	飞机和船舶技术人员
12	1205	卫生专业技术人员
13	1206	经济业务人员
14	1207	金融业务人员

续表

序号	编码	职业名称
15	1208	法律专业人员
16	1209	教学人员
17	1210	文学艺术工作人员
18	1211	体育工作人员
19	1212	新闻出版、文化工作人员
20	1213	宗教职业者
21	1214	其他专业技术人员
22	1300	办事人员和有关人员
23	1301	行政办公人员
24	1302	安全保卫和消防人员
25	1303	邮政和电信业务人员
26	1304	其他办事人员和有关人员
27	1400	商业、服务业人员
28	1401	购销人员
29	1402	仓储人员
30	1403	餐饮服务人员
31	1404	饭店、旅游及健身娱乐场所服务人员
32	1405	运输服务人员
33	1406	医疗卫生辅助服务人员
34	1407	社会服务和居民生活服务人员
35	1408	其他商业、服务业人员
36	1500	农、林、牧、渔、水利业生产人员
37	1501	种植业生产人员
38	1502	林业生产及野生动植物保护人员
39	1503	畜牧业生产人员
40	1504	渔业生产人员
41	1505	水利设施管理养护人员
42	1506	其他农、林、牧、渔、水利业生产人员
43	1600	生产、运输设备操作人员及有关人员
44	1601	勘测及矿物开采人员
45	1602	金属冶炼、轧制人员

续表

序号	编码	职业名称
46	1603	化工产品生产人员
47	1604	机械制造加工人员
48	1605	机电产品装配人员
49	1606	机械设备修理人员
50	1607	电力设备安装、运行、检修及供电人员
51	1608	电子元器件与设备制造、装配调试及维修人员
52	1609	橡胶和塑料制品生产人员
53	1610	纺织、针织、印染人员
54	1611	裁剪缝纫和皮革、毛皮制品加工制作人员
55	1612	粮油、食品、饮料生产加工及饲料生产加工人员
56	1613	烟草及其制品加工人员
57	1614	药品生产人员
58	1615	木材加工等生产人员
59	1616	建筑材料生产加工人员
60	1617	玻璃、陶瓷、搪瓷及其制品生产加工人员
61	1618	广播影视制品制作、播放及文物保护作业人员
62	1619	印刷人员
63	1620	工艺、美术品制作人员
64	1621	文化教育、体育用品制作人员
65	1622	工程施工人员
66	1623	运输设备操作人员及有关人员
67	1624	环境监测与废物处理人员
68	1625	检验、计量人员
69	1626	其他生产、运输设备操作人员及有关人员
70	1700	军人
71	1800	不便分类的其他从业人员
72	1900	婴幼儿、学龄前儿童
73	2000	学生
74	2100	家务
75	2200	无业或待业

三、民族编码

表 11-3　民族编码表

序号	编码	民族名称
1	13	瑶族
2	38	锡伯族
3	45	鄂温克族
4	1	汉族
5	2	蒙古族
6	3	回族
7	4	藏族
8	5	维吾尔族
9	6	苗族
10	7	彝族
11	8	壮族
12	9	布依族
13	10	朝鲜族
14	11	满族
15	12	侗族
16	14	白族
17	15	土家族
18	16	哈尼族
19	17	哈萨克族
20	18	傣族
21	19	黎族
22	20	傈僳族
23	21	佤族
24	22	畲族
25	23	高山族
26	24	拉祜族
27	25	水族
28	26	东乡族
29	27	纳西族

续表

序号	编码	民族名称
30	28	景颇族
31	29	柯尔克孜族
32	30	土族
33	31	达斡尔族
34	32	仫佬族
35	33	羌族
36	34	布朗族
37	35	撒拉族
38	36	毛南族
39	37	仡佬族
40	39	阿昌族
41	40	普米族
42	41	塔吉克族
43	42	怒族
44	43	乌孜别克族
45	44	俄罗斯族
46	46	德昂族
47	47	保安族
48	48	裕固族
49	49	京族
50	50	塔塔尔族
51	51	独龙族
52	52	鄂伦春族
53	53	赫哲族
54	54	门巴族
55	55	珞巴族
56	56	基诺族
57	99	其他

四、诊断依据编码

表 11-4 诊断依据编码表

序号	编码	诊断依据名称
0	0	死亡补发病
1	1	临床
2	2	X 线、超声波、内窥镜、CT
3	3	手术、尸检（无病理）
4	4	生化、免疫
5	5	细胞学、血片
6	6	病理（继发）
7	7	病理（原发）
8	8	尸检（有病理）
9	9	不详

五、ICD-10 涉及肿瘤的编码和 ICD-O-3 解剖学编码

ICD-10 与 ICD-O-3 解剖部位编码不一致的共有 18 处，列举如下，表中用文字加深部分标注。

C01 C01.9　　　舌根／舌底

C07 C07.9　　　腮腺 NOS

C12 C12.9　　　梨状窦／梨状窝

C19 C19.9　　　直肠乙状结肠连接处

C20 C20.9　　　直肠壶腹／直肠 NOS

C23 C23.9　　　胆囊

C33 C33.9　　　气管

C37 C37.9　　　胸腺

C52 C52.9　　　阴道

C55 C55.9　　　子宫 NOS

C56 C56.9　　　卵巢

C58 C58.9　　　胎盘

C61 C61.9　　　前列腺 NOS

C64 C64.9　　　肾（实质）

C65 C65.9　　　肾盂／肾盏／肾盂输尿管连接处

C66 C66.9   输尿管

C73 C73.9   甲状腺

C80 C80.9   NOS

表 11-5 ICD-10 涉及肿瘤的编码和 ICD-O-3 解剖学编码

	ICD-10 代码		ICD-O-3 解剖学编码	
序号	编码	名称	编码	名称
1	C00	唇恶性肿瘤		
2	C00.0	外上唇	C00.0	（外）上唇：口红区/唇红缘/NOS
3	C00.1	外下唇	C00.1	（外）下唇：口红区/唇红缘/NOS
4	C00.2	外唇,未特指	C00.2	外唇/唇红缘 NOS
5	C00.3	上唇内面	C00.3	上唇：内面/颊侧面/系带/黏膜/口腔面
6	C00.4	下唇内面	C00.4	下唇：内面/颊侧面/系带/黏膜/口腔面
7	C00.5	唇内面,未特指	C00.5	（上/下）唇：内面/颊侧面/系带/黏膜/口腔面/内唇
8	C00.6	唇连合	C00.6	唇联合
9	C00.8	唇交搭跨越的损害	C00.8	唇交搭跨越的损害
10	C00.9	唇,未特指	C00.9	唇 NOS
11	C01	舌根恶性肿瘤	C01.9	舌根/舌底/舌固定部分 NOS/舌后
12	C02	舌的其他和未特指部位的恶性肿瘤		
13	C02.0	舌背面	C02.0	舌背面/舌中线 NOS,不包括：舌根背面（C01）
14	C02.1	舌缘	C02.1	舌缘/舌尖
15	C02.2	舌腹面	C02.2	舌腹面/舌系带 NOS
16	C02.3	舌前三分之二,部位未特指	C02.3	舌前/舌中 1/3/舌活动部分 NOS
17	C02.4	舌扁桃体	C02.4	舌扁桃体,不包括：扁桃体 NOS（C09.9）
18	C02.8	舌交搭跨越的损害	C02.8	舌交搭跨越的损害/舌连接区,舌,不能分类于 C01-C02.4

续表

ICD-10 代码			ICD-0-3 解剖学编码	
序号	编码	名称	编码	名称
19	C02.9	舌,未特指	C02.9	舌 NOS
20	C03	牙龈恶性肿瘤		
21	C03.0	上牙龈	C03.0	上(颌)牙龈/上牙槽(嵴)黏膜/上牙槽
22	C03.1	下牙龈	C03.1	下(颌)牙龈/下牙槽(嵴)黏膜/下牙槽
23	C03.9	牙龈,未特指	C03.9	牙龈 NOS
24	C04	口底恶性肿瘤		
25	C04.0	口底前部	C04.0	口底前部,前磨牙与尖牙连接处以前
26	C04.1	口底侧部	C04.1	口底侧部
27	C04.8	口底交搭跨越的损害	C04.8	口底交搭跨越的损害
28	C04.9	口底,未特指	C04.9	口底 NOS
29	C05	腭恶性肿瘤		
30	C05.0	硬腭	C05.0	硬腭
31	C05.1	软腭	C05.1	软腭 NOS,不包括:软腭的鼻咽面(C11.3)
32	C05.2	悬雍垂	C05.2	悬雍垂
33	C05.8	腭交搭跨越的损害	C05.8	腭交搭跨越的损害
34	C05.9	腭,未特指	C05.9	口顶/腭 NOS
35	C06	口的其他和未特指部位的恶性肿瘤		
36	C06.0	颊黏膜	C06.0	颊黏膜 NOS/颊内侧面/颊内部
37	C06.1	口前庭	C06.1	口前庭/牙槽沟/(上/下)颊沟/(上/下)唇沟
38	C06.2	磨牙后区	C06.2	磨牙后区/磨牙后三角(区)
39	C06.8	口的其他和未特指部位交搭跨越的损害	C06.8	口的其他和 NOS 交搭跨越的损害
40	C06.9	口,未特指	C06.9	颊腔/口腔黏膜/小唾液腺/口(腔) NOS
41	C07	腮腺恶性肿瘤	C07.9	腮腺 NOS/腮腺管/斯滕森(Stensen)管

	ICD-10 代码		ICD-0-3 解剖学编码	
序号	编码	名称	编码	名称
42	C08	其他和未特指的大唾液腺恶性肿瘤		
43	C08.0	下颌下腺	C08.0	（下）颌下腺/下颌下腺管/（沃顿/Wharton）管
44	C08.1	舌下腺	C08.1	舌下腺（管）
45	C08.8	大唾液腺交搭跨越的损害	C08.8	大唾液腺交搭跨越的损害,不能分类于 C07-C08.1
46	C08.9	大唾液腺,未特指	C08.9	（大）唾液腺 NOS,不包括:小涎腺 NOS（C06.9）
47	C09	扁桃体恶性肿瘤		
48	C09.0	扁桃体窝	C09.0	扁桃体窝
49	C09.1	（前）（后）扁桃体柱	C09.1	（前/后）扁桃体柱/咽门柱/舌腭襞
50	C09.8	扁桃体交搭跨越的损害	C09.8	扁桃体交搭跨越的损害
51	C09.9	扁桃体,未特指	C09.9	（咽门/腭）扁桃体 NOS,不包括:舌扁桃体（C02.4）、咽扁桃体（C11.1）
52	C10	口咽恶性肿瘤		
53	C10.0	会厌谷	C10.0	会厌谷
54	C10.1	会厌前面	C10.1	会厌前面/会厌游离缘［边缘］/舌会厌褶,不包括:会厌（舌骨上部分）NOS（C32.1）
55	C10.2	口咽侧壁	C10.2	口咽侧壁/中咽侧壁
56	C10.3	口咽后壁	C10.3	口咽后壁/中咽后壁
57	C10.4	鳃裂	C10.4	鳃裂/鳃裂囊肿［肿瘤的部位］
58	C10.8	口咽交搭跨越的损害	C10.8	口咽交搭跨越的损害/口咽连接处
59	C10.9	口咽,未特指	C10.9	口咽/中咽/咽门 NOS
60	C11	鼻咽恶性肿瘤		
61	C11.0	鼻咽上壁	C11.0	鼻咽上壁/鼻咽顶
62	C11.1	鼻咽后壁	C11.1	鼻咽后壁/腺样体/咽扁桃体

ICD-10 代码			ICD-O-3 解剖学编码	
序号	编码	名称	编码	名称
63	C11.2	鼻咽侧壁	C11.2	鼻咽侧壁/咽鼓管开口/罗森米勒(Rosenmuller)窝/咽隐窝
64	C11.3	鼻咽前壁	C11.3	鼻咽前壁/鼻咽底/软腭的鼻咽(后/上)面/咽穹隆/鼻后缘鼻后孔/鼻后缘鼻中隔/鼻中隔后缘
65	C11.8	鼻咽交搭跨越的损害	C11.8	鼻咽交搭跨越的损害
66	C11.9	鼻咽,未特指	C11.9	鼻咽(壁)NOS
67	**C12**	**梨状窦恶性肿瘤**	**C12.9**	**梨状窦/梨状窝**
68	C13	咽下部恶性肿瘤		
69	C13.0	环状软骨后部	C13.0	环状软骨后部(区)/咽环状软骨/环状软骨 NOS
70	C13.1	杓状会厌褶,咽下面	C13.1	杓状会厌褶(襞)(咽下面/边缘区/NOS),杓状软骨褶(襞),不包括:杓状会厌褶(襞)的喉面(C32.1)
71	C13.2	下咽后壁	C13.2	下咽后壁
72	C13.8	下咽交搭跨越的损害	C13.8	下咽交搭跨越的损害
73	C13.9	下咽,未特指	C13.9	喉咽/下咽(壁)NOS
74	C14	唇,口腔和咽的其他部位不明的恶性肿瘤		
75	C14.0	咽,未特指	C14.0	咽(喉)/咽(侧/后)壁 NOS
76	C14.2	瓦尔代尔扁桃体环	C14.2	瓦尔代尔(Waldeyer)扁桃体环
77	C14.8	唇、口腔和咽交搭跨越的损害	C14.8	唇、口腔和咽交搭跨越的损害,不能分类于C00.0-C14.2
78	C15	食管恶性肿瘤		
79	C15.0	食管颈部	C15.0	食管颈部(段)
80	C15.1	食管胸部	C15.1	食管胸部(段)
81	C15.2	食管腹部	C15.2	食管腹部(段)
82	C15.3	食管上三分之一	C15.3	食管上1/3,食管近端1/3
83	C15.4	食管中三分之一	C15.4	食管中1/3
84	C15.5	食管下三分之一	C15.5	食管下1/3,食管远端1/3
85	C15.8	食管交搭跨越的损害	C15.8	食管交搭跨越的损害

续表

ICD-10 代码			ICD-0-3 解剖学编码	
序号	编码	名称	编码	名称
86	C15.9	食管,未特指	C15.9	食管 NOS
87	C16	胃恶性肿瘤		
88	C16.0	贲门	C16.0	贲门(口)NOS;胃(贲门)-食管连接处
89	C16.1	胃底	C16.1	胃底
90	C16.2	胃体	C16.2	胃体
91	C16.3	幽门窦	C16.3	胃窦/幽门窦
92	C16.4	幽门	C16.4	幽门(前/管)
93	C16.5	胃小弯,未特指	C16.5	胃小弯 NOS,胃角
94	C16.6	胃大弯,未特指	C16.6	胃大弯 NOS
95	C16.8	胃交搭跨越的损害	C16.8	胃交搭跨越的损害,胃前/后壁 NOS
96	C16.9	胃,未特指	C16.9	胃 NOS
97	C17	小肠恶性肿瘤		
98	C17.0	十二指肠	C17.0	十二指肠
99	C17.1	空肠	C17.1	空肠
100	C17.2	回肠	C17.2	回肠,不包括:回盲瓣(C18.0)
101	C17.3	麦克尔憩室	C17.3	麦克尔(Meckel)憩室
102	C17.8	小肠交搭跨越的损害	C17.8	小肠交搭跨越的损害
103	C17.9	小肠,未特指	C17.9	小肠 NOS
104	C18	结肠恶性肿瘤		
105	C18.0	盲肠	C18.0	盲肠/回盲(瓣/连接处)
106	C18.1	阑尾	C18.1	阑尾
107	C18.2	升结肠	C18.2	升结肠/右侧结肠
108	C18.3	结肠肝曲	C18.3	结肠肝曲
109	C18.4	横结肠	C18.4	横结肠
110	C18.5	脾曲	C18.5	(结肠)脾曲
111	C18.6	降结肠	C18.6	降结肠/左侧结肠
112	C18.7	乙状结肠	C18.7	乙状结肠/盆结肠 NOS/结肠的乙状结肠曲,不包括:直肠乙状结肠连接处(C19)
113	C18.8	结肠交搭跨越的损害	C18.8	结肠交搭跨越的损害

序号	编码	名称	编码	名称
		ICD-10 代码		ICD-0-3 解剖学编码
114	C18.9	结肠,未特指	C18.9	结肠 NOS;大肠,不包括:直肠乙状结肠连接处(C19)和直肠 NOS (C20)
115	C19	直肠乙状结肠连接处恶性肿瘤	C19.9	直肠乙状结肠连接处/骨盆直肠连接处;结肠,伴有直肠/直肠乙状结肠 NOS
116	C20	直肠恶性肿瘤	C20.9	直肠壶腹/直肠 NOS
117	C21	肛门和肛管的恶性肿瘤		
118	C21.0	肛门,未特指	C21.0	肛门 NOS,不包括:肛门边缘/皮肤/肛周皮肤(C43.5/C44.5)
119	C21.1	肛管	C21.1	肛管/肛门括约肌
120	C21.2	泄殖腔源性区	C21.2	泄殖腔源性区
121	C21.8	直肠,肛门和肛管交搭跨越的损害	C21.8	直肠、肛门和肛管交搭跨越的损害,肛门直肠连接处,不能分类于 C20-C21.2
122	C22	肝和肝内胆管恶性肿瘤		
123	C22.0	肝细胞癌	C22.0	肝细胞癌 817-/3
124	C22.1	肝内胆管癌	C22.1	肝内胆管(癌)/胆(小)管(癌)816-/3
125	C22.2	肝母细胞瘤	C22.0	
126	C22.3	肝血管肉瘤	C22.0	
127	C22.4	肝的其他肉瘤	C22.0	
128	C22.7	其他特指的肝癌	C22.0	
129	C22.9	肝,未特指	C22.0	
130	C23	胆囊恶性肿瘤	C23.9	胆囊
131	C24	胆道其他和未特指部位的恶性肿瘤		
132	C24.0	肝外胆管	C24.0	肝(外)(胆)管/胆囊管/胆(总)管/肝门胆管,奥迪氏(Oddi)括约肌
133	C24.1	法特壶腹	C24.1	法特/瓦尔特(Vater)壶腹(周围)

序号	ICD-10 代码		ICD-0-3 解剖学编码	
	编码	名称	编码	名称
134	C24.8	胆道交搭跨越的损害	C24.8	胆道交搭跨越的损害,包括:累及肝内和肝外胆管的胆道,不能分类于 C22.0-C24.1
135	C24.9	胆道,未特指	C24.9	胆道 NOS
136	C25	胰恶性肿瘤		
137	C25.0	胰头	C25.0	胰头
138	C25.1	胰体	C25.1	胰体
139	C25.2	胰尾	C25.2	胰尾
140	C25.3	胰管	C25.3	胰管 / 圣托里尼(Santorini)管 / 维尔松(Wirsung)管
141	C25.4	内分泌的胰腺	C25.4	郎格汉斯(Langerhans)胰岛
142	C25.7	胰的其他部位	C25.7	胰颈 / 胰的其他特指部位
143	C25.8	胰交搭跨越的损害	C25.8	胰交搭跨越的损害
144	C25.9	胰,未特指	C25.9	胰 NOS
145	C26	其他和不明确的消化器官恶性肿瘤		
146	C26.0	肠道,部位未特指	C26.0	肠(道) NOS
147	C26.1	脾	C42.2	脾(ICD-10:C26.1)
148	C26.8	消化系统交搭跨越的损害	C26.8	消化系统交搭跨越的损害,不包括:贲门 - 食管连接处(C16.0)
149	C26.9	消化系统,部位不明确	C26.9	胃肠道,消化管 / 道 / 器官 / 系统 NOS
150	C30	鼻腔和中耳恶性肿瘤		
151	C30.0	鼻腔	C30.0	鼻腔 / 孔 / 前庭 / 中隔 / 甲 / 软骨 / 黏膜,内鼻,不包括:鼻中隔和鼻后孔后缘(C11.3)、鼻骨(C41.0)、鼻皮肤(C43.3 / C44.3)、嗅球(C72.2)、鼻 NOS(C76.0)

续表

ICD-10 代码			ICD-0-3 解剖学编码	
序号	编码	名称	编码	名称
152	C30.1	中耳	C30.1	中耳 / 内耳 / 乳突气泡 / 乳突窦 / 咽鼓管 / 欧氏管(耳咽管)/ 鼓室腔,不包括:耳骨(道)(C41.0)、耳软骨(C49.0)、外耳道、耳皮肤(外部)(C43.2 / C44.2)
153	C31	副鼻窦恶性肿瘤	C31	
154	C31.0	上颌窦	C31.0	上颌窦 / 海默尔窦 NOS
155	C31.1	筛窦	C31.1	筛窦
156	C31.2	额窦	C31.2	额窦
157	C31.3	蝶窦	C31.3	蝶窦
158	C31.8	副鼻窦交搭跨越的损害	C31.8	鼻旁窦交搭跨越的损害
159	C31.9	副鼻窦,未特指	C31.9	鼻旁窦 / 副鼻窦 NOS
160	C32	喉恶性肿瘤		
161	C32.0	声门	C32.0	内喉 / 喉联合 / 声门 /(真)声带 NOS
162	C32.1	声门上	C32.1	外喉 / 声门上 / 假声带 / 喉室带 / 杓状会厌褶(襞)的喉面 / 会厌后面(喉面)/ 会厌(舌骨上部分)NOS,不包括:会厌前面(C10.1)、杓状会厌褶(襞)、咽下面 / 边缘区 / NOS(C13.1)
163	C32.2	声门下	C32.2	声门下
164	C32.3	喉软骨	C32.3	喉软骨 / 杓 / 环 / 楔 / 甲状软骨
165	C32.8	喉交搭跨越的损害	C32.8	喉交搭跨越的损害
166	C32.9	喉,未特指	C32.9	喉 NOS
167	C33	气管恶性肿瘤	C33.9	气管
168	C34	支气管和肺恶性肿瘤		
169	C34.0	主支气管	C34.0	主支气管 / 气管隆嵴 / 隆凸 /(肺)门
170	C34.1	上叶,支气管或肺	C34.1	上叶,支气管或肺 / 肺小舌
171	C34.2	中叶,支气管或肺	C34.2	中叶,支气管或肺

	ICD-10 代码			ICD-0-3 解剖学编码	
序号	编码	名称	编码	名称	
172	C34.3	下叶,支气管或肺	C34.3	下叶,支气管或肺	
173	C34.8	支气管和肺交搭跨越的损害	C34.8	支气管和肺交搭跨越的损害	
174	C34.9	支气管或肺,未特指	C34.9	支气管或肺/细支气管/支气管源性 NOS	
175	C37	胸腺恶性肿瘤	C37.9	胸腺	
176	C38	心脏、纵隔和胸膜恶性肿瘤			
177	C38.0	心脏	C38.0	心脏/心室/心房/心包/心肌/心内(外)膜,不包括:大血管(C49.3)	
178	C38.1	前纵隔	C38.1	前纵隔	
179	C38.2	后纵隔	C38.2	后纵隔	
180	C38.3	纵隔,部位未特指	C38.3	纵隔 NOS	
181	C38.4	胸膜	C38.4	(壁/脏)胸膜 NOS	
182	C38.8	心脏、纵隔和胸膜交搭跨越的损害	C38.8	心脏、纵隔和胸膜交搭跨越的损害	
183	C39	呼吸和胸腔内器官的其他和部位不明确的恶性肿瘤			
184	C39.0	上呼吸道,部位未特指	C39.0	上呼吸道 NOS	
185	C39.8	呼吸和胸腔内器官交搭跨越的损害	C39.8	呼吸和胸腔内器官交搭跨越的损害	
186	C39.9	呼吸系统,部位不明确	C39.9	呼吸系统内/呼吸道 NOS	
187	C40	四肢的骨和关节软骨恶性肿瘤			
188	C40.0	上肢长骨和肩胛骨	C40.0	上肢长骨、肩胛骨和有关的关节,(前)臂骨/肩骨/肱骨/桡骨/肩胛骨/尺骨/肩锁关节/肘关节/肩胛带	
189	C40.1	上肢短骨	C40.1	上肢短骨和有关的关节,(拇/手)指骨/手骨/腕骨/掌骨/手关节/腕关节	
190	C40.2	下肢长骨	C40.2	下肢长骨和有关的关节,腿骨/股骨/腓骨/胫骨/膝关节 NOS/半月板软骨/膝关节(外/内)侧半月板	

续表

ICD-10 代码			ICD-0-3 解剖学编码	
序号	编码	名称	编码	名称
191	C40.3	下肢短骨	C40.3	下肢短骨和有关的关节,踝骨/足(跟/趾)骨/趾骨/距骨/髌骨/跗骨/踝关节/足关节
192	C40.8	四肢的骨和关节软骨交搭跨越的损害	C40.8	四肢的骨、关节和关节软骨交搭跨越的损害
193	C40.9	四肢的骨和关节软骨,未特指	C40.9	四肢的骨和关节软骨 NOS
194	C41	其他和未特指部位的骨和关节软骨恶性肿瘤		
195	C41.0	颅和面骨	C41.0	颅和面骨和有关的关节,(上)颌骨/眶骨/筛骨/面骨/额骨/舌骨/鼻骨/枕骨/顶骨/蝶骨/颞骨/颧骨/颅骨(斜坡),骨内性或牙源性的癌,不包括:(下)颌骨(C41.1),以下骨内性或牙源性外的任何类型的癌:上颌(C03.0)、上颌窦(C31.0)
196	C41.1	下颌骨	C41.1	(下)颌骨 NOS/颞颌关节,骨内性或牙源性的癌,不包括:上颌骨(C41.0),以下的骨内性或牙源性外的任何类型的癌:下颌(C03.1)/颌 NOS(C03.9)
197	C41.2	脊柱	C41.2	脊柱/寰椎/枢椎/脊椎/髓核/椎间盘/背骨,不包括:骶骨和尾骨(C41.4)
198	C41.3	肋骨、胸骨和锁骨	C41.3	肋骨、胸骨、锁骨和有关的关节,肋软骨/肋椎关节/胸肋关节
199	C41.4	盆骨、骶骨和尾骨	C41.4	盆骨、骶骨、尾骨和有关的关节,髋臼/髋骨/尾骨/髂骨/无名骨/坐骨/骨盆骨/耻骨(联合)/骶骨/髋关节

ICD-10 代码			ICD-O-3 解剖学编码	
序号	编码	名称	编码	名称
200	C41.8	骨和关节软骨交搭跨越的损害	C41.8	骨、关节和关节软骨交搭跨越的损害
201	C41.9	骨和关节软骨,未特指	C41.9	骨和关节软骨/骨骼骨 NOS
			C42	造血和网状内皮系统
			C42.0	血液
			C42.1	骨髓
			C42.2	脾(ICD-10:C26.1)
			C42.3	网状内皮系统 NOS
			C42.4	造血系统 NOS
202	C43	皮肤恶性黑色素瘤		/
203	C43.0	唇恶性黑色素瘤	4.1	/
204	C43.1	眼睑恶性黑色素瘤,包括眦	/	/
205	C43.2	耳和外耳道恶性黑色素瘤	/	/
206	C43.3	面部其他和未特指部位的恶性黑色素瘤	/	/
207	C43.4	头皮和颈恶性黑色素瘤	/	/
208	C43.5	躯干恶性黑色素瘤	/	/
209	C43.6	上肢恶性黑色素瘤,包括肩	/	/
210	C43.7	下肢恶性黑色素瘤,包括髋	/	/
211	C43.8	皮肤交搭跨越的恶性黑色素瘤	/	/
212	C43.9	皮肤恶性黑色素瘤,未特指	/	/
213	C44	皮肤其他恶性肿瘤	/	/
214	C44.0	唇皮肤	C44.0	唇基底细胞癌 809-/3;(上/下)唇皮肤 NOS,不包括:唇(C00.-)
215	C44.1	眼睑皮肤,包括眦	C44.1	眼睑皮肤,包括(内/外)眦 NOS、(上/下)睑/睑板腺,不包括:眼睑结缔组织(C49.0)
216	C44.2	耳和外耳道皮肤	C44.2	耳和外耳道皮肤 NOS,外耳/耳廓(皮肤)NOS/耳轮/耳屏/耳甲/耳垂/(外)耳道(口)/耵聍腺,不包括:耳结缔组织(C49.0)

续表

ICD-10 代码			ICD-0-3 解剖学编码	
序号	编码	名称	编码	名称
217	C44.3	面部其他和未特指部位的皮肤	C44.3	面部其他部位和 NOS 的皮肤;颊/颏/面/额/颌/鼻/颞皮肤,鼻柱/鼻翼/外鼻/眉毛/外颊/颏/额/颞
218	C44.4	头皮和颈部皮肤	C44.4	头颅和颈部皮肤;头皮;颈区/锁骨上区皮肤
219	C44.5	躯干皮肤	C44.5	躯干/乳房/胸(壁)/腹部/腹壁/腋/背/臀/胁腹/腹股沟(区)皮肤/会阴/脐/锁骨下区/骶尾区/肩胛区/肛门/肛周的边缘/皮肤;脐 NOS,不包括:肛门 NOS(C21.0)
220	C44.6	上肢皮肤,包括肩	C44.6	上肢和肩/肘(窝)/(前)臂/手(指/掌)/肩/拇指/上肢/腕皮肤/指甲
221	C44.7	下肢皮肤,包括髋	C44.7	下肢皮肤,包括髋/踝/(小/大)腿/足(跟/底)/臀部/膝/下肢/腘窝/趾/皮肤/趾甲
222	C44.8	皮肤交搭跨越的损害	C44.8	皮肤交搭跨越的损害
223	C44.9	皮肤恶性肿瘤,未特指	C44.9	皮肤 NOS,不包括:大阴唇皮肤(C51.0)、外阴皮肤(C51.9)、阴茎皮肤(C60.9)、阴囊皮肤(C63.2)
224	C45	间皮瘤	/	/
225	C45.0	胸膜间皮瘤	/	/
226	C45.1	腹膜间皮瘤	/	/
227	C45.2	心包间皮瘤	/	/
228	C45.7	其他部位的间皮瘤	/	/
229	C45.9	间皮瘤,未特指	/	/
230	C46	卡波西肉瘤	/	/
231	C46.0	皮肤卡波西肉瘤	/	/
232	C46.1	软组织卡波西肉瘤	/	/

序号	ICD-10 代码		ICD-0-3 解剖学编码	
	编码	名称	编码	名称
233	C46.2	腭卡波西肉瘤	/	/
234	C46.3	淋巴结卡波西肉瘤	/	/
235	C46.7	其他部位的卡波西肉瘤	/	/
236	C46.8	多器官的卡波西肉瘤	/	/
237	C46.9	卡波西肉瘤,未特指	/	/
238	C47	周围神经和自主神经系统恶性肿瘤	/	/
239	C47.0	头、面和颈周围神经	C47.0	颈丛,头、面和颈部的:颊/颏/面/额/头(皮)/颈(区)/颞/翼状窝/锁骨上区,不包括:眶的(C69.6)
240	C47.1	上肢周围神经,包括肩	C47.1	上肢的:肩/臂丛/正中/臂/桡/尺神经;肘(窝)/(前)臂/手(指)/拇指/肩/腕/肘
241	C47.2	下肢周围神经,包括髋	C47.2	下肢和臀部的:髋/股/闭孔/坐骨神经;踝/(小)腿/足(跟)/臀部/膝/腘窝/股/趾
242	C47.3	胸周围神经	C47.3	肋间神经,胸部的:腋/胸(壁)/锁骨下区/肩胛区
243	C47.4	腹周围神经	C47.4	腹部的:腹壁/脐
244	C47.5	骨盆周围神经	C47.5	(腰)骶丛/神经,骨盆的:臀(区)/腹股沟(区)/会阴/骶尾区
245	C47.6	躯干周围神经,未特指	C47.6	躯干的:腰/背/胁腹/躯干
246	C47.8	周围神经和自主神经系统交搭跨越的损害	C47.8	周围神经和自主神经系统交搭跨越的损害
247	C47.9	周围神经和自主神经系统,未特指	C47.9	周围神经和自主神经系统 NOS,神经(节)/(副)交感神经系统/脊神经 NOS
248	C48	腹膜后和腹膜恶性肿瘤		
249	C48.0	腹膜后	C48.0	腹膜后(组织)/盲肠后组织/肾(上腺)周围组织/胰腺周围组织

序号	ICD-10 代码		ICD-0-3 解剖学编码	
	编码	名称	编码	名称
250	C48.1	腹膜特指部位	C48.1	腹膜特指部位;阑尾系膜,网膜,壁层,骨盆,盆腔腹膜;(直肠子宫)陷凹,道格拉斯(Douglas)陷凹
251	C48.2	腹膜,未特指	C48.2	腹膜(腔)NOS
252	C48.8	腹膜后和腹膜交搭跨越的损害	C48.8	腹膜后和腹膜交搭跨越的损害
253	C49	其他结缔组织和软组织恶性肿瘤		
254	C49.0	头、面和颈结缔组织和软组织	C49.0	头、面和颈部的:耳/睑/耳软骨/颈动脉/咬肌/胸锁乳突肌,颊/颏/面/额/颈(区)/头(皮)/颞/翼状窝/锁骨上区,不包括:鼻软骨(C30.0)、眶结缔组织(C69.6)
255	C49.1	上肢结缔组织和软组织,包括肩	C49.1	上肢和肩的:肱(二/三头)肌/喙肱肌/三角肌/掌腱膜/掌筋膜/桡动脉/尺动脉,肘(窝)/(前)臂/手(指)/拇指/肩/腕
256	C49.2	下肢结缔组织和软组织,包括髋	C49.2	下肢和臀部的:股(二/四头)肌/腓肠肌/足底腱膜/足底筋膜/股动脉,髋/踝/(大/小)腿/足(跟)/臀部/膝/腘窝/趾
257	C49.3	胸结缔组织和软组织	C49.3	胸部的:主动脉/腋动脉/乳房内动脉/锁骨下动脉/肋间肌/背阔肌/胸大肌/斜方肌/膈/上腔静脉/大血管/胸导管,腋/胸(壁)/锁骨下区/肩胛区;不包括:胸腺(C37)、心脏(C38.0)、纵隔(C38.1-C38.3)、乳房(C50.-)
258	C49.4	腹结缔组织和软组织	C49.4	腹部的:腹主动脉/腹腔动脉/肠系膜动脉/肾动脉/腹腔静脉/(下)腔静脉NOS/腹壁肌肉/髂腰肌/腰肌/腹直肌,腹(壁)/脐/季肋部

序号	编码	名称	编码	名称
		ICD-10 代码		ICD-O-3 解剖学编码
259	C49.5	骨盆结缔组织和软组织	C49.5	骨盆的：臀大肌/髂动（静）脉,臀（区）/腹股沟（区）/会阴/骶尾区
260	C49.6	躯干结缔组织和软组织,未特指	C49.6	躯干的：胁腹/躯干/背 NOS
261	C49.8	结缔组织和软组织交搭跨越的损害	C49.8	结缔、皮下组织和其他软组织交搭跨越的损害,不能分类于 C47.0-C49.6
262	C49.9	结缔组织和软组织,未特指	C49.9	结缔组织、皮下组织和其他软组织 NOS：腱膜/滑膜/动（静）脉/血管/脉管/滑囊/筋膜/韧带/淋巴管/肌肉/骨骼肌/肌腱/腱鞘/组织/脂肪组织 NOS
263	C50	乳房恶性肿瘤		
264	C50.0	乳头和乳晕	C50.0	乳头和乳晕
265	C50.1	乳房中央部	C50.1	乳房/乳腺中央部
266	C50.2	乳房上内象限	C50.2	乳房/乳腺上内象限
267	C50.3	乳房下内象限	C50.3	乳房/乳腺下内象限
268	C50.4	乳房上外象限	C50.4	乳房/乳腺上外象限
269	C50.5	乳房下外象限	C50.5	乳房/乳腺下外象限
270	C50.6	乳房腋尾部	C50.6	乳房/乳腺（腋）尾部 NOS
271	C50.8	乳房交搭跨越的损害	C50.8	乳房/乳腺交搭跨越的损害
272	C50.9	乳房,未特指	C50.9	乳房/乳腺 NOS
273	C51	外阴恶性肿瘤		
274	C51.0	大阴唇	C51.0	大阴唇（皮肤）/前庭大腺
275	C51.1	小阴唇	C51.1	小阴唇
276	C51.2	阴蒂	C51.2	阴蒂
277	C51.8	外阴交搭跨越的损害	C51.8	外阴交搭跨越的损害
278	C51.9	外阴,未特指	C51.9	外阴（皮肤）/阴部/阴唇（系带）/阴阜,女性外生殖器 NOS
279	C52	阴道恶性肿瘤	C52.9	阴道（穹窿）/处女膜 NOS;加特纳（Gartner）管［卵巢冠纵管］

续表

ICD-10 代码			ICD-0-3 解剖学编码	
序号	编码	名称	编码	名称
280	C53	宫颈恶性肿瘤		
281	C53.0	宫颈内膜	C53.0	宫颈(管)内膜(腺)/纳博特(Nabothian)腺,宫颈管/内口
282	C53.1	外宫颈	C53.1	外宫颈/外口
283	C53.8	宫颈交搭跨越的损害	C53.8	宫颈交搭跨越的损害;宫颈残端,宫颈鳞状柱状上皮交界处
284	C53.9	宫颈,未特指	C53.9	宫颈 NOS
285	C54	子宫体恶性肿瘤		
286	C54.0	子宫峡	C54.0	子宫峡/下段
287	C54.1	子宫内膜	C54.1	子宫内膜(腺体/基质)
288	C54.2	子宫肌层	C54.2	子宫肌层
289	C54.3	子宫底	C54.3	子宫底
290	C54.8	子宫体交搭跨越的损害	C54.8	子宫体交搭跨越的损害
291	C54.9	子宫体,未特指	C54.9	子宫体 NOS
292	C55	未特指部位的子宫恶性肿瘤	C55.9	子宫 NOS
293	C56	卵巢恶性肿瘤	C56.9	卵巢
294	C57	其他和未特指的女性生殖器官恶性肿瘤		
295	C57.0	输卵管	C57.0	输卵管
296	C57.1	阔韧带	C57.1	阔韧带/卵巢系膜/冠区
297	C57.2	圆韧带	C57.2	圆韧带
298	C57.3	子宫旁组织	C57.3	子宫旁组织/子宫(骶骨)韧带 NOS
299	C57.4	子宫附件,未特指	C57.4	(子宫)附件 NOS
300	C57.7	其他特指的女性生殖器官	C57.7	女性生殖器官的其他特指部分,沃尔夫(Wolffian)体/管[中肾体/管]
301	C57.8	女性生殖器官交搭跨越的损害	C57.8	女性生殖器官交搭跨越的损害,不能分类于 C51.0-C57.7、C58;输卵管/子宫-卵巢
302	C57.9	女性生殖器官,未特指	C57.9	女性生殖器官/女性(泌尿)生殖道 NOS;(尿道/膀胱)阴道隔/膀胱宫颈组织

	ICD-10 代码		ICD-0-3 解剖学编码	
序号	编码	名称	编码	名称
303	C58	胎盘恶性肿瘤	C58.9	胎盘（膜）/绒毛膜（上皮）癌 NOS，不包括：绒毛膜腺瘤（破坏性）/恶性葡萄胎/侵袭性葡萄胎（D39.2）、葡萄胎 NOS（O01.9）
304	C60	阴茎恶性肿瘤		
305	C60.0	包皮	C60.0	包皮
306	C60.1	阴茎头	C60.1	阴茎头
307	C60.2	阴茎体	C60.2	阴茎（海绵）体
308	C60.8	阴茎交搭跨越的损害	C60.8	阴茎交搭跨越的损害
309	C60.9	阴茎，未特指	C60.9	阴茎（皮肤）NOS
310	C61	前列腺恶性肿瘤	C61.9	前列腺 NOS
311	C62	睾丸恶性肿瘤		
312	C62.0	睾丸未降	C62.0	隐睾/异位睾丸/睾丸未降[肿瘤的部位]
313	C62.1	下降的睾丸	C62.1	下降的睾丸/阴囊的睾丸
314	C62.9	睾丸，未特指	C62.9	睾丸 NOS
315	C63	其他和未特指的男性生殖器官恶性肿瘤		
316	C63.0	副睾	C63.0	附睾
317	C63.1	精索	C63.1	精索/输精管
318	C63.2	阴囊	C63.2	阴囊（皮肤）NOS
319	C63.7	其他特指的男性生殖器官	C63.7	男性生殖器官的其他特指部分/精囊
320	C63.8	男性生殖器官交搭跨越的损害	C63.8	男性生殖器官交搭跨越的损害，不能分类于 C60.0-C63.7
321	C63.9	男性生殖器官，未特指	C63.9	男性（泌尿）生殖道/生殖器官 NOS
322	C64	肾恶性肿瘤，除外肾盂	C64.9	肾（实质），不包括：肾盂（C65）、肾盏（C65）
323	C65	肾盂恶性肿瘤	C65.9	肾盂/肾盏/肾盂输尿管连接处

续表

ICD-10 代码			ICD-0-3 解剖学编码	
序号	编码	名称	编码	名称
324	C66	输尿管恶性肿瘤	C66.9	输尿管,不包括:膀胱输尿管口(C67.6)
325	C67	膀胱恶性肿瘤		
326	C67.0	膀胱三角区	C67.0	膀胱三角区
327	C67.1	膀胱顶	C67.1	膀胱顶
328	C67.2	膀胱侧壁	C67.2	膀胱侧壁
329	C67.3	膀胱前壁	C67.3	膀胱前壁
330	C67.4	膀胱后壁	C67.4	膀胱后壁
331	C67.5	膀胱颈	C67.5	膀胱颈 / 尿道(内)口
332	C67.6	输尿管口	C67.6	输尿管口
333	C67.7	脐尿管	C67.7	脐尿管
334	C67.8	膀胱交搭跨越的损害	C67.8	膀胱交搭跨越的损害
335	C67.9	膀胱、未特指	C67.9	膀胱(壁)NOS
336	C68	其他和未特指的泌尿器官恶性肿瘤		
337	C68.0	尿道	C68.0	尿道(腺)/ 前列腺小囊,考珀(Cowper)腺［尿道球腺］,不包括:膀胱尿道口(C67.5)
338	C68.1	尿道旁腺	C68.1	尿道旁腺
339	C68.8	泌尿器官交搭跨越的损害	C68.8	泌尿器官交搭跨越的损害,不能分类于C64-C68.1
340	C68.9	泌尿器官,未特指	C68.9	泌尿器官 / 系统 NOS
341	C69	眼和附器恶性肿瘤		
342	C69.0	结合膜	C69.0	结膜
343	C69.1	角膜	C69.1	角膜(缘)NOS
344	C69.2	视网膜	C69.2	视网膜
345	C69.3	脉络膜	C69.3	脉络膜
346	C69.4	睫状体	C69.4	睫状体 / 晶状体 / 眼内 / 虹膜 / 巩膜 / 葡萄膜［色素层］/ 眼球
347	C69.5	泪腺和泪管	C69.5	泪腺 / 泪囊 /（鼻）泪管 NOS

序号	ICD-10 代码 编码	名称	ICD-0-3 解剖学编码 编码	名称
348	C69.6	眶	C69.6	眶,眶的自主神经系统/结缔组织/软组织/眼球外肌/眶周神经/(眼)球后组织,不包括:眶骨(C41.0)
349	C69.8	眼和附器交搭跨越的损害	C69.8	眼和附器交搭跨越的损害
350	C69.9	眼,未特指	C69.9	眼 NOS
351	C70	脑脊膜恶性肿瘤		
352	C70.0	脑膜	C70.0	大脑/(硬/软)颅脑膜/颅内蛛网膜/颅内脑膜;(小/大)脑镰/(小)脑(天裂)幕/NOS
353	C70.1	脊(髓)膜	C70.1	(硬/软)脊(髓)膜/脊髓蛛网膜
354	C70.9	脑脊膜,未特指	C70.9	(硬/软)脑(脊)膜/蛛网膜 NOS
355	C71	脑恶性肿瘤		
356	C71.0	大脑,除外脑叶和脑室	C71.0	大脑,除外脑叶和脑室/幕上脑 NOS/基底节/纹状体/苍白球/内囊/壳核[豆状核]/中枢白质/大脑白质/大脑皮质/大脑半球/背侧丘脑/下丘脑/脑岛/赖尔(Reil)岛/岛盖/嗅脑
357	C71.1	额叶	C71.1	额叶/额极
358	C71.2	颞叶	C71.2	颞叶/海马(回钩)
359	C71.3	顶叶	C71.3	顶叶
360	C71.4	枕叶	C71.4	枕叶/枕极
361	C71.5	脑室	C71.5	(大脑)脑室/侧脑室/第三脑室/(侧脑室/第三脑室)脉络丛/室管膜,不包括:第四脑室(C71.7)
362	C71.6	小脑	C71.6	小脑(脑桥角/蚓部)/中脑 NOS

序号	编码	名称	编码	名称
	ICD-10 代码		ICD-0-3 解剖学编码	
363	C71.7	脑干	C71.7	脑干／大脑脚（底）／幕下脑 NOS／延髓／橄榄／脑桥／岩部／第四脑室／第四脑室脉络丛 NOS
364	C71.8	脑交搭跨越的损害	C71.8	脑交搭跨越的损害／胼胝体／毯
365	C71.9	脑，未特指	C71.9	脑／颅内部／蝶鞍上／颅（前／中／后）窝 NOS／斜坡
366	C72	脊髓,颅神经和中枢神经系统其他部位的恶性肿瘤		
367	C72.0	脊髓	C72.0	脊髓（圆锥）、（颈／腰／骶／胸）髓、终丝
368	C72.1	马尾	C72.1	马尾
369	C72.2	嗅神经	C72.2	嗅神经／嗅球
370	C72.3	视神经	C72.3	视神经／视交叉／视束
371	C72.4	听神经	C72.4	听神经
372	C72.5	其他和未特指的颅神经	C72.5	其他和 NOS 的颅神经,副（脊）神经 NOS／展／面／舌咽／舌下／动眼／三叉／滑车／迷走神经
373	C72.8	脑和中枢神经系统其他部位交搭跨越的损害	C72.8	脑和中枢神经系统交搭跨越的损害,不能分类于 C70.0-C72.5
374	C72.9	中枢神经系统，未特指	C72.9	（中枢）神经系统 NOS;蝶鞍旁／硬膜上／外
375	C73	甲状腺恶性肿瘤	C73.9	甲状腺／甲状舌管 NOS
376	C74	肾上腺恶性肿瘤		
377	C74.0	肾上腺皮质	C74.0	肾上腺皮质
378	C74.1	肾上腺髓质	C74.1	肾上腺髓质
379	C74.9	肾上腺，未特指	C74.9	肾上腺 NOS
380	C75	其他内分泌腺和有关结构的恶性肿瘤		
381	C75.0	甲状旁腺	C75.0	甲状旁腺
382	C75.1	垂体	C75.1	（脑）垂体／拉特克（Rathke）囊／蝶鞍／鞍区／垂体窝

序号	ICD-10 代码		ICD-0-3 解剖学编码	
序号	编码	名称	编码	名称
383	C75.2	颅咽管	C75.2	颅咽管
384	C75.3	松果体	C75.3	松果体
385	C75.4	颈动脉体	C75.4	颈动脉体
386	C75.5	主动脉体和其他节旁体	C75.5	主动脉体和其他节旁体/主动脉旁体/尾骨（血管）体［尾骨球］/祖克坎德尔（Zuckerkandl）器/颈静脉球
387	C75.8	累及多个腺体，未特指	C75.8	（多）内分泌腺和有关结构交搭跨越的损害（累及）多个腺体 NOS
388	C75.9	内分泌腺，未特指	C75.9	内分泌腺 NOS
389	C76	其他和不明确部位的恶性肿瘤		
390	C76.0	头、面和颈	C76.0	头/面/颈（区）颊/颌/鼻/锁骨上区 NOS
391	C76.1	胸	C76.1	胸（壁）/胸内部/腋/锁骨下区/肩胛区 NOS
392	C76.2	腹	C76.2	腹（壁）/腹内部 NOS
393	C76.3	骨盆	C76.3	骨盆（壁）/腹股沟（区）/臀（区）NOS/坐骨直肠窝/会阴/直肠周区/骶（前/尾）区 NOS/骨盆内跨系统的部位，如直肠阴道/膀胱的（隔）
394	C76.4	上肢	C76.4	上肢/肘（窝）/（前）臂/肘/腕/拇指/手（指）/肩 NOS
395	C76.5	下肢	C76.5	下肢/踝/（小/大）腿/足（跟）/趾/臀部/膝/腘窝
396	C76.7	其他不明确的部位	C76.7	其他不明确的部位，背/胁/腹/躯干 NOS
397	C76.8	其他和不明确部位交搭跨越的损害	C76.8	其他和不明确部位交搭跨越的损害
398	C77	淋巴结继发性和未特指的恶性肿瘤		

续表

ICD-10 代码			ICD-0-3 解剖学编码	
序号	编码	名称	编码	名称
399	C77.0	头、面和颈淋巴结	C77.0	头/面/颈/耳/枕部/耳前/下颌/锁骨上/颈静脉区/腮腺/喉前/气管前/咽后/斜角肌/舌下/颏下淋巴结
400	C77.1	胸内淋巴结	C77.1	胸(内)/气管/支气管/膈/食管/肺(门)/肋间/纵隔/无名(动静脉)/胸骨旁淋巴结
401	C77.2	腹内淋巴结	C77.2	腹部(内)/腹腔/(回)结肠/肠(系膜上/下)/胃/幽门/肝(门)/胰腺(周)/脾(门)/主动脉(旁/周)/腰部/腹膜后淋巴结
402	C77.3	腋和上肢淋巴结	C77.3	腋/上肢/肘/肱骨内上踝/锁骨下/肩胛下/腋窝/(手)臂/胸部淋巴结
403	C77.4	腹股沟和下肢淋巴结	C77.4	腹股沟(区)/下肢/腿/股/腘/胫/克洛凯(Cloquet)/罗森米勒(Rosenmuller)淋巴结
404	C77.5	盆腔内淋巴结	C77.5	骨盆(盆腔)内/髂/骶/闭孔/上腹下部/下腹部/耻骨联合前/宫颈/子宫旁淋巴结
405	C77.8	多个部位的淋巴结	C77.8	多个部位的淋巴结
406	C77.9	淋巴结,未特指	C77.9	淋巴结 NOS
407	C78	呼吸和消化器官的继发性恶性肿瘤	/	/
408	C78.0	肺继发性恶性肿瘤	/	/
409	C78.1	纵隔继发性恶性肿瘤	/	/
410	C78.2	胸膜继发性恶性肿瘤	/	/
411	C78.3	其他和未特指呼吸器官的继发性恶性肿瘤	/	/
412	C78.4	小肠继发性恶性肿瘤	/	/
413	C78.5	大肠和直肠继发性恶性肿瘤	/	/

续表

ICD-10 代码			ICD-0-3 解剖学编码	
序号	编码	名称	编码	名称
414	C78.6	腹膜后和腹膜继发性恶性肿瘤	/	/
415	C78.7	肝继发性恶性肿瘤	/	/
416	C78.8	其他和未特指消化器官的继发性恶性肿瘤	/	/
417	C79	其他部位的继发性恶性肿瘤	/	/
418	C79.0	肾和肾盂继发性恶性肿瘤	/	/
419	C79.1	膀胱和其他及未特指泌尿器官的继发性恶性肿瘤	/	/
420	C79.2	皮肤继发性恶性肿瘤	/	/
421	C79.3	脑和脑膜继发性恶性肿瘤	/	/
422	C79.4	神经系统其他和未特指部位的继发性恶性肿瘤	/	/
423	C79.5	骨和骨髓继发性恶性肿瘤	/	/
424	C79.6	卵巢继发性恶性肿瘤	/	/
425	C79.7	肾上腺继发性恶性肿瘤	/	/
426	C79.8	其他特指部位的继发性恶性肿瘤	/	/
427	C80	未特指部位的恶性肿瘤	C80.9	（全身性）癌（症/病）（原发/继发）；多发性癌症 NOS 部位（原发/继发）；恶性恶病质/原发部位 NOS（未写明原发部位不明）
428	C81	霍奇金［何杰金］病	/	/
429	C81.0	淋巴细胞为主型	/	/
430	C81.1	结节性硬化型	/	/
431	C81.2	混合细胞型	/	/
432	C81.3	淋巴细胞减少型	/	/
433	C81.7	其他霍奇金［何杰金］病	/	/
434	C81.9	霍奇金［何杰金］病,未特指	/	/
435	C82	滤泡性［结节性］非霍奇金淋巴瘤	/	/
436	C82.0	小分裂细胞,滤泡性	/	/

ICD-10代码			ICD-0-3解剖学编码	
序号	编码	名称	编码	名称
437	C82.1	小分裂细胞和大细胞混合型，滤泡性	/	/
438	C82.2	大细胞，滤泡性	/	/
439	C82.7	其他类型的滤泡性非霍奇金淋巴瘤	/	/
440	C82.9	滤泡性非霍奇金淋巴瘤，未特指	/	/
441	C83	弥漫性非霍奇金淋巴瘤	/	/
442	C83.0	小细胞（弥漫性）	/	/
443	C83.1	小分裂细胞（弥漫性）	/	/
444	C83.2	小细胞和大细胞混合型（弥漫性）	/	/
445	C83.3	大细胞（弥漫性）	/	/
446	C83.4	免疫母细胞（弥漫性）	/	/
447	C83.5	原淋巴细胞（弥漫性）	/	/
448	C83.6	未分化（弥漫性）	/	/
449	C83.7	伯基特瘤	/	/
450	C83.8	弥漫性非霍奇金淋巴瘤的其他类型	/	/
451	C83.9	弥漫性非霍奇金淋巴瘤，未特指	/	/
452	C84	周围和皮的T细胞淋巴瘤	/	/
453	C84.0	蕈样真菌病	/	/
454	C84.1	塞扎里病	/	/
455	C84.2	T—区性淋巴瘤	/	/
456	C84.3	淋巴上皮样淋巴瘤	/	/
457	C84.4	周围的T细胞淋巴瘤	/	/
458	C84.5	其他和未特指的T细胞淋巴瘤	/	/
459	C85	非霍奇金淋巴瘤的其他和未特指类型	/	/
460	C85.0	淋巴肉瘤	/	/

续表

ICD-10 代码			ICD-0-3 解剖学编码	
序号	编码	名称	编码	名称
461	C85.1	B 细胞淋巴瘤，未特指	/	/
462	C85.7	非霍奇金淋巴瘤的其他特指类型	/	/
463	C85.9	非霍奇金淋巴瘤，未特指类型	/	/
464	C88	恶性免疫增生性疾病	/	/
465	C88.0	瓦尔登斯特伦巨球蛋白血症	/	/
466	C88.1	α 重链病	/	/
467	C88.2	γ 重链病	/	/
468	C88.3	免疫增生性小肠病	/	/
469	C88.7	其他恶性免疫增生性疾病	/	/
470	C88.9	恶性免疫增生性疾病，未特指	/	/
471	C90	多发性骨髓瘤和恶性浆细胞肿瘤	/	/
472	C90.0	多发性骨髓瘤	/	/
473	C90.1	浆细胞白血病	/	/
474	C90.2	浆细胞瘤，髓外的	/	/
475	C91	淋巴样白血病	/	/
476	C91.0	急性淋巴细胞白血病	/	/
477	C91.1	慢性淋巴细胞白血病	/	/
478	C91.2	亚急性淋巴细胞白血病	/	/
479	C91.3	幼淋巴细胞白血病	/	/
480	C91.4	多毛细胞白血病	/	/
481	C91.5	成人 T 细胞白血病	/	/
482	C91.7	其他淋巴样白血病	/	/
483	C91.9	淋巴样白血病，未特指	/	/
484	C92	髓样白血病	/	/
485	C92.0	急性髓样白血病	/	/
486	C92.1	慢性髓样白血病	/	/
487	C92.2	亚急性髓样白血病	/	/
488	C92.3	髓样肉瘤	/	/
489	C92.4	急性早幼粒细胞白血病	/	/

序号	编码	名称	编码	名称
	ICD-10 代码		ICD-0-3 解剖学编码	
490	C92.5	急性粒—单核细胞白血病	/	/
491	C92.7	其他髓样白血病	/	/
492	C92.9	髓样白血病,未特指	/	/
493	C93	单核细胞白血病	/	/
494	C93.0	急性单核细胞白血病	/	/
495	C93.1	慢性单核细胞白血病	/	/
496	C93.2	亚急性单核细胞白血病	/	/
497	C93.7	其他单核细胞白血病	/	/
498	C93.9	单核细胞白血病,未特指	/	/
499	C94	特指细胞类型的其他白血病	/	/
500	C94.0	急性红细胞增多症和红白血病	/	/
501	C94.1	慢性红细胞增多症	/	/
502	C94.2	急性原巨核细胞白血病	/	/
503	C94.3	肥大细胞白血病	/	/
504	C94.4	急性全骨髓增殖症	/	/
505	C94.5	急性骨髓纤维变性	/	/
506	C94.7	其他特指白血病	/	/
507	C95	未特指细胞类型的白血病	/	/
508	C95.0	未特指细胞类型的急性白血病	/	/
509	C95.1	未特指细胞类型的慢性白血病	/	/
510	C95.2	未特指细胞类型的亚急性白血病	/	/
511	C95.7	未特指细胞类型的其他白血病	/	/
512	C95.9	白血病,未特指	/	/
513	C96	其他和未特指的淋巴、造血和有关组织的恶性肿瘤	/	/
514	C96.0	莱特雷尔—西韦病	/	/
515	C96.1	恶性组织细胞增多症	/	/
516	C96.2	恶性肥大细胞瘤	/	/
517	C96.3	真性组织细胞淋巴瘤	/	/

ICD-10 代码			ICD-O-3 解剖学编码	
序号	编码	名称	编码	名称
518	C96.7	淋巴、造血和有关组织的其他特指的恶性肿瘤	/	/
519	C96.9	淋巴、造血和有关组织的恶性肿瘤,未特指	/	/
520	C97	独立的多个部位的(原发性)恶性肿瘤	/	/
521	D00	口腔、食管和胃原位癌	/	/
522	D00.0	唇、口腔和咽	/	/
523	D00.1	食管	/	/
524	D00.2	胃	/	/
525	D01	其他和未特指的消化器官原位癌	/	/
526	D01.0	结肠	/	/
527	D01.1	直肠乙状结肠连接处	/	/
528	D01.2	直肠	/	/
529	D01.3	肛门和肛管	/	/
530	D01.4	肠的其他和未特指部位	/	/
531	D01.5	肝、胆囊和胆道	/	/
532	D01.7	其他特指的消化器官	/	/
533	D01.9	消化器官,未特指	/	/
534	D02	中耳和呼吸系统原位癌	/	/
535	D02.0	喉	/	/
536	D02.1	气管	/	/
537	D02.2	支气管和肺	/	/
538	D02.3	呼吸系统的其他部位	/	/
539	D02.4	呼吸系统,未特指	/	/
540	D03	原位黑(色素)瘤	/	/
541	D03.0	唇原位黑(色素)瘤	/	/
542	D03.1	眼睑原位黑(色素)瘤,包括眦	/	/
543	D03.2	耳和外耳道原位黑(色素)瘤	/	/
544	D03.3	面部其他和未特指部位的原位黑(色素)瘤	/	/

ICD-10 代码			ICD-0-3 解剖学编码	
序号	编码	名称	编码	名称
545	D03.4	头皮和颈部原位黑(色素)瘤	/	/
546	D03.5	躯干原位黑(色素)瘤	/	/
547	D03.6	上肢原位黑(色素)瘤,包括肩	/	/
548	D03.7	下肢原位黑(色素)瘤,包括髋	/	/
549	D03.8	其他部位的原位黑(色素)瘤	/	/
550	D03.9	原位黑(色素)瘤,未特指	/	/
551	D04	皮肤原位癌	/	/
552	D04.0	唇皮肤	/	/
553	D04.1	眼睑皮肤,包括眦	/	/
554	D04.2	耳和外耳道皮肤	/	/
555	D04.3	面部其他和未特指部位的皮肤	/	/
556	D04.4	头皮和颈部皮肤	/	/
557	D04.5	躯干皮肤	/	/
558	D04.6	上肢皮肤,包括肩	/	/
559	D04.7	下肢皮肤,包括髋	/	/
560	D04.8	其他部位的皮肤	/	/
561	D04.9	皮肤,未特指	/	/
562	D05	乳房原位癌	/	/
563	D05.0	小叶原位癌	/	/
564	D05.1	导管原位癌	/	/
565	D05.7	乳房其他原位癌	/	/
566	D05.9	乳房原位癌,未特指	/	/
567	D06	宫颈原位癌	/	/
568	D06.0	宫颈内膜	/	/
569	D06.1	宫颈外膜	/	/
570	D06.7	宫颈其他部位	/	/
571	D06.9	宫颈,未特指	/	/
572	D07	其他和未特指的生殖器官原位癌	/	/
573	D07.0	子宫内膜	/	/
574	D07.1	外阴	/	/

序号	ICD-10 代码		ICD-0-3 解剖学编码	
	编码	名称	编码	名称
575	D07.2	阴道	/	/
576	D07.3	其他和未特指的女性生殖器官	/	/
577	D07.4	阴茎	/	/
578	D07.5	前列腺	/	/
579	D07.6	其他和未特指的男性生殖器官	/	/
580	D09	其他和未特指部位的原位癌	/	/
581	D09.0	膀胱	/	/
582	D09.1	其他和未特指的泌尿器官	/	/
583	D09.2	眼	/	/
584	D09.3	甲状腺和其他内分泌腺	/	/
585	D09.7	其他特指部位的原位癌	/	/
586	D09.9	原位癌,未特指	/	/
587	D10	口和咽良性肿瘤	/	/
588	D10.0	唇	/	/
589	D10.1	舌	/	/
590	D10.2	口底	/	/
591	D10.3	口的其他和未特指的部位	/	/
592	D10.4	扁桃体	/	/
593	D10.5	口咽其他部位	/	/
594	D10.6	鼻咽	/	/
595	D10.7	咽下部	/	/
596	D10.9	咽,未特指	/	/
597	D11	大涎腺良性肿瘤	/	/
598	D11.0	腮腺	/	/
599	D11.7	其他大涎腺	/	/
600	D11.9	大涎腺,未特指	/	/
601	D12	结肠、直肠、肛门和肛管良性肿瘤	/	/
602	D12.0	盲肠	/	/
603	D12.1	阑尾	/	/
604	D12.2	升结肠	/	/

序号	ICD-10 代码		ICD-O-3 解剖学编码	
	编码	名称	编码	名称
605	D12.3	横结肠	/	/
606	D12.4	降结肠	/	/
607	D12.5	乙状结肠	/	/
608	D12.6	结肠,未特指	/	/
609	D12.7	直肠乙状结肠连接处	/	/
610	D12.8	直肠	/	/
611	D12.9	肛门和肛管	/	/
612	D13	消化系统其他和不明确部位的良性肿瘤	/	/
613	D13.0	食管	/	/
614	D13.1	胃	/	/
615	D13.2	十二指肠	/	/
616	D13.3	小肠的其他和未特指部位	/	/
617	D13.4	肝	/	/
618	D13.5	肝外胆管	/	/
619	D13.6	胰	/	/
620	D13.7	内分泌的胰腺	/	/
621	D13.9	消化系统内的不明确部位	/	/
622	D14	中耳和呼吸系统良性肿瘤	/	/
623	D14.0	中耳、鼻腔和副鼻窦	/	/
624	D14.1	喉	/	/
625	D14.2	气管	/	/
626	D14.3	支气管和肺	/	/
627	D14.4	呼吸系统,未特指	/	/
628	D15	其他和未特指的胸腔内器官良性肿瘤	/	/
629	D15.0	胸腺	/	/
630	D15.1	心脏	/	/
631	D15.2	纵隔	/	/
632	D15.7	其他特指的胸腔内器官	/	/
633	D15.9	胸腔内器官,未特指	/	/

续表

ICD-10 代码			ICD-O-3 解剖学编码	
序号	编码	名称	编码	名称
634	D16	骨和关节软骨良性肿瘤	/	/
635	D16.0	肩胛骨和上肢长骨	/	/
636	D16.1	上肢短骨	/	/
637	D16.2	下肢长骨	/	/
638	D16.3	下肢短骨	/	/
639	D16.4	颅骨和面骨	/	/
640	D16.5	下颌骨	/	/
641	D16.6	脊柱	/	/
642	D16.7	肋、胸骨和锁骨	/	/
643	D16.8	骨盆骨、骶骨和尾骨	/	/
644	D16.9	骨和关节软骨,未特指	/	/
645	D17	良性脂肪瘤样肿瘤	/	/
646	D17.0	头、面和颈部皮肤和皮下组织良性脂肪瘤样肿瘤	/	/
647	D17.1	躯干皮肤和皮下组织良性脂肪瘤样肿瘤	/	/
648	D17.2	四肢皮肤和皮下组织良性脂肪瘤样肿瘤	/	/
649	D17.3	其他和未特指部位的皮肤和皮下组织良性脂肪瘤样肿瘤	/	/
650	D17.4	胸腔内器官良性脂肪瘤样肿瘤	/	/
651	D17.5	腹腔内器官良性脂肪瘤样肿瘤	/	/
652	D17.6	精索良性脂肪瘤样肿瘤	/	/
653	D17.7	其他部位的良性脂肪瘤样肿瘤	/	/
654	D17.9	良性脂肪瘤样肿瘤,未特指	/	/
655	D18	血管瘤和淋巴管瘤,任何部位	/	/
656	D18.0	血管瘤,任何部位	/	/
657	D18.1	淋巴管瘤,任何部位	/	/
658	D19	间皮组织良性肿瘤	/	/
659	D19.0	胸膜间皮组织	/	/
660	D19.1	腹膜间皮组织	/	/
661	D19.7	其他部位的间皮组织	/	/

序号	编码	名称	编码	名称
		ICD-10 代码		ICD-0-3 解剖学编码
662	D19.9	间皮组织,未特指	/	/
663	D20	腹膜后和腹膜软组织良性肿瘤	/	/
664	D20.0	腹膜后	/	/
665	D20.1	腹膜	/	/
666	D21	结缔组织和其他软组织的其他良性肿瘤	/	/
667	D21.0	头、面和颈部结缔组织和其他软组织	/	/
668	D21.1	上肢结缔组织和其他软组织,包括肩	/	/
669	D21.2	下肢结缔组织和其他软组织,包括髋	/	/
670	D21.3	胸部结缔组织和其他软组织	/	/
671	D21.4	腹部结缔组织和其他软组织	/	/
672	D21.5	骨盆结缔组织和其他软组织	/	/
673	D21.6	躯干结缔组织和其他软组织,未特指	/	/
674	D21.9	结缔组织和其他软组织,未特指	/	/
675	D22	黑素细胞痣	/	/
676	D22.0	唇黑素细胞痣	/	/
677	D22.1	眼睑黑素细胞痣,包括眦	/	/
678	D22.2	耳和外耳道黑素细胞痣	/	/
679	D22.3	面部其他和未特指部位的黑素细胞痣	/	/
680	D22.4	头皮和颈部黑素细胞痣	/	/
681	D22.5	躯干黑素细胞痣	/	/
682	D22.6	上肢黑素细胞痣,包括肩	/	/
683	D22.7	下肢黑素细胞痣,包括髋	/	/
684	D22.9	黑素细胞痣,未特指	/	/
685	D23	皮肤其他良性肿瘤	/	/
686	D23.0	唇皮肤	/	/

	ICD-10 代码		ICD-O-3 解剖学编码	
序号	编码	名称	编码	名称
687	D23.1	眼睑皮肤,包括眦	/	/
688	D23.2	耳和外耳道皮肤	/	/
689	D23.3	面部其他和未特指部位的皮肤	/	/
690	D23.4	头皮和颈部皮肤	/	/
691	D23.5	躯干皮肤	/	/
692	D23.6	上肢皮肤,包括肩	/	/
693	D23.7	下肢皮肤,包括髋	/	/
694	D23.9	皮肤,未特指	/	/
695	D24	乳房良性肿瘤	/	/
696	D25	子宫平滑肌瘤	/	/
697	D25.0	子宫黏膜下平滑肌瘤	/	/
698	D25.1	子宫壁内平滑肌瘤	/	/
699	D25.2	子宫浆膜下层平滑肌瘤	/	/
700	D25.9	子宫平滑肌瘤,未特指	/	/
701	D26	子宫其他良性肿瘤	/	/
702	D26.0	宫颈	/	/
703	D26.1	子宫体	/	/
704	D26.7	子宫其他部位	/	/
705	D26.9	子宫,未特指	/	/
706	D27	卵巢良性肿瘤	/	/
707	D28	其他和未特指的女性生殖器官良性肿瘤	/	/
708	D28.0	外阴	/	/
709	D28.1	阴道	/	/
710	D28.2	输卵管和子宫韧带	/	/
711	D28.7	其他特指的女性生殖器官	/	/
712	D28.9	女性生殖器官,未特指	/	/
713	D29	男性生殖器官良性肿瘤	/	/
714	D29.0	阴茎	/	/
715	D29.1	前列腺	/	/
716	D29.2	睾丸	/	/

ICD-10 代码			ICD-O-3 解剖学编码	
序号	编码	名称	编码	名称
717	D29.3	附睾	/	/
718	D29.4	阴囊	/	/
719	D29.7	其他男性生殖器官	/	/
720	D29.9	男性生殖器官,未特指	/	/
721	D30	泌尿器官良性肿瘤	/	/
722	D30.0	肾	/	/
723	D30.1	肾盂	/	/
724	D30.2	输尿管	/	/
725	D30.3	膀胱	/	/
726	D30.4	尿道	/	/
727	D30.7	其他泌尿器官	/	/
728	D30.9	泌尿器官,未特指	/	/
729	D31	眼和附器良性肿瘤	/	/
730	D31.0	结合膜	/	/
731	D31.1	角膜	/	/
732	D31.2	视网膜	/	/
733	D31.3	脉络膜	/	/
734	D31.4	睫状体	/	/
735	D31.5	泪腺和泪管	/	/
736	D31.6	眶,未特指	/	/
737	D31.9	眼,未特指	/	/
738	D32	脑脊膜良性肿瘤	/	/
739	D32.0	脑膜	/	/
740	D32.1	脊(髓)膜	/	/
741	D32.9	脑脊膜,未特指	/	/
742	D33	脑和中枢神经系统其他部位的良性肿瘤	/	/
743	D33.0	脑,幕上的	/	/
744	D33.1	脑,幕下的	/	/
745	D33.2	脑,未特指	/	/
746	D33.3	颅神经	/	/

序号	ICD-10 代码		ICD-O-3 解剖学编码	
	编码	名称	编码	名称
747	D33.4	脊髓	/	/
748	D33.7	中枢神经系统的其他特指部位	/	/
749	D33.9	中枢神经系统,未特指	/	/
750	D34	甲状腺良性肿瘤	/	/
751	D35	其他和未特指的内分泌腺良性肿瘤	/	/
752	D35.0	肾上腺	/	/
753	D35.1	甲状旁腺	/	/
754	D35.2	垂体	/	/
755	D35.3	颅咽管	/	/
756	D35.4	松果体	/	/
757	D35.5	颈动脉体	/	/
758	D35.6	主动脉体和其他节旁体	/	/
759	D35.7	其他特指的内分泌腺	/	/
760	D35.8	累及多个腺体	/	/
761	D35.9	内分泌腺,未特指	/	/
762	D36	其他和未特指部位的良性肿瘤	/	/
763	D36.0	淋巴结	/	/
764	D36.1	周围神经和自主神经系统	/	/
765	D36.7	其他特指部位	/	/
766	D36.9	未特指部位的良性肿瘤	/	/
767	D37	口腔和消化器官动态未定或动态未知的肿瘤	/	/
768	D37.0	唇、口腔和咽	/	/
769	D37.1	胃	/	/
770	D37.2	小肠	/	/
771	D37.3	阑尾	/	/
772	D37.4	结肠	/	/
773	D37.5	直肠	/	/
774	D37.6	肝、胆囊和胆管	/	/
775	D37.7	其他消化器官	/	/

续表

ICD-10 代码			ICD-O-3 解剖学编码	
序号	编码	名称	编码	名称
776	D37.9	消化器官，未特指	/	/
777	D38	中耳、呼吸和胸腔内器官动态未定或动态未知的肿瘤	/	/
778	D38.0	喉	/	/
779	D38.1	气管、支气管和肺	/	/
780	D38.2	胸膜	/	/
781	D38.3	纵隔	/	/
782	D38.4	胸腺	/	/
783	D38.5	其他呼吸器官	/	/
784	D38.6	呼吸器官，未特指	/	/
785	D39	女性生殖器官动态未定或动态未知的肿瘤	/	/
786	D39.0	子宫	/	/
787	D39.1	卵巢	/	/
788	D39.2	胎盘	/	/
789	D39.7	其他女性生殖器官	/	/
790	D39.9	女性生殖器官，未特指	/	/
791	D40	男性生殖器官动态未定或动态未知的肿瘤	/	/
792	D40.0	前列腺	/	/
793	D40.1	睾丸	/	/
794	D40.7	其他男性生殖器官	/	/
795	D40.9	男性生殖器官，未特指	/	/
796	D41	泌尿器官动态未定或动态未知的肿瘤	/	/
797	D41.0	肾	/	/
798	D41.1	肾盂	/	/
799	D41.2	输尿管	/	/
800	D41.3	尿道	/	/
801	D41.4	膀胱	/	/
802	D41.7	其他泌尿器官	/	/
803	D41.9	泌尿器官，未特指	/	/

	ICD-10 代码		ICD-O-3 解剖学编码	
序号	编码	名称	编码	名称
804	D42	脑脊膜动态未定或动态未知的肿瘤	/	/
805	D42.0	脑膜	/	/
806	D42.1	脊（髓）膜	/	/
807	D42.9	脑脊膜，未特指	/	/
808	D43	脑和中枢神经系统动态未定或动态未知的肿瘤	/	/
809	D43.0	脑，幕上的	/	/
810	D43.1	脑，幕下的	/	/
811	D43.2	脑，未特指	/	/
812	D43.3	颅神经	/	/
813	D43.4	脊髓	/	/
814	D43.7	中枢神经系统的其他部位	/	/
815	D43.9	中枢神经系统，未特指	/	/
816	D44	内分泌腺动态未定或动态未知的肿瘤	/	/
817	D44.0	甲状腺	/	/
818	D44.1	肾上腺	/	/
819	D44.2	甲状旁腺	/	/
820	D44.3	垂体	/	/
821	D44.4	颅咽管	/	/
822	D44.5	松果体	/	/
823	D44.6	颈动脉体	/	/
824	D44.7	主动脉体和其他节旁体	/	/
825	D44.8	累及多个腺体	/	/
826	D44.9	内分泌腺，未特指	/	/
827	D45	真性红细胞增多症	/	/
828	D46	骨髓增生异常综合征	/	/
829	D46.0	顽固性贫血，不伴有铁粒幼细胞，如此述及的	/	/
830	D46.1	顽固性贫血，伴有铁粒幼细胞	/	/
831	D46.2	顽固性贫血，伴有胚细胞过多	/	/

续表

ICD-10 代码			ICD-0-3 解剖学编码	
序号	编码	名称	编码	名称
832	D46.3	顽固性贫血,伴有转化中的胚细胞过多	/	/
833	D46.4	顽固性贫血,未特指	/	/
834	D46.7	其他骨髓增生异常综合征	/	/
835	D46.9	骨髓增生异常综合征,未特指	/	/
836	D47	淋巴、造血和有关组织动态未定或动态未知的其他肿瘤	/	/
837	D47.0	动态未定和动态未知的组织细胞和肥大细胞瘤	/	/
838	D47.1	慢性骨髓增生性疾病	/	/
839	D47.2	单克隆丙球蛋白病	/	/
840	D47.3	特发性(出血性)血小板增多症	/	/
841	D47.7	淋巴、造血和有关组织动态未定或动态未知的其他特指肿瘤	/	/
842	D47.9	淋巴、造血和有关组织动态未定或动态未知的肿瘤,未特指	/	/
843	D48	其他和未特指部位动态未定或动态未知的肿瘤	/	/
844	D48.0	骨和关节软骨	/	/
845	D48.1	结缔组织和其他软组织	/	/
846	D48.2	周围神经和自主神经系统	/	/
847	D48.3	腹膜后	/	/
848	D48.4	腹膜	/	/
849	D48.5	皮肤	/	/
850	D48.6	乳房	/	/
851	D48.7	其他特指部位	/	/
852	D48.9	动态未定或动态未知的肿瘤,未特指	/	/
853	D50	缺铁性贫血	/	/
854	D50.0	继发于(慢性)失血的缺铁性贫血	/	/
855	D50.1	缺铁性吞咽困难	/	/

ICD-10 代码			ICD-O-3 解剖学编码	
序号	编码	名称	编码	名称
856	D50.8	其他缺铁性贫血	/	/
857	D50.9	缺铁性贫血,未特指	/	/
858	D51	维生素 B_{12} 缺乏性贫血	/	/
859	D51.0	由于内在因子缺乏引起的维生素 B_{12} 缺乏性贫血	/	/
860	D51.1	由于选择性维生素 B_{12} 吸收障碍伴有蛋白尿引起的维生素 B_{12} 缺乏性贫血	/	/
861	D51.2	转钴胺素 II 缺乏	/	/
862	D51.3	其他饮食性维生素 B_{12} 缺乏性贫血	/	/
863	D51.8	其他维生素 B_{12} 缺乏性贫血	/	/
864	D51.9	维生素 B_{12} 缺乏性贫血,未特指	/	/
865	D52	叶酸盐缺乏性贫血	/	/
866	D52.0	饮食性叶酸盐缺乏性贫血	/	/
867	D52.1	药物性叶酸盐缺乏性贫血	/	/
868	D52.8	其他叶酸盐缺乏性贫血	/	/
869	D52.9	叶酸盐缺乏性贫血,未特指	/	/
870	D53	其他营养性贫血	/	/
871	D53.0	蛋白缺乏性贫血	/	/
872	D53.1	其他巨幼细胞性贫血,不可归类在他处者	/	/
873	D53.2	坏血病性贫血	/	/
874	D53.8	其他特指的营养性贫血	/	/
875	D53.9	营养性贫血,未特指	/	/
876	D55	由于酶障碍引起的贫血	/	/
877	D55.0	由于葡萄糖 6—磷酸脱氢酶[G6PD]缺乏引起的贫血	/	/
878	D55.1	由于谷胱甘肽代谢的其他障碍引起的贫血	/	/
879	D55.2	由于糖酵解酶障碍引起的贫血	/	/

	ICD-10 代码		ICD-O-3 解剖学编码	
序号	编码	名称	编码	名称
880	D55.3	由于核苷酸代谢障碍引起的贫血	/	/
881	D55.8	由于酶障碍引起的其他贫血	/	/
882	D55.9	由于酶障碍引起的贫血，未特指	/	/
883	D56	地中海贫血	/	/
884	D56.0	α 型地中海贫血	/	/
885	D56.1	β 型地中海贫血	/	/
886	D56.2	δ—β 型地中海贫血	/	/
887	D56.3	地中海贫血特性	/	/
888	D56.4	遗传性胎儿血红蛋白持续存在症〔HPFH〕	/	/
889	D56.8	其他地中海贫血	/	/
890	D56.9	地中海贫血，未特指	/	/
891	D57	镰状细胞疾患	/	/
892	D57.0	镰状细胞性贫血,伴有危象	/	/
893	D57.1	镰状细胞性贫血,不伴有危象	/	/
894	D57.2	双杂合镰状细胞形成疾患	/	/
895	D57.3	镰状细胞特性	/	/
896	D57.8	其他镰状细胞疾患	/	/
897	D58	其他遗传性溶血性贫血	/	/
898	D58.0	遗传性球形红细胞增多症	/	/
899	D58.1	遗传性椭圆形红细胞增多症	/	/
900	D58.2	其他血红蛋白病	/	/
901	D58.8	其他特指的遗传性溶血性贫血	/	/
902	D58.9	遗传性溶血性贫血,未特指	/	/
903	D59	后天性溶血性贫血	/	/
904	D59.0	药物性自身免疫性溶血性贫血	/	/
905	D59.1	其他自身免疫性溶血性贫血	/	/
906	D59.2	药物性非自身免疫性溶血性贫血	/	/
907	D59.3	溶血—尿毒症综合征	/	/

ICD-10 代码			ICD-O-3 解剖学编码	
序号	编码	名称	编码	名称
908	D59.4	其他非自身免疫性溶血性贫血	/	/
909	D59.5	阵发性夜间血红蛋白尿［马尔基亚法瓦—米凯利］	/	/
910	D59.6	其他外因性溶血症引起的血红蛋白尿	/	/
911	D59.8	其他后天性溶血性贫血	/	/
912	D59.9	后天性溶血性贫血,未特指	/	/
913	D60	后天性纯红细胞再生障碍［幼红细胞减少症］	/	/
914	D60.0	慢性后天性纯红细胞再生障碍	/	/
915	D60.1	短暂后天性纯红细胞再生障碍	/	/
916	D60.8	其他后天性纯红细胞再生障碍	/	/
917	D60.9	后天性纯红细胞再生障碍,未特指	/	/
918	D61	其他再生障碍性贫血	/	/
919	D61.0	体质性再生障碍性贫血	/	/
920	D61.1	药物性再生障碍性贫血	/	/
921	D61.2	由于其他外因引起的再生障碍性贫血	/	/
922	D61.3	特发性再生障碍性贫血	/	/
923	D61.8	其他特指的再生障碍性贫血	/	/
924	D61.9	再生障碍性贫血,未特指	/	/
925	D62	急性出血后贫血	/	/
926	D63	分类于他处的慢性疾病引起的贫血	/	/
927	D63.0	肿瘤疾病引起的贫血(C00—D48)	/	/
928	D63.8	分类于他处的其他慢性疾病引起的贫血	/	/
929	D64	其他贫血	/	/
930	D64.0	遗传性铁粒幼细胞贫血	/	/
931	D64.1	由疾病引起的继发性铁粒幼细胞贫血	/	/

ICD-10 代码			ICD-0-3 解剖学编码	
序号	编码	名称	编码	名称
932	D64.2	由药物和中毒引起的继发性铁粒幼细胞贫血	/	/
933	D64.3	其他铁粒幼细胞贫血	/	/
934	D64.4	先天性红细胞生成不良性贫血	/	/
935	D64.8	其他特指的贫血	/	/
936	D64.9	贫血，未特指	/	/
937	D65	播散性血管内凝血［去纤维蛋白综合征］	/	/
938	D66	遗传性因子Ⅷ缺乏	/	/
939	D67	遗传性因子Ⅸ缺乏	/	/
940	D68	其他凝血缺陷	/	/
941	D68.0	冯·维勒布兰德病	/	/
942	D68.1	遗传性因子Ⅺ缺乏	/	/
943	D68.2	其他凝血因子的遗传性缺乏	/	/
944	D68.3	由于循环抗凝物引起的出血性疾患	/	/
945	D68.4	后天性凝血因子缺乏	/	/
946	D68.8	其他特指的凝血缺陷	/	/
947	D68.9	凝血缺陷，未特指	/	/
948	D69	紫癜及其他出血情况	/	/
949	D69.0	变应性(过敏性)紫癜	/	/
950	D69.1	血小板质量缺陷	/	/
951	D69.2	其他非血小板减少性紫癜	/	/
952	D69.3	特发性血小板减少性紫癜	/	/
953	D69.4	其他原发性血小板减少	/	/
954	D69.5	继发性血小板减少	/	/
955	D69.6	血小板减少，未特指	/	/
956	D69.8	其他特指的出血性情况	/	/
957	D69.9	出血性情况，未特指	/	/
958	D70	粒细胞缺乏	/	/
959	D71	中性多形核白细胞的功能性疾患	/	/

序号	编码	名称	编码	名称
	ICD-10 代码		ICD-0-3 解剖学编码	
960	D72	其他白细胞疾患	/	/
961	D72.0	白细胞遗传性异常	/	/
962	D72.1	嗜酸粒细胞增多	/	/
963	D72.8	白细胞的其他特指疾患	/	/
964	D72.9	白细胞疾患,未特指	/	/
965	D73	脾疾病	/	/
966	D73.0	脾功能减退症	/	/
967	D73.1	脾功能亢进	/	/
968	D73.2	慢性充血性脾大	/	/
969	D73.3	脾脓肿	/	/
970	D73.4	脾囊肿	/	/
971	D73.5	脾梗死	/	/
972	D73.8	脾的其他疾病	/	/
973	D73.9	脾疾病,未特指	/	/
974	D74	高铁血红蛋白血症	/	/
975	D74.0	先天性高铁血红蛋白血症	/	/
976	D74.8	其他高铁血红蛋白血症	/	/
977	D74.9	高铁血红蛋白血症,未特指	/	/
978	D75	血液和造血器官的其他疾病	/	/
979	D75.0	家族性红细胞增多症	/	/
980	D75.1	继发性红细胞增多症	/	/
981	D75.2	特发性血小板增多症	/	/
982	D75.8	血液和造血器官的其他特指疾病	/	/
983	D75.9	血液和造血器官疾病,未特指	/	/
984	D76	某些涉及淋巴网状内皮细胞组织和网状组织细胞系统的疾病	/	/
985	D76.0	朗格汉斯细胞的组织细胞增多症,不可归类在他处者	/	/
986	D76.1	噬红细胞性淋巴细胞与组织细胞增多症	/	/
987	D76.2	噬红细胞综合征,与感染有关的	/	/

ICD-10 代码			ICD-0-3 解剖学编码	
序号	编码	名称	编码	名称
988	D76.3	其他组织细胞增多综合征	/	/
989	D77	分类于他处的疾病引起的血液和造血器官的其他疾患	/	/
990	D80	抗体缺陷为主的免疫缺陷	/	/
991	D80.0	遗传性低丙球蛋白血症	/	/
992	D80.1	非家族性低丙球蛋白血症	/	/
993	D80.2	免疫球蛋白 A[IgA] 的选择性缺乏	/	/
994	D80.3	免疫球蛋白 G[IgG] 亚类的选择性缺乏	/	/
995	D80.4	免疫球蛋白 M[IgM] 的选择性缺乏	/	/
996	D80.5	免疫缺陷伴有免疫球蛋白 M[IgM] 增多	/	/
997	D80.6	抗体缺乏伴有接近正常的免疫球蛋白或伴有高免疫球蛋白血症	/	/
998	D80.7	婴儿期短暂性低丙球蛋白血症	/	/
999	D80.8	抗体缺陷为主的其他免疫缺陷	/	/
1000	D80.9	抗体缺陷为主的免疫缺陷,未特指	/	/
1001	D81	联合免疫缺陷	/	/
1002	D81.0	严重的联合免疫缺陷[SCID],伴有网状组织发育不全	/	/
1003	D81.1	严重的联合免疫缺陷[SCID],伴有低数量的 T 和 B 细胞	/	/
1004	D81.2	严重的联合免疫缺陷[SCID],伴有低或正常数量的 B 细胞	/	/
1005	D81.3	腺苷脱氨酶[ADA]缺乏	/	/
1006	D81.4	奈泽洛夫综合征	/	/
1007	D81.5	嘌呤核苷磷酸化酶[PNP]缺乏	/	/
1008	D81.6	主要组织相容性复合体一级缺乏	/	/

序号	编码	名称	编码	名称
		ICD-10 代码		ICD-0-3 解剖学编码
1009	D81.7	主要组织相容性复合体二级缺乏	/	/
1010	D81.8	其他联合免疫缺陷	/	/
1011	D81.9	联合免疫缺陷,未特指	/	/
1012	D82	与其他严重缺陷有关的免疫缺陷	/	/
1013	D82.0	维斯科特—奥尔德里奇综合征	/	/
1014	D82.1	迪格奥尔格综合征	/	/
1015	D82.2	免疫缺陷,伴有短肢身材	/	/
1016	D82.3	EB 病毒遗传缺陷反应后的免疫缺陷	/	/
1017	D82.4	高免疫球蛋白 E[IgE] 合征	/	/
1018	D82.8	与其他特指的严重缺陷有关的免疫缺陷	/	/
1019	D82.9	与严重缺陷有关的免疫缺陷,未特指	/	/
1020	D83	普通易变型免疫缺陷	/	/
1021	D83.0	普通易变型免疫缺陷,伴有显著的 B 细胞数量和功能异常	/	/
1022	D83.1	普通易变型免疫缺陷,伴有显著的免疫调节的 T 细胞疾患	/	/
1023	D83.2	普通易变型免疫缺陷,伴有对 B 或 T 细胞的自身抗体	/	/
1024	D83.8	其他普通易变型免疫缺陷	/	/
1025	D83.9	普通易变型免疫缺陷,未特指	/	/
1026	D84	其他免疫缺陷	/	/
1027	D84.0	淋巴细胞机能抗原—1[LFA—1] 缺陷	/	/
1028	D84.1	补体系统中的缺陷	/	/
1029	D84.8	其他特指的免疫缺陷	/	/
1030	D84.9	免疫缺陷,未特指	/	/
1031	D86	结节病	/	/
1032	D86.0	肺结节病	/	/

续表

序号	ICD-10 代码		ICD-0-3 解剖学编码	
	编码	名称	编码	名称
1033	D86.1	淋巴结结节病	/	/
1034	D86.2	肺结节病,伴有淋巴结结节病	/	/
1035	D86.3	皮肤结节病	/	/
1036	D86.8	其他和联合部位的结节病	/	/
1037	D86.9	结节病,未特指	/	/
1038	D89	其他涉及免疫机制的疾患,不可归类在他处者	/	/
1039	D89.0	多克隆高丙球蛋白血症	/	/
1040	D89.1	冷球蛋白血症	/	/
1041	D89.2	高丙球蛋白血症,未特指	/	/
1042	D89.8	其他特指的涉及免疫机制的疾患,不可归类在他处者	/	/
1043	D89.9	涉及免疫机制的疾患,未特指	/	/

六、形态学编码列举

表 11-6　形态学编码表

序号	编码	肿瘤细胞类型及动态
1	8000 / 0	肿瘤 / 未分类肿瘤,良性
2	8000 / 1	肿瘤 / 未分类肿瘤,良性或恶性未肯定 / 交界恶性 / NOS
3	8000 / 3	癌症 / 肿瘤 / 未分类肿瘤,恶性 NOS;母细胞瘤 NOS
4	8000 / 6	肿瘤,转移性 / 继发性;(肿)瘤栓(子)
5	8000 / 9	(未分类)肿瘤,恶性,原发性或转移性 / 继发性未肯定
6	8001 / 0	肿瘤细胞,良性
7	8001 / 1	肿瘤细胞,良性或恶性未肯定 / NOS
8	8001 / 3	肿瘤细胞,恶性
9	8002 / 3	恶性肿瘤,小细胞型
10	8003 / 3	恶性肿瘤,巨细胞型
11	8004 / 3	恶性肿瘤,梭形细胞型
12	8005 / 0	透明细胞瘤 NOS
13	8005 / 3	恶性肿瘤,透明细胞型
14	8010 / 0	上皮肿瘤,良性

续表

序号	编码	肿瘤细胞类型及动态
15	8010／2	原位癌／上皮内癌 NOS
16	8010／3	癌 NOS／上皮肿瘤，恶性
17	8010／6	癌，转移性 NOS／继发性癌
18	8010／9	癌病，癌扩散
19	8011／0	上皮瘤，良性
20	8011／3	上皮瘤，恶性／NOS
21	8012／3	大细胞癌 NOS
22	8013／3	（混合性）大细胞神经内分泌癌
23	8014／3	大细胞癌，伴有横纹肌样表型
24	8015／3	玻璃状细胞癌
25	8020／3	癌，未分化／分化差 NOS；间变性未分化癌；去分化癌
26	8021／3	癌，间变的 NOS
27	8022／3	多形性癌
28	8023／3	睾丸核蛋白（NUT）相关癌／NUT 癌／NUT 中线癌
29	8030／3	巨细胞和梭形细胞癌
30	8031／3	巨细胞癌
31	8032／3	梭形细胞癌 NOS
32	8033／3	（假）肉瘤样癌
33	8034／3	多角细胞癌；多边形细胞癌
34	8035／3	破骨细胞样巨细胞（未分化）癌 鳞状细胞癌，伴有破骨细胞样巨细胞
35	8040／0	微小（岛）瘤，良性；弥漫性特发性神经内分泌细胞增生
36	8040／1	微小（岛）瘤 NOS
37	8041／3	小细胞癌 NOS；储备细胞癌；补充细胞癌 圆形细胞癌；小细胞神经内分泌癌；肺小细胞癌
38	8042／3	燕麦细胞癌 C34.-
39	8043／3	小细胞癌，梭形细胞型
40	8044／3	小细胞癌，中间细胞型；小细胞癌，高钙血症型 C56.9
41	8045／3	混合性小细胞癌；混合性小细胞（-大细胞）／腺／鳞状细胞癌
42	8046／3	非小细胞癌 C34.-
43	8050／0	乳头状瘤 NOS（除外膀胱乳头状瘤 8120／1）
44	8050／2	乳头状原位癌

序号	编码	肿瘤细胞类型及动态
45	8050／3	乳头状癌 NOS
46	8051／0	疣状乳头状瘤
47	8051／3	疣状(鳞状细胞／表皮样)癌／湿疣癌;瓦尔蒂(Watry)癌
48	8052／0	鳞状(细胞)乳头状瘤 NOS;角化性乳头状瘤 良性角化病 NOS (另见 8070／0);日光性雀斑 脂溢性／扁平苔藓样角化病
49	8052／2	乳头状鳞状细胞癌,非侵袭性／原位癌
50	8052／3	乳头状鳞状细胞癌;乳头状表皮样癌
51	8053／0	鳞状细胞乳头状瘤,内翻性,倒生性
52	8054／0	疣状角化瘤
53	8054／3	疣状癌;尖锐湿疣癌;疣状基底细胞癌
54	8060／0	(鳞状)乳头状瘤病;多发性乳头状瘤 NOS
55	8070／0	光化性角化病;角化性角化病;汗腺(PUVA)角化病
56	8070／2	鳞状细胞原位癌;上皮内鳞状细胞癌 NOS 表皮样原位癌;表皮内癌 NOS
57	8070／3	鳞状(细胞)(上皮)癌,常见类型;表皮样癌 NOS
58	8070／6	鳞状细胞癌,转移性 NOS
59	8071／2	分化型上皮内瘤变 分化型阴茎上皮内瘤变(PeIN) C60.- D07.4 分化型外阴上皮内瘤变(VIN) C51.- D07.1
60	8071／3	鳞状细胞癌／表皮样癌,角(质)化的 NOS 鳞状细胞癌,大细胞,角(质)化的;角化棘皮瘤
61	8072／0	大细胞棘皮瘤
62	8072／3	鳞状细胞癌／表皮样癌,大细胞,非角(质)化的 NOS
63	8073／3	鳞状细胞癌／表皮样癌,小细胞,非角(质)化的
64	8074／3	鳞状细胞癌／表皮样癌,梭形细胞 鳞状细胞癌,肉瘤样;假性血管鳞状细胞癌
65	8075／3	鳞状细胞癌,(假)腺样／皮肤棘层松解性
66	8076／2	鳞状细胞原位癌／表皮(表面)样原位癌,伴有可疑间质(基质)侵袭(浸润)
67	8076／3	鳞状细胞癌,微小侵袭性(微灶浸润)
68	8077／0	鳞状上皮内瘤变／肿瘤,低级别／Ⅰ级／Ⅱ级 肛门上皮内瘤变,低级别 C21.1 宫颈上皮内瘤变,低级别 C53.- 食管鳞状上皮内瘤变(不典型增生),低级别 C15.-

序号	编码	肿瘤细胞类型及动态
69	8077 / 2	鳞状上皮内瘤变(不典型增生),高级别 / Ⅲ级: 宫颈上皮内瘤变,Ⅲ级(CIN Ⅲ) C53.- D06.- 阴道上皮内瘤变,Ⅲ级(VAIN Ⅲ) C52.- D07.2 外阴上皮内瘤变,Ⅲ级(VIN Ⅲ) C51.- D07.1 肛门上皮内瘤变,Ⅲ级(AIN Ⅲ) C21.1 D01.3 食管鳞状上皮内瘤变(不典型增生),高级别 C15.- D00.1
70	8078 / 3	鳞状细胞癌,伴有角质形成
71	8080 / 2	凯拉(Queyrat)增殖性红斑 C60.- D07.4
72	8081 / 2	鲍恩(鲍温 / Bowen)病 C44.- D04.- 表皮内鳞状细胞癌,鲍恩(鲍温 / Bowen)型 C44.- D04.-
73	8082 / 3	淋巴上皮癌 / 瘤 / 瘤样癌;施明克(许明基 / Schmincke)瘤 C11.-
74	8083 / 3	基底细胞样鳞状细胞癌;乳头状 - 基底细胞癌
75	8084 / 0	透明细胞棘皮瘤
76	8084 / 3	鳞状细胞癌,透明细胞型
77	8085 / 3	鳞状细胞癌,HPV(人乳头状瘤病毒)阳性
78	8086 / 3	鳞状细胞癌,HPV 阴性
79	8090 / 1	基底细胞瘤 C44.-
80	8090 / 3	(色素性)基底细胞癌 C44.-(除外前列腺基底细胞癌) 基底细胞上皮瘤 C44.-;侵蚀性溃疡 C44.- 基底细胞癌,伴有附属器分化 C44.-
81	8091 / 3	(多病灶)浅表性 / 多中心性基底细胞癌 C44.-
82	8092 / 3	浸润性基底细胞癌,(非)硬化性 NOS C44.- 基底细胞癌,硬斑性 / 促结缔组织增生型 / 肉瘤样 C44.-
83	8093 / 3	基底细胞癌,纤维上皮性 C44.-;纤维上皮瘤 NOS 平库斯(Pinkus)型纤维上皮(基底)细胞瘤;平库斯瘤
84	8094 / 3	(混合性)基底(细胞)鳞状细胞癌 C44.-
85	8095 / 3	异型癌 C44.-
86	8096 / 0	雅达松(雅达逊 / Jadassohn)表皮内上皮瘤 C44.-
87	8097 / 3	基底细胞癌,(小)结节性 C44.-
88	8098 / 3	腺样基底癌 C53.-
89	8100 / 0	毛上皮瘤 C44.-;布鲁克(Brooke)瘤 C44.- 上皮瘤,腺样囊性 C44.-;毛(母)细胞瘤 C44.-
90	8100 / 3	毛母细胞癌(肉瘤) C44.-
91	8101 / 0	毛囊瘤 C44.-

序号	编码	肿瘤细胞类型及动态
92	8102／0	毛根鞘瘤 C44.-
93	8102／3	毛膜癌 C44.-；毛鞘癌 C44.-
94	8103／0	毛发瘤 C44.-；增殖性毛鞘囊肿／瘤 → 8103／1
95	8103／1	增殖性毛鞘囊肿／瘤
96	8104／0	毛鞘棘皮瘤 C44.-；滤泡状漏斗状肿瘤 C44.-
97	8110／0	毛母质瘤 NOS C44.-；黑色素细胞母细胞瘤 C44.- 马勒布(麻赫倍／Malherbe)钙化上皮瘤 C44.-
98	8110／3	毛母质癌 C44.-；毛母质瘤,恶性 C44.-
99	8120／2	尿路上皮／移行细胞原位癌
100	8120／3	尿路上皮／移行(细胞)癌 NOS
101	8121／0	施奈德(Schneiderian)乳头状瘤 C30.0／C31.- 鼻窦部乳头状瘤,外部生长的／NOS C30.0／C31.- 鼻窦部乳头状瘤,真菌样,蕈状的 C30.0／C31.- 尿路上皮／移行(细胞)乳头状瘤,内翻性,良性
102	8121／1	移行(细胞)乳头状瘤,内翻性［观察］(另见 8121／0) 施奈德乳头状瘤,内翻性 C30.0／C31.- 柱状细胞乳头状瘤 C30.0／C31.- 嗜酸瘤细胞性施奈德乳头状瘤 C30.0／C31.- 鼻窦部乳头状瘤,内翻性／嗜酸性粒细胞 C30.0／C31.-
103	8121／3	施奈德癌 C30.0／C31.-；柱状细胞癌 C30.0／C31.-
104	8122／3	尿路上皮／移行细胞癌,梭形细胞／肉瘤样
105	8123／3	基底细胞样癌
106	8124／3	泄殖腔源性癌 C21.2
107	8130／1	潜在低度恶性乳头状尿路上皮／移行细胞肿瘤 C67.-
108	8130／2	乳头状尿路上皮／移行细胞癌,非侵袭性 C67.- D09.0
109	8130／3	乳头状尿路上皮／移行细胞癌 C67.-
110	8131／3	移行细胞癌,微乳头状 C67.-
111	8140／0	腺瘤 NOS；
112	8140／1	非典型腺瘤；支气管腺瘤 NOS C34.-
113	8140／2	原位腺癌 NOS
114	8140／3	(常见类型)腺癌 NOS；内淋巴囊肿瘤 Skene, Cowper 和 Littre 腺体的癌症 甲状旁腺癌 C75.0；前列腺腺泡腺癌 C61.9
115	8140／6	腺癌,转移性 NOS

续表

序号	编码	肿瘤细胞类型及动态
116	8141/3	硬(腺)癌;癌,伴有多处纤维化
117	8142/3	皮革状胃炎 C16.-
118	8143/3	表面扩散性(蔓延性)腺癌
119	8144/0	腺瘤,肠型
120	8144/3	(腺)癌,肠型 C16.-;肠腺癌
121	8145/3	(腺)癌,弥漫型 C16.-
122	8146/0	单形性腺瘤
123	8147/0	基底细胞腺瘤
124	8147/3	基底细胞腺癌
125	8148/0	腺状上皮内瘤变,低级别/Ⅰ级/Ⅱ级 胆管上皮内瘤变,低级别 食管腺状上皮内瘤变(不典型增生),低级别 C15.-
126	8148/2	腺状上皮内瘤变,高级别/Ⅲ级: 前列腺上皮内瘤变,高级别/Ⅲ级(PIN Ⅲ) C61.9 D07.5 扁平(腺状)上皮内瘤变(不典型增生),高级别 C24.1 D01.5 胆管上皮内瘤变,高级别/3级(BilIN-3) C22.1/C23.-/C24.- D01.5 食管(腺状)上皮内瘤变(不典型增生),高级别 C15.- D00.1
127	8149/0	(小)管状腺瘤
128	8150/0	胰腺内分泌肿瘤,良性 C25.- 胰腺(神经内分泌)微腺瘤 C25.-;岛母细胞瘤 C25.- 岛细胞腺瘤(病) C25.-;岛细胞瘤,良性 C25.-
129	8150/3	胰腺内分泌肿瘤 NOS C25.-;岛细胞瘤 NOS C25.- 胰腺内分泌肿瘤,恶性/无功能型 岛细胞(腺)癌 C25.-
130	8151/3	胰岛(腺)瘤/β细胞腺瘤 C25.-
131	8152/3	(肠)高血糖素瘤/α细胞瘤 NOS C25.- L细胞瘤;胰高血糖素样肽生成性肿瘤 C25.- 胰多肽和胰多肽样肽含末端酪氨酸酰胺(PP/PYY)生成性肿瘤
132	8153/3	促胃液素(细胞)瘤/胃泌素瘤/G细胞瘤 NOS
133	8154/3	混合性神经内分泌和非神经内分泌肿瘤(MiNEN) 混合性岛细胞和外分泌腺癌 C25.- 胰岛细胞和外分泌混合腺癌 C25.- 混合性胰腺内分泌和外分泌肿瘤,恶性 C25.- 混合性(神经)内分泌和外分泌腺癌 C25.- 混合性腺泡/导管-(神经)内分泌癌 C25.- 混合性腺泡-内分泌-导管癌

序号	编码	肿瘤细胞类型及动态
134	8155/3	血管活性肠多肽（VIP）瘤 NOS
135	8156/3	生长抑制素（细胞）瘤 NOS
136	8158/3	内分泌肿瘤，功能性 NOS ACTH（促肾上腺皮质激素）生成性肿瘤
137	8160/0	胆管（腺）瘤 C22.1/C24.0
138	8160/3	胆管（腺）癌 C22.1/C24.0
139	8161/0	胆管囊腺瘤 C22.1/C24.0
140	8161/3	胆管囊腺癌 C22.1/C24.0
141	8162/3	克拉茨金（克拉斯金/Klatskin）瘤 C22.1/C24.0
142	8163/0	非侵袭性胰胆管乳头状瘤，伴有低级别上皮内瘤变 （不典型增生）；胰胆管肿瘤，非侵袭性
143	8163/2	乳头状瘤，胰胆管型，伴有高级别上皮内瘤变 C24.1 非侵袭性胰胆管乳头状瘤，伴有高级别上皮内瘤变（不典型增生）C24.1
144	8163/3	胰胆管型癌 C24.1；腺癌，胰胆管型 C24.1
145	8170/0	肝细胞（腺）瘤，良性 C22.0
146	8170/3	肝细胞癌 NOS C22.0 C22.0
147	8171/3	肝细胞癌，纤维板状 C22.0 C22.0
148	8172/3	肝细胞癌，硬癌性 C22.0 C22.0；硬化性肝癌 C22.0 C22.0
149	8173/3	肝细胞癌，梭形细胞变体/肉瘤样 C22.0 C22.0
150	8174/3	肝细胞癌，透明细胞型 C22.0 C22.0
151	8175/3	肝细胞癌，多形性 C22.0 C22.0
152	8180/3	混合性肝细胞（癌）和胆管癌 C22.0 C22.0 肝细胞和胆管细胞复合癌 C22.0 C22.0
153	8190/0	小梁性腺瘤
154	8190/3	小梁性（腺）癌
155	8191/0	胚胎性腺瘤
156	8200/0	（外分泌性）皮肤圆柱瘤 C44.-；头巾样瘤 C44.4 乳房圆柱瘤 C50.-
157	8200/3	腺样囊性癌；腺癌，圆柱形［观察］ 圆柱瘤 NOS（除外皮肤/乳房圆柱瘤 8200/0） 支气管腺瘤，圆柱形［观察］C34.- 胸腺癌，伴有腺样囊性癌样特征 C37.9
158	8201/2	筛状原位癌；导管原位癌，筛状型 C50.- D05.1

序号	编码	肿瘤细胞类型及动态
159	8201／3	筛状癌；导管癌，筛状型 C50.- 筛状粉刺型（腺）癌 C18.-／C19.9／C20.9 腺癌，筛状粉刺型 C18.-／C19.9／C20.9
160	8202／0	微小囊性腺瘤 C25.-
161	8204／0	泌乳腺瘤 C50.-
162	8210／0	息肉样腺瘤；腺瘤样息肉 NOS
163	8210／2	管状腺瘤内／（腺瘤样）息肉内的原位（腺）癌 NOS
164	8210／3	管状腺瘤内／（腺瘤样）息肉内的（腺）癌 NOS
165	8211／0	管状腺瘤 NOS
166	8211／3	管状（腺）癌
167	8212／0	扁平腺瘤
168	8213／0	（传统）（无蒂）锯齿状腺瘤／息肉 C18.- 混合性腺瘤和增生性息肉 C18.-
169	8213／3	锯齿状腺癌
170	8214／3	壁细胞（腺）癌 C16.-
171	8215／3	肛门腺体／肛管的腺癌 C21.1
172	8220／0	结肠腺瘤样息肉病 C18.-；家族性结肠息肉病 C18.-；腺瘤病 NOS
173	8220／3	结肠腺瘤样息肉病内的腺癌 C18.-
174	8221／0	多发性腺瘤样息肉
175	8221／3	多发性腺瘤样息肉内的腺癌
176	8230／2	导管原位／内癌，实性型 C50.- D05.7
177	8230／3	实性（腺）癌，伴有黏蛋白形成／NOS
178	8231／3	单纯癌
179	8240／3	类癌（瘤）（包括阑尾 C18.1） 嗜银细胞瘤 NOS［观察］ 典型性类癌；支气管腺瘤，类癌 C34.- 神经内分泌肿瘤，1级；神经内分泌癌，低级别／分化好
180	8241／3	肠嗜铬（EC）细胞类癌；血清素产生性类癌 嗜银细胞瘤，恶性［观察］；类癌瘤，嗜银性，恶性
181	8242／3	肠嗜铬样细胞类癌／瘤
182	8243／3	杯状细胞／黏液性类癌；黏液类癌性瘤
183	8244／3	复合性类癌；混合性类癌和腺癌 混合性腺样神经内分泌癌（MANEC）
184	8245／1	管状类癌

序号	编码	肿瘤细胞类型及动态
185	8245/3	腺类癌性瘤
186	8246/3	神经内分泌癌 NOS,低分化神经内分泌肿瘤
187	8247/3	梅克尔(迈克尔/Merkel)细胞癌/瘤 C44.- 原发性皮肤神经内分泌癌 C44.-
188	8248/1	APUD 瘤
189	8249/3	非典型类癌性瘤 神经内分泌肿瘤,2 级;神经内分泌癌,中度分化
190	8250/0	非典型腺瘤性增生
191	8250/1	肺腺瘤病 C34.-
192	8250/2	肺原位腺癌,非黏液性 C34.- D02.2
193	8250/3	细支气管-肺泡(腺)癌 NOS[观察]C34.- 细支气管(腺)癌[观察]C34.-;肺泡细胞癌[观察]C34.- 胚层腺癌 C34.-
194	8251/0	肺泡腺瘤 C34.-
195	8251/3	肺泡(腺)癌[观察]C34.-
196	8252/3	细支气管-肺泡癌,非黏液性 C34.- 细支气管-肺泡癌,克拉拉(Clara)/Ⅱ型肺细胞 C34.-
197	8253/2	肺原位腺癌,黏液性 C34.- D02.2
198	8253/3	细支气管-肺泡癌,黏液性/杯状细胞型[观察]C34.- 肺腺癌,黏液性 C34.-
199	8254/3	肺腺癌,黏液和非黏液混合性 C34.- 细支气管-肺泡癌,克拉拉/Ⅱ型肺细胞和杯状细胞型/黏液和非黏液混合性/不确定型[观察]C34.-
200	8255/3	腺癌,伴有混合性亚型/合并其他型的癌
201	8256/3	微创腺癌,非黏液性 C34.-
202	8257/3	微创腺癌,黏液性 C34.-
203	8260/0	乳头状腺瘤 NOS;腺状乳头状瘤
204	8260/1	侵袭性乳头状瘤
205	8260/3	乳头状腺癌 NOS;甲状腺的乳头状癌 C73.9;乳头状肾细胞癌 C64.9
206	8261/0	绒毛状(乳头状/腺)瘤 NOS
207	8261/2	绒毛状腺瘤内的原位腺癌
208	8261/3	绒毛状腺瘤内的腺癌
209	8262/3	绒毛状腺癌

序号	编码	肿瘤细胞类型及动态
210	8263/0	管状绒毛状腺瘤 NOS;乳头状管状腺瘤;绒毛腺性腺瘤
211	8263/2	管状绒毛状腺瘤内的原位腺癌
212	8263/3	管状绒毛状腺瘤内的腺癌;乳头状管状腺癌 绒毛腺样癌;子宫内膜样腺癌的绒毛腺样变异
213	8264/0	乳头状瘤病,腺状;胆管乳头状瘤病 C22.1/C24.0
214	8265/3	微乳头状(腺)癌 NOS C18.-/C19.9/C20.9/C34.-
215	8270/0	嫌色细胞腺瘤 C75.1
216	8270/3	嫌色细胞(腺)癌 C75.1
217	8271/0	催(泌)乳素(腺)瘤 C75.1
218	8272/0	垂体腺瘤 NOS C75.1;异位的垂体腺瘤 促肾上腺皮质激素/促性腺激素/促甲状腺激素腺瘤 C75.1 生长激素/多激素腺瘤 C75.1;裸细胞腺瘤 C75.1
219	8272/3	垂体癌 NOS C75.1
220	8273/3	垂体母细胞瘤 C75.1
221	8280/0	嗜酸(性)细胞腺瘤 C75.1
222	8280/3	嗜酸(性)细胞(腺)癌 C75.1
223	8281/0	混合性嗜酸细胞–嗜碱细胞腺瘤 C75.1
224	8281/3	混合性嗜酸细胞–嗜碱细胞癌 C75.1
225	8290/0	嗜酸(性)细胞(腺)瘤;滤泡性腺瘤,嗜酸细胞 C73.9 许特尔(Hurthle)细胞(腺)瘤 C73.9 梭形细胞嗜酸细胞瘤 C75.1;嗜酸细胞性乳头状囊腺瘤
226	8290/3	嗜酸(性)细胞(腺)癌;滤泡性癌,嗜酸性细胞 C73.9 许特尔细胞(腺)癌 C73.9
227	8300/0	嗜碱/黏液细胞腺瘤 C75.1
228	8300/3	嗜碱/黏液细胞(腺)癌 C75.1
229	8310/0	透明细胞腺瘤
230	8310/3	透明细胞(腺)癌,中肾样/NOS;透明细胞肾细胞癌
231	8311/1	肾上腺样瘤[观察]
232	8311/3	遗传性平滑肌瘤病和肾细胞癌(HRCC)相关的肾细胞癌 C64.9;MiT 家族易位癌 C64.9 琥珀酸脱氢酶缺乏的肾细胞癌 C64.9
233	8312/3	肾细胞(腺)癌 NOS C64.9;肾上腺样癌[观察]C64.9 格拉维茨(格腊维次/Grawitz)瘤[观察]C64.9
234	8313/0	透明细胞(囊)腺纤维瘤 C56.9

续表

序号	编码	肿瘤细胞类型及动态
235	8313/1	交界恶性的透明细胞(囊)腺纤维瘤 C56.9 透明细胞肿瘤,交界恶性/不典型增生
236	8313/3	透明细胞(囊)腺癌(性纤维瘤) C56.9
237	8314/3	富脂质癌 C50.-
238	8315/3	富糖原癌;富糖原的透明细胞癌
239	8316/1	低度恶性潜能多房囊性肾肿瘤
240	8316/3	(获得性)囊性(疾病)关联的肾细胞癌 C64.9 肾小管肾细胞癌 C64.9
241	8317/3	肾细胞癌,嫌色细胞型 C64.9;嫌色细胞性肾癌 C64.9 混合性嗜酸细胞嫌色细胞瘤
242	8318/3	肾细胞癌,肉瘤样/梭形细胞 C64.9
243	8319/3	集合管癌 C64.9;肾癌,集合管型 C64.9;贝利尼(Bellini)导管癌 C64.9
244	8320/3	颗粒细胞(腺)癌
245	8321/0	主细胞腺瘤 C75.0
246	8322/0	水样透明细胞腺瘤 C75.0
247	8322/3	水样透明细胞(腺)癌 C75.0
248	8323/0	混合细胞腺瘤
249	8323/1	透明细胞乳头状肾细胞癌 C64.9
250	8323/3	混合细胞腺癌
251	8324/0	脂肪腺瘤;腺脂肪瘤
252	8325/0	后肾腺瘤 C64.9
253	8330/0	滤泡状腺瘤 C73.9
254	8330/1	非典型滤泡状腺瘤 C73.9
255	8330/3	滤泡状(腺)癌 NOS
256	8331/3	滤泡状(腺)癌,高分化/分化好 C73.9 C73.9
257	8332/3	滤泡状(腺)癌,小梁性/中分化 C73.9
258	8333/0	微滤泡状腺瘤 C73.9;胎儿腺瘤 NOS C73.9
259	8333/3	胎儿腺癌
260	8334/0	巨滤泡状/胶样腺瘤 C73.9
261	8335/1	恶性潜能不确定的滤泡性肿瘤 C73.9
262	8335/3	滤泡性腺癌,微侵袭性 C73.9
263	8336/1	透明化小梁肿瘤 C73.9
264	8337/3	岛回癌 C73.9;分化差的甲状腺癌 C73.9

续表

序号	编码	肿瘤细胞类型及动态
265	8339/3	滤泡性癌,包裹血管侵袭性 C73.9
266	8340/3	乳头状(腺)癌,滤泡变异 C73.9;乳头状和滤泡状(腺)癌 C73.9
267	8341/3	乳头状微小癌 C73.9
268	8342/3	乳头状癌,嗜酸性细胞(变体) C73.9
269	8343/3	乳头状癌,包膜性,(甲状腺的) C73.9
270	8344/3	乳头状癌,柱状细胞/长细胞 C73.9
271	8345/3	滤泡旁细胞癌 C73.9;C细胞癌 C73.9;髓样癌,伴有淀粉样基质 C73.9
272	8346/3	混合性髓样-滤泡性癌 C73.9
273	8347/3	混合性髓样-乳头状癌 C73.9
274	8348/1	恶性潜能不明的高分化肿瘤 C73.9
275	8349/1	非侵袭性滤泡性甲状腺肿瘤,伴有乳头状核特征(NIFTP) C73.9
276	8350/3	无包膜硬化性(腺)癌/瘤 C73.9;乳头状癌,弥漫性硬化 C73.9
277	8360/1	(多发性)内分泌腺瘤(病)
278	8361/0	球旁细胞性瘤 C64.9;近肾小球体瘤 C64.9;肾素瘤 C64.9
279	8370/0	肾上腺皮质(腺)瘤,良性/NOS C74.0
280	8370/3	肾上腺皮质(腺)癌 C74.0
281	8371/0	肾上腺皮质腺瘤,致密细胞 C74.0
282	8372/0	肾上腺皮质腺瘤,色素性 C74.0;黑腺瘤 C74.0;色素性腺瘤 C74.0
283	8373/0	肾上腺皮质腺瘤,透明细胞 C74.0
284	8374/0	肾上腺皮质腺瘤,肾小球细胞 C74.0
285	8375/0	肾上腺皮质腺瘤,混合细胞 C74.0
286	8380/0	子宫内膜样(囊)腺瘤 NOS
287	8380/1	子宫内膜样(囊)腺瘤,交界恶性 子宫内膜样瘤,潜在低度恶性/不典型增生性
288	8380/2	子宫内膜样上皮内瘤变 C54.1 D07.0 子宫内膜的不典型增生 C54.1 D07.0
289	8380/3	子宫内膜样(囊)(腺)癌 NOS
290	8381/0	子宫内膜样(囊)腺纤维瘤 NOS
291	8381/1	子宫内膜样(囊)腺纤维瘤,交界恶性
292	8381/3	子宫内膜样(囊)腺纤维瘤,恶性
293	8382/3	子宫内膜样腺癌,分泌变异性
294	8383/3	子宫内膜样腺癌,纤毛细胞变异性
295	8384/3	腺癌,宫颈内膜型

续表

序号	编码	肿瘤细胞类型及动态
296	8390/0	皮肤附属器(腺)瘤 C44.-;附件瘤,良性 C44.-
297	8390/3	皮肤附属器(腺)癌 C44.-;附件癌 C44.-;附件腺癌
298	8391/0	滤泡性毛囊周纤维瘤 C44.-;纤维毛囊瘤 C44.-;毛盘瘤 C44.-;梭形细胞为主的毛盘瘤
299	8392/0	汗管纤维腺瘤 C44.-
300	8400/0	汗腺/管(腺)瘤,良性/NOS C44.-
301	8400/1	汗腺瘤 NOS C44.-
302	8400/3	汗腺(腺)癌 C44.-
303	8401/0	顶泌腺(囊)腺瘤;大汗腺瘤
304	8401/3	顶泌腺腺癌;大汗腺癌
305	8402/0	结节性透明细胞汗腺腺瘤 C44.- 小汗腺(外分泌性)顶端螺旋瘤 C44.-
306	8402/3	(结节性)汗腺腺癌 C44.-
307	8403/0	小汗腺(外分泌性)腺瘤 C44.-;汗腺腺瘤 NOS C44.-
308	8403/3	恶性小汗腺(外分泌性)腺瘤 C44.- 原发性顶端螺旋腺瘤(病)引起的恶性肿瘤 原发性顶端圆柱瘤引起的恶性肿瘤
309	8404/0	汗腺囊瘤 C44.-;外分泌性囊腺瘤 C44.-
310	8405/0	乳头状汗腺腺瘤 C44.-
311	8406/0	乳头状汗腺管(囊)腺瘤 C44.-,乳头状涎腺瘤
312	8406/3	乳头状汗腺管囊腺癌 C44.-
313	8407/0	汗管腺瘤 NOS C44.-;乳头的(渗透性)汗管(瘤样)(腺)瘤 C50.0
314	8407/3	硬化性汗腺导管癌 C44.-;汗管样癌 C44.-;微小囊性附件癌 C44.-
315	8408/0	小汗腺乳头状腺瘤 C44.-
316	8408/3	外分泌性乳头状腺癌 C44.-;指[趾]乳头状腺癌 C44.- 侵袭性指[趾]乳头状腺瘤 C44.-
317	8409/0	(小汗腺)汗孔瘤 C44.-;大汗腺汗孔瘤
318	8409/2	原位汗孔癌 C44.- D04.-
319	8409/3	(小汗腺)汗孔癌 C44.-
320	8410/0	皮脂腺腺瘤 C44.-;皮脂腺上皮瘤 C44.-
321	8410/3	皮脂腺(腺)癌 C44.-
322	8413/3	外分泌性腺癌 C44.-
323	8420/0	耵聍腺瘤 C44.2

序号	编码	肿瘤细胞类型及动态
324	8420／3	耵聍（腺）癌 C44.2
325	8430／1	黏液表皮样瘤［观察］
326	8430／3	黏液表皮样癌
327	8440／0	囊（腺）瘤 NOS
328	8440／3	囊腺癌 NOS
329	8441／0	浆液性（微）囊（腺）瘤 NOS
330	8441／2	浆液性上皮内癌 浆液性输卵管上皮内癌（STIC）C57.0 D07.3 浆液性子宫内膜上皮内癌 C54.1 D07.0
331	8441／3	浆液性囊腺癌 NOS C56.9；浆液性（乳头状）（腺）癌 NOS
332	8442／1	浆液性囊腺瘤，交界性恶性 C56.9 浆液性瘤 NOS，潜在低度恶性/不典型增生性 C56.9 交界恶性的浆液性乳头状囊腺瘤 C56.9 潜在低度恶性/不典型增生性乳头状浆液性瘤 C56.9 交界恶性的浆液性表面乳头状瘤 C56.9
333	8443／0	透明细胞囊腺瘤 C56.9
334	8450／0	乳头状囊腺（纤维）瘤 NOS C56.9
335	8450／3	乳头状囊腺癌 NOS C56.9
336	8451／1	乳头状囊腺瘤，交界恶性 C56.9
337	8452／1	实性假乳头状瘤 C25.-，实性和乳头状上皮肿瘤 C25.- 乳头状囊性瘤 C25.-，实性和囊性瘤 C25.-
338	8452／3	实性假乳头状癌 C25.-
339	8453／0	导管内乳头状-黏液腺瘤 C25.- 导管内乳头状-黏液肿瘤，伴有中/低度不典型增生 C25.-
340	8453／2	导管内乳头状-黏液癌，非侵袭性 C25.- D01.7 导管内乳头状-黏液肿瘤，伴有高度不典型增生
341	8453／3	导管内乳头状-黏液癌，侵袭性 C25.- 导管内乳头状-黏液肿瘤，伴有浸润性癌 C25.-
342	8454／0	房-室结的囊性瘤 C38.0
343	8460／2	浆液性交界性肿瘤，微乳头变异 C56.9 D07.3 浆液性癌，非浸润，低级别 C56.9 D07.3
344	8460／3	乳头状浆液性（囊）腺癌 C56.9 微乳头状浆液性癌 C56.9；低级别浆液性癌 C56.9
345	8461／0	浆液性表面乳头状瘤 C56.9

序号	编码	肿瘤细胞类型及动态
346	8461 / 3	浆液性表面乳头状癌 C56.9；高级别浆液性癌 C56.9 腹膜的原发浆液性乳头状癌 C48.1
347	8470 / 0	（乳头状）（假）黏液性囊（腺）瘤 NOS C56.9 黏液性囊性肿瘤,伴有中 / 低度不典型增生（上皮内瘤变）C22.- / C25.-
348	8470 / 2	黏液性囊腺癌,非侵袭性 C25.- D01.7 黏液性囊性肿瘤,伴有高度不典型增生（上皮内瘤变）C22.- / C25.- D01.5 / D01.7
349	8470 / 3	（乳头状）（假）黏液性（囊）腺癌 NOS C56.9 黏液性囊性肿瘤,伴有一个相关联的侵袭性癌 C25.-
350	8472 / 1	（乳头状）（假）黏液性囊腺瘤,交界恶性 C56.9 不典型增生性 / 潜在低度恶性的（乳头状）黏液性瘤 NOS C56.9
351	8474 / 0	浆液黏性囊腺瘤
352	8474 / 1	浆液黏性交界性肿瘤；浆液黏性肿瘤,不典型增生
353	8474 / 3	浆液性黏液癌 C56.9
354	8480 / 0	黏液腺瘤
355	8480 / 1	低级别阑尾黏液性肿瘤 C18.1
356	8480 / 3	黏液（性）腺癌（另见 8253 / 3）；腺泡腺癌,黏液性变异 胶样（腺）癌（除外肺胶样腺癌） 腹膜假黏液瘤,伴有未知的原发部位 C80.9 黏液性管状和梭形细胞癌 C64.9
357	8480 / 6	腹膜假黏液瘤
358	8481 / 3	产黏液性（腺）癌,分泌黏液性（腺）癌
359	8482 / 3	黏液腺癌,宫颈内膜型；黏液腺癌,宫颈内膜,胃型 C53.-
360	8490 / 3	印戒细胞（腺）癌；黏着不良癌；差黏附癌
361	8490 / 6	转移性印戒细胞癌；克鲁肯贝（格克鲁肯伯格 / Krukenberg）瘤
362	8500 / 2	导管内（腺）癌,非浸润性 NOS 导管原位癌（DCIS）NOS C50.- D05.1 导管上皮内瘤变 3（DIN3）C50.- D05.1 囊性高分泌性癌（导管内）C50.- D05.1
363	8500 / 3	浸润性导管（腺）癌 NOS C50.-,浸润性乳腺癌 NOS C50.- 导管（细胞）（腺）癌 NOS,乳腺基底细胞样癌 C50.- 男性乳腺癌 C50.-,乳腺型腺癌,肛门生殖器乳腺样腺癌
364	8501 / 2	粉刺癌,非浸润性 C50.- D05.1 导管原位癌（DCIS）,粉刺型 C50.- D05.1
365	8501 / 3	粉刺癌 NOS

序号	编码	肿瘤细胞类型及动态
366	8502 / 3	乳腺的分泌性 / 少年型癌 C50.-
367	8503 / 0	导管(内)乳头状瘤 / 腺瘤 NOS 导管内(管状)乳头状瘤,伴有低 / 中级别上皮内瘤变 C22.- / C24.0 囊内乳头状瘤,伴有低 / 中级别上皮内瘤变 C23.9 腺体内乳头状瘤,伴有低级别上皮内瘤变 C22.1 / C24.0
368	8503 / 2	非浸润性导管内乳头状(腺)癌 C50.- D05.1 导管内乳头状(腺)癌 NOS C50.- D05.1 导管原位癌(DCIS),乳头状 C50.- D05.1 导管内乳头状瘤,伴有导管原位癌(DCIS) C50.- D05.1 导管内(管状)乳头状瘤,伴有高级别上皮内瘤变(不典型增生) 囊内乳头状瘤,伴有高级别上皮内瘤变(不典型增生) C23.9 D01.5
369	8503 / 3	导管内乳头状腺癌,伴有侵袭性 C50.- 浸润性(和)乳头状腺癌 导管内乳头状肿瘤,伴有浸润性癌 囊内乳头状瘤,伴有浸润性癌 C23.9
370	8504 / 0	囊内乳头状(腺)瘤
371	8504 / 2	非浸润性囊内癌;包膜性乳头状癌(除外甲状腺的) 囊状乳头状癌;囊内(乳头状)(腺)癌
372	8504 / 3	浸润性包膜性乳头状癌 浸润性囊内(乳头状)(腺)癌
373	8505 / 0	(弥漫性)导管内乳头状瘤病 NOS
374	8506 / 0	乳头的腺瘤 C50.0;乳晕下导管乳头状瘤病 C50.0
375	8507 / 2	导管内微乳头状癌 C50.0 D05.1 导管原位癌,微乳头状 C50.0 D05.1 导管内癌,黏性,高级别 C50.0 D05.1
376	8507 / 3	乳腺(浸润性)微乳头状癌 C50.-
377	8509 / 2	原位实性乳头状癌 C50.- D05.1 内分泌黏液生成性汗腺原位癌 C44.- D04.-
378	8509 / 3	浸润性实性乳头状癌 C50.- 内分泌黏液生成性汗腺癌 C44.-
379	8510 / 3	髓样(腺)癌 NOS
380	8512 / 3	髓性癌,伴有淋巴样间质 [观察]
381	8513 / 3	非典型性髓样癌 C50.-
382	8514 / 3	导管癌,促结缔组织增生型(除外甲状腺 8345 / 3)
383	8519 / 2	小叶原位癌(LCIS),多形性 C50.- D05.0

序号	编码	肿瘤细胞类型及动态
384	8520／2	小叶原位癌(LCIS),经典型／NOS C50.- D05.0 小叶癌,非浸润性 C50.- D05.0 导管内乳头状瘤,伴有小叶原位癌 C50.- D05.0
385	8520／3	(浸润性)小叶(腺)癌 NOS C50.-；小管小叶癌
386	8521／3	浸润性小管癌 C50.-
387	8522／2	导管内癌和小叶原位癌 C50.- D05.7
388	8522／3	(浸润性)导管和小叶癌 C50.- 导管内癌和小叶癌 C50.- 浸润性导管和小叶原位癌 C50.- 浸润性小叶癌和导管原位癌 C50.-
389	8523／3	浸润性导管合并其他型癌 C50.-；浸润性导管和筛状／黏液／管状／胶样癌 C50.-
390	8524／3	浸润性小叶合并其他型癌 C50.-
391	8525／3	多形性低度腺癌；终末导管腺癌
392	8530／3	炎性(腺)癌 C50.-
393	8540／3	佩吉特(帕哲／Paget)病,乳房 C50.-；湿疹样癌
394	8541／3	乳房的佩吉特(帕哲／Paget)病和浸润性导管癌 C50.-
395	8542／3	乳房以外的佩吉特(帕哲／Paget)病(除外骨的佩吉特病)
396	8543／3	乳房的佩吉特(帕哲／Paget)病和导管内癌 C50.-
397	8550／0	腺泡(细胞)腺瘤
398	8550／1	腺泡细胞瘤［观察］
399	8550／3	腺泡(细胞)(腺)癌(除外肺或前列腺得腺泡腺癌)
400	8551／3	腺泡细胞囊腺癌；肺腺泡腺癌 C34.-
401	8552／3	混合性腺泡-导管癌
402	8560／0	混合性鳞状细胞和腺状乳头状瘤；管状鳞状息肉
403	8560／3	腺鳞癌；混合性腺癌和鳞状细胞／表皮样癌 鳞状小汗腺导管癌 C44.-
404	8561／0	腺淋巴瘤 C07.-／C08.- 沃辛(华尔辛／Warthin)瘤 C07.-／C08.- 淋巴瘤性乳头状囊腺瘤 C07.-／C08.-
405	8562／3	上皮-肌上皮癌
406	8563／0	淋巴腺瘤
407	8570／3	腺癌,伴有鳞状上皮化生；腺棘皮癌 子宫内膜样癌,伴有鳞状分化

序号	编码	肿瘤细胞类型及动态
408	8571／3	腺癌,伴有软骨及／或骨化生
409	8572／3	腺癌,伴有梭形细胞化生 腺泡腺癌,肉瘤样变异;纤维瘤病样化生性癌
410	8573／3	(腺)癌,伴有顶泌腺(大汗腺)化生
411	8574／3	(腺)癌,伴有神经内分泌化生 腺癌,伴有神经内分泌癌
412	8575／3	化生性(间变性)癌 NOS
413	8576／3	肝细胞样(腺)癌
414	8580／0	胸腺瘤,良性 C37.9;微小胸腺瘤 C37.9
415	8580／1	微小结节性胸腺瘤,伴有淋巴样基质 C37.9
416	8580／3	胸腺瘤 NOS C37.9;化生性(间变性)胸腺瘤 C37.9 肺内胸腺瘤 C34.-;硬化性胸腺瘤 C34.-
417	8581／3	胸腺瘤,A 型／梭形细胞／髓性 C37.9
418	8582／3	胸腺瘤,AB 型／混合型 C37.9
419	8583／3	胸腺瘤,B1 型／(富)淋巴细胞(性) C37.9 胸腺瘤,以皮层为主／类器官 C37.9
420	8584／3	胸腺瘤,B2 型／皮层 C37.9
421	8585／3	胸腺瘤,B3 型／上皮性／非典型 C37.9;高分化胸腺瘤 C37.9
422	8586／3	胸腺癌 NOS C37.9;胸腺瘤,C 型 C37.9
423	8587／0	异位错构瘤性胸腺瘤
424	8588／3	梭形上皮性瘤,伴有胸腺样成分／分化(SETTLE)
425	8589／3	癌,表现出胸腺样成分／分化(CASTLE);甲状腺内胸腺癌
426	8590／0	性索－间质瘤,良性;印戒样间质瘤;微囊性间质瘤
427	8590／1	(性索－)性腺间质瘤／性索瘤 NOS 睾丸间质瘤 C62.-;卵巢间质瘤 C56.9 性索－间质瘤 NOS;类似卵巢性索瘤的子宫肿瘤
428	8591／1	性索－性腺间质瘤,不完全分化／NOS
429	8592／1	性索－性腺间质瘤,混合型
430	8593／1	间质瘤,伴有小性索成分 C56.9
431	8594／1	混合性生殖细胞－性索－间质瘤,未分类／NOS
432	8600／0	泡膜细胞瘤 NOS C56.9
433	8600／3	泡膜细胞瘤,恶性 C56.9
434	8601／0	泡膜细胞瘤,黄体化 C56.9
435	8602／0	硬化性间质瘤 C56.9

序号	编码	肿瘤细胞类型及动态
436	8610 / 0	黄体瘤 NOS C56.9
437	8620 / 1	粒层细胞(卵泡细胞)瘤,睾丸成人型 C62.- 睾丸粒层细胞(卵泡细胞)瘤, NOS C62.-
438	8620 / 3	粒层细胞(卵泡细胞)癌 C56.9 粒层细胞(卵泡细胞)瘤,肉瘤样 C56.9 粒层细胞(卵泡细胞)瘤,成人型 / NOS C56.9
439	8621 / 1	粒层细胞(卵泡细胞) – 泡膜细胞瘤 C56.9
440	8622 / 0	睾丸的粒层细胞(卵泡细胞)瘤,少年型 C62.-
441	8622 / 1	粒层细胞(卵泡细胞)瘤,少年型 C56.9
442	8623 / 1	性索瘤,伴有环状小管 C56.9(除外睾丸的 8622 / 0)
443	8630 / 0	(卵巢)男性母细胞瘤,良性
444	8630 / 1	(卵巢)男性母细胞瘤 NOS
445	8630 / 3	(卵巢)男性母细胞瘤,恶性
446	8631 / 0	(睾丸)支持 – 间质细胞瘤,[赛尔托利(Sertoli) – 莱迪(Leydig)细胞瘤],高分化
447	8631 / 1	(睾丸)支持 – 间质细胞瘤,中分化 / NOS
448	8631 / 3	(睾丸)支持 – 间质细胞瘤,低分化 / 肉瘤样
449	8632 / 1	两性母细胞瘤 C56.9
450	8633 / 1	(睾丸)支持 – 间质细胞瘤,网状
451	8634 / 1	(睾丸)支持 – 间质细胞瘤,中分化 / 网状,伴有异种成分
452	8634 / 3	(睾丸)支持 – 间质细胞瘤,低分化,伴有异种成分
453	8640 / 1	(睾丸)支持细胞瘤 NOS;皮克(Pick)管状腺瘤 小管状男性母细胞瘤 NOS
454	8640 / 3	(睾丸)支持细胞癌 C62.-
455	8641 / 0	(睾丸)支持细胞瘤,伴有脂质贮积;脂质卵泡瘤 C56.9 富脂质(睾丸)支持细胞瘤 C56.9 小管状男性母细胞瘤,伴有脂质贮积 C56.9
456	8642 / 1	大细胞钙化性(睾丸)支持细胞癌
457	8643 / 1	小管内大细胞透明化支持细胞瘤
458	8650 / 0	卵巢的(睾丸)间质细胞[莱迪(Leydig)细胞]瘤 NOS C56.9
459	8650 / 1	(睾丸)间质细胞瘤 NOS C62.-
460	8650 / 3	(睾丸)间质细胞瘤,恶性 C62.-
461	8660 / 0	(卵巢)门细胞瘤 C56.9
462	8670 / 0	(男化)卵巢(脂质细胞)瘤 C56.9;类固醇细胞瘤 NOS

序号	编码	肿瘤细胞类型及动态
463	8670/3	类固醇细胞瘤,恶性
464	8671/0	肾上腺剩余瘤 C56.9
465	8680/3	副神经节瘤 NOS
466	8681/3	交感神经副神经节瘤
467	8682/3	副交感神经副神经节瘤
468	8683/0	神经节细胞性副神经节瘤 C17.0
469	8690/3	颈静脉球瘤 NOS C75.5;颈静脉(鼓室)副神经节瘤 C75.5
470	8691/3	主动脉体(副神经节)瘤 C75.5 主动脉肺动脉副神经节瘤 C75.5
471	8692/3	颈动脉体(副神经节)瘤 C75.4
472	8693/3	肾上腺外/非嗜铬性副神经节瘤 NOS 化学感受器瘤;复合性副神经节瘤
473	8700/3	(复合性)嗜铬细胞瘤 NOS C74.1 嗜铬母细胞瘤 C74.1 肾上腺髓质副神经节瘤 C74.1;嗜铬细胞副神经节瘤
474	8710/3	血管球(状)肉瘤
475	8711/0	血管球瘤 NOS
476	8711/1	血管球瘤病;恶性潜能未明的血管球瘤
477	8711/3	血管球瘤,恶性
478	8712/0	血管球性血管瘤
479	8713/0	血管球肌瘤
480	8714/0	血管周上皮样肿瘤,良性 血管周细胞瘤(PEComa),良性
481	8714/3	血管周上皮样肿瘤,恶性 血管周细胞瘤(PEComa),恶性
482	8720/0	(色素/毛/黑素细胞/斑/深穿透/混合)痣 NOS C44.- 梅尔森(Meyerson)痣 C44.-;生殖器痣;结膜痣 C69.0
483	8720/2	原位黑色素瘤
484	8720/3	(恶性)黑色素瘤(除外少年性黑色素瘤 8770/0) 痣样黑色素瘤 C44.-
485	8721/3	结节性黑色素瘤 C44.-
486	8722/0	气球细胞痣 C44.-
487	8722/3	气球细胞黑色素瘤 C44.-
488	8723/0	晕状痣 C44.-;退行性痣 C44.-

序号	编码	肿瘤细胞类型及动态
489	8723/3	恶性黑色素瘤,退行性 C44.-
490	8725/0	神经痣 C44.-
491	8726/0	巨细胞痣 C69.4;黑色素细胞瘤,眼球 C69.4 黑色素细胞瘤 NOS（另见 8780/1）
492	8727/0	不典型增生痣 C44.-
493	8728/0	(弥漫性/脑膜)黑色素细胞增多症 C70.9
494	8728/1	脑膜黑色素细胞瘤 C70.9
495	8728/3	脑膜黑色素瘤病 C70.9
496	8730/0	无色素痣 C44.-
497	8730/3	无色素性黑色素瘤 C44.-
498	8740/0	交界痣 C44.-;表皮内痣 NOS C44.-
499	8740/3	交界痣内的恶性黑色素瘤 C44.-
500	8741/2	癌前期黑变病 NOS C44.- D03.-
501	8741/3	癌前期黑变病内的恶性黑色素瘤 C44.-
502	8742/0	雀斑黑变病痣 C44.-;单纯性雀斑
503	8742/2	恶性小痣 C44.- D03.- 哈奇森(赫钦生/Hutchinson)黑色素雀斑 NOS C44.- D03.-
504	8742/3	恶性小痣黑色素瘤 C44.-;哈奇森(赫钦生/Hutchinson)黑色素雀斑内的恶性黑色素瘤 C44.-
505	8743/3	表面扩散性黑色素瘤 C44.- 低累积性日光损伤黑色素瘤 C44.-
506	8744/0	肢端痣 C44.-
507	8744/3	肢端(着色斑性)黑色素瘤,恶性 C44.-
508	8745/3	促结缔组织增生/亲神经性黑色素瘤,恶性/无色素性 C44.-
509	8746/3	黏膜着色斑性黑色素瘤
510	8750/0	皮内痣 C44.-;(真)皮痣 C44.-;基质痣
511	8760/0	复合痣 C44.-;(真)皮和表皮痣 C44.-
512	8761/0	先天性痣 C44.-
513	8761/1	巨大色素痣 NOS C44.- 中等和巨大先天性痣 NOS C44.-
514	8761/3	(巨大/先天性)色素痣内的恶性黑瘤 C44.-
515	8762/1	先天性痣内的增生型结节/皮肤损害 C44.-

序号	编码	肿瘤细胞类型及动态
516	8770/0	梭形和上皮样细胞（Spitz）痣，非典型/NOS C44.- 少年痣 C44.-；少年性黑色素瘤 C44.- 里德（Reed）色素沉着性梭形细胞痣 C44.- 色素沉着性梭形和上皮样细胞（Spitz）痣 C44.-
517	8770/3	（混合性）梭形和上皮样细胞（Spitz）黑色素瘤 恶性梭形和上皮样细胞（Spitz）肿瘤 C44.-
518	8771/0	上皮样细胞痣 C44.-
519	8771/3	上皮样细胞黑色素瘤
520	8772/0	梭形细胞痣 NOS C44.-
521	8772/3	梭形细胞黑色素瘤 NOS
522	8773/3	梭形细胞黑色素瘤，A 型 C69.-
523	8774/3	梭形细胞黑色素瘤，B 型 C69.-
524	8780/0	蓝痣 NOS C44.-；亚达佐思（Jadassohn）蓝痣 C44.-
525	8780/1	色素沉着性上皮样黑色素细胞瘤 C44.- 蓝痣，上皮样 C44.-
526	8780/3	蓝痣，恶性 C44.-；蓝痣内黑色素瘤 C44.-
527	8790/0	细胞性蓝痣 C44.-
528	8800/0	软组织瘤，良性
529	8800/3	（软组织）肉瘤 NOS；软组织瘤/间叶瘤，恶性
530	8800/9	肉瘤病 NOS
531	8801/3	梭形细胞肉瘤（未分化）
532	8802/1	多形性透明化血管扩张性肿瘤
533	8802/3	巨细胞肉瘤（除外骨的 9250/3）；多形性肉瘤 多形细胞肉瘤（未分化）；多形性真皮肉瘤 C44.-
534	8803/3	小细胞/圆形细胞肉瘤（未分化）
535	8804/3	上皮样（细胞）肉瘤（未分化）
536	8805/3	未分化肉瘤
537	8806/3	促结缔组织增生性小圆细胞瘤
538	8810/0	［加德纳（Gardner）/颈部/胶原］纤维瘤 NOS 促结缔组织增生性纤维母细胞瘤 斑块状 CD34 阳性真皮纤维瘤
539	8810/1	细胞性纤维瘤 C56.9
540	8810/3	纤维肉瘤 NOS
541	8811/0	黏液（样）纤维瘤 NOS；丛状/肢端纤维黏液瘤

序号	编码	肿瘤细胞类型及动态
542	8811 / 1	黏液炎性纤维母细胞肉瘤；含铁血黄素的纤维脂肪瘤 非典型性黏液炎性纤维母细胞瘤
543	8811 / 3	（黏液）纤维肉瘤
544	8812 / 0	骨膜纤维瘤 C40.- / C41.-
545	8812 / 3	骨膜（纤维）肉瘤 NOS C40.- / C41.-
546	8813 / 0	筋膜 / 腱鞘纤维瘤
547	8813 / 1	手掌型 / 足底型 / 浅表性纤维瘤病
548	8813 / 3	筋膜纤维肉瘤
549	8814 / 3	婴儿 / 先天性纤维肉瘤
550	8815 / 0	孤立性纤维瘤 / 血管外皮细胞瘤，1 级 血管外皮细胞瘤，良性
551	8815 / 1	孤立 / 局限性纤维瘤 NOS 孤立性纤维瘤 / 血管外皮细胞瘤，2 级 血管外皮细胞瘤 NOS 血管外皮细胞性脑膜瘤［观察］C70.-
552	8815 / 3	孤立性纤维瘤，恶性 孤立性纤维瘤 / 血管外皮细胞瘤，3 级 血管外皮细胞瘤，恶性
553	8816 / 0	钙化腱膜纤维瘤
554	8817 / 0	钙化性纤维性肿瘤
555	8818 / 0	纤维性不典型增生
556	8820 / 0	弹力纤维瘤
557	8821 / 1	侵袭性纤维瘤（病）；（腹腔）硬纤维瘤 NOS
558	8822 / 1	腹部（外）（硬）纤维瘤（病） 肠系膜纤维瘤病 C48.1；腹膜后纤维瘤病 C48.0
559	8823 / 0	硬化性纤维瘤
560	8823 / 1	促结缔组织增生性纤维瘤
561	8824 / 0	肌纤维瘤；肌性血管周细胞瘤
562	8824 / 1	肌 / 婴儿性纤维瘤病；先天性全身性纤维瘤病
563	8825 / 0	肌纤维母细胞瘤
564	8825 / 1	肌 / 炎性纤维母细胞性瘤 NOS
565	8825 / 3	肌纤维母细胞肉瘤
566	8826 / 0	血管肌纤维母细胞瘤
567	8827 / 1	（先天性）支气管周肌纤维母细胞性瘤 C34.-

续表

序号	编码	肿瘤细胞类型及动态
568	8828/0	结节性/增殖性筋膜炎;增殖性肌炎
569	8830/0	(良性/上皮样)纤维组织细胞瘤 NOS 纤维黄瘤;黄色纤维瘤
570	8830/1	非典型性纤维(组织细胞/黄)瘤
571	8830/3	恶性纤维(组织细胞/黄)瘤 未分化的高级别多形性骨肉瘤 C40.-/C41.-
572	8831/0	(深部/少年/网状)组织细胞瘤 NOS
573	8832/0	(豆状核)皮肤纤维瘤 NOS C44.-;硬化性血管瘤 C44.-;皮肤组织细胞瘤 NOS C44.-;皮下结节性纤维化瘤 C44.-;多形性纤维瘤 C44.-;硬化性肺泡细胞瘤 C34.-
574	8832/1	(隆凸性)皮肤纤维肉瘤 NOS C44.-
575	8832/3	隆凸性皮肤纤维肉瘤,肉瘤样 C44.-
576	8833/1	色素性隆凸性皮肤纤维肉瘤 C44.- 贝德纳尔(贝德那/Bednar)瘤 C44.-
577	8834/1	巨细胞纤维母细胞瘤
578	8835/1	丛状纤维组织细胞性瘤
579	8836/1	血管瘤样纤维组织细胞瘤
580	8840/0	黏液瘤 NOS
581	8840/3	黏液肉瘤;低级别纤维黏液样肉瘤 硬化性上皮样纤维肉瘤
582	8841/0	(侵袭性/浅表性)血管黏液瘤 NOS
583	8842/0	骨化纤维黏液样瘤
584	8842/3	恶性骨化性纤维黏液样肿瘤 肺黏液样肉瘤,伴有 EWSR1-CREB1 易位 C34.-
585	8850/0	脂肪瘤 NOS;胸腺脂肪瘤 C37.9
586	8850/1	非典型脂肪瘤;浅表性(软组织)高分化脂肪肉瘤
587	8850/3	(纤维)脂肪肉瘤 NOS
588	8851/0	纤维脂肪瘤
589	8851/1	脂肪纤维瘤病
590	8851/3	脂肪肉瘤,高/已分化/脂肪瘤样;硬化性/炎性脂肪肉瘤
591	8852/0	(纤维)黏液脂肪瘤
592	8852/3	黏液(样)脂肪肉瘤
593	8853/3	圆细胞脂肪肉瘤[观察](另见 8852/3)
594	8854/0	多形性脂肪瘤[观察]

序号	编码	肿瘤细胞类型及动态
595	8854 / 3	多形性脂肪肉瘤
596	8855 / 3	混合性脂肪肉瘤
597	8856 / 0	肌内脂肪瘤;渗透性(血管)脂肪瘤
598	8857 / 0	梭形细胞脂肪瘤
599	8857 / 3	纤维母细胞性脂肪肉瘤
600	8858 / 3	去分化性/反分化性脂肪肉瘤
601	8860 / 0	血管平滑肌脂肪瘤
602	8860 / 1	血管平滑肌脂肪瘤,上皮样
603	8861 / 0	血管脂肪瘤 NOS
604	8862 / 0	软骨样脂肪瘤
605	8870 / 0	髓性脂肪瘤,髓脂瘤
606	8880 / 0	蛰伏脂瘤[冬眠瘤];胎儿脂肪细胞瘤;棕色脂肪瘤
607	8881 / 0	脂肪母细胞瘤(病);胎儿脂肪瘤(病) NOS
608	8890 / 0	(丛状/脂肪)平滑肌(纤维)/纤维肌瘤 NOS 子宫(平滑)肌瘤 C55.9 平滑肌瘤,发红的/水肿的/绒毛叶状/多分叶状
609	8890 / 1	(血管内/静脉内/腹膜播散性)平滑肌瘤病 NOS
610	8890 / 3	平滑肌肉瘤 NOS
611	8891 / 0	(上皮样)平滑肌(母细胞)瘤(除外皮肤 C44.-)
612	8891 / 3	上皮样平滑肌肉瘤
613	8892 / 0	细胞性平滑肌瘤
614	8893 / 0	奇异/共质体/非典型/多形性平滑肌瘤
615	8894 / 0	血管(平滑)肌瘤
616	8894 / 3	血管肌肉瘤
617	8895 / 0	肌瘤
618	8895 / 3	肌肉瘤
619	8896 / 0	黏液样平滑肌瘤
620	8896 / 3	黏液样平滑肌肉瘤
621	8897 / 1	(潜在恶性未肯定的/不典型的/皮肤的)平滑肌瘤 NOS
622	8898 / 1	转移性平滑肌瘤
623	8900 / 0	横纹肌瘤 NOS
624	8900 / 3	横纹肌肉瘤 NOS
625	8901 / 3	多形性横纹肌肉瘤,成人型/NOS

序号	编码	肿瘤细胞类型及动态
626	8902/3	混合性横纹肌肉瘤;混合胚胎型和腺泡型横纹肌肉瘤
627	8903/0	胚胎型横纹肌瘤
628	8904/0	成人/糖原性横纹肌瘤
629	8905/0	生殖器横纹肌瘤 C51.-/C52.9
630	8910/3	胚胎型横纹肌肉瘤,多形性/NOS;葡萄状肉瘤
631	8912/3	梭形细胞/硬化型横纹肌肉瘤
632	8920/3	腺泡型横纹肌肉瘤
633	8921/3	横纹肌肉瘤,伴有神经节分化;外胚层间质瘤
634	8930/0	子宫内膜间质结节 C54.1
635	8930/3	子宫内膜(间质)肉瘤,高级别/NOS C54.1
636	8931/3	子宫内膜间质肉瘤,低级别 C54.1 (淋巴管内)间质性子宫内膜异位症 C54.1
637	8932/0	(非典型性息肉样)腺肌瘤
638	8933/3	腺肉瘤
639	8934/3	癌性纤维瘤
640	8935/0	间质性瘤,良性
641	8935/1	间质性瘤,潜在恶性未肯定/NOS 胚胎后肾间质性瘤 C64.9
642	8935/3	间质性肉瘤 NOS
643	8936/3	胃肠道间质性(肉)瘤(GIST) 胃肠道自主神经瘤(GANT);胃肠道起搏细胞瘤
644	8940/0	多形性腺瘤/混合瘤,涎腺型 C07.-/C08.- 软骨样汗管瘤 C44.-
645	8940/3	混合瘤,恶性 NOS;混合瘤,涎腺型,恶性 C07.-/C08.- 恶性软骨样汗管瘤 C44.-
646	8941/3	多形性腺瘤内的癌 C07.-/C08.-
647	8950/3	苗勒(Mullerian)混合瘤 C54.-
648	8951/3	中胚层混合瘤
649	8959/0	良性/小儿/成人囊性肾瘤 C64.9;混合性上皮间质瘤
650	8959/1	囊性部分分化性肾母细胞瘤 C64.9
651	8959/3	恶性(多腔性)囊性肾瘤 C64.9
652	8960/1	中胚层肾瘤
653	8960/3	肾(母细胞)瘤 NOS C64.9;维尔姆斯(Wilms)瘤 C64.9

序号	编码	肿瘤细胞类型及动态
654	8963 / 3	（恶性）横纹肌样瘤 NOS；横纹肌样肉瘤
655	8964 / 3	肾的透明细胞肉瘤 C64.9
656	8966 / 0	肾髓性间质细胞 / 纤维瘤 C64.9
657	8967 / 0	骨化性肾瘤 C64.9
658	8970 / 3	肝母细胞瘤 C22.0 C22.2 胚胎性肝细胞瘤 C22.0 C22.2 肝母细胞瘤，上皮样细胞 / 混合性上皮 - 间质 C22.0 C22.2
659	8971 / 3	胰母细胞瘤 C25.-
660	8972 / 3	肺母细胞瘤 C34.-
661	8973 / 3	胸膜肺母细胞瘤
662	8974 / 1	涎母细胞瘤
663	8975 / 1	钙化嵌套间质 - 上皮瘤 C22.0
664	8980 / 3	癌肉瘤 NOS
665	8981 / 3	癌肉瘤，胚胎型
666	8982 / 0	肌上皮（性）（腺）瘤；外胚层软骨样黏液瘤
667	8982 / 3	恶性肌上皮瘤 / 肌上皮性癌
668	8983 / 0	腺肌上皮瘤，良性 / NOS C50.-
669	8983 / 3	腺肌上皮瘤，伴有癌 C50.-；恶性腺肌上皮瘤 C50.-
670	8990 / 0	（高磷酸盐尿）间叶瘤，良性 / NOS
671	8990 / 1	（混合性）间叶瘤 NOS；原始非神经颗粒细胞瘤
672	8990 / 3	（高磷酸盐尿）间叶瘤，恶性；混合性间叶肉瘤
673	8991 / 3	胚胎性肉瘤
674	8992 / 0	肺错构瘤 C34.-
675	9000 / 0	布伦纳（勃勒纳 / Brenner）瘤 NOS C56.9
676	9000 / 1	布伦纳（勃勒纳 / Brenner）瘤，交界恶性 / 不典型增生 C56.9
677	9000 / 3	布伦纳（勃勒纳 / Brenner）瘤，恶性 C56.9
678	9010 / 0	纤维腺瘤 NOS C50.-；脂肪纤维瘤
679	9011 / 0	小管内纤维腺瘤 C50.-
680	9012 / 0	小管周纤维腺瘤 C50.-
681	9013 / 0	（囊性 / 乳头状）纤维腺瘤 NOS；肾源性腺纤维瘤 C64.9
682	9014 / 0	浆液性（囊性 / 黏性）纤维腺瘤 NOS
683	9014 / 1	交界恶性的浆液性（囊）纤维腺瘤

序号	编码	肿瘤细胞类型及动态
684	9014／3	浆液性(囊性)腺癌性纤维瘤 恶性浆液性(囊性)纤维腺瘤
685	9015／0	黏液性(囊性)纤维腺瘤 NOS
686	9015／1	交界恶性的黏液性(囊性)纤维腺瘤
687	9015／3	黏液性(囊性)腺癌性纤维瘤 恶性黏液性(囊性)纤维腺瘤
688	9016／0	巨纤维腺瘤 C50.-
689	9020／0	叶状(囊肉)瘤,良性 C50.-
690	9020／1	叶状瘤,交界／NOS C50.-;叶状囊肉瘤 NOS C50.-
691	9020／3	叶状(囊肉)瘤,恶性 C50.- 导管周围间质瘤,低级别 C50.-
692	9030／0	少年型纤维腺瘤 C50.-
693	9040／0	滑膜瘤,良性
694	9040／3	滑膜(肉)瘤 NOS／恶性
695	9041／3	滑膜肉瘤,梭形细胞／单相纤维性
696	9042／3	滑膜肉瘤,上皮样细胞
697	9043／3	滑膜肉瘤,双相分化
698	9044／3	透明细胞肉瘤 NOS(除外肾的 8964／3) 透明细胞肉瘤,肌腱及腱膜的 C49.- 黑色素瘤,恶性,软组织的 C49.-
699	9045／3	双表型鼻窦肉瘤 C30.0／C31.-
700	9050／0	间皮瘤,良性
701	9050／3	间皮瘤,恶性／NOS
702	9051／0	纤维性间皮瘤,良性
703	9051／3	纤维性间皮瘤,恶性／NOS 梭形／肉瘤样／促结缔组织增生性间皮瘤
704	9052／0	上皮样间皮瘤,良性 高分化的乳头状间皮瘤,良性(除外胸膜 C38.4)
705	9052／1	胸膜高分化的乳头状间皮瘤 C38.4
706	9052／3	上皮样间皮瘤,恶性／NOS
707	9053／3	间皮瘤,双相分化,恶性／NOS
708	9054／0	腺瘤样瘤 NOS
709	9055／0	多囊性间皮瘤,良性;囊性间皮瘤 NOS C48.- 腹膜包涵囊肿 C48.-

序号	编码	肿瘤细胞类型及动态
710	9060/3	无性细胞瘤
711	9061/3	精原细胞瘤 NOS C62.-
712	9062/3	精原细胞瘤,间变性/伴有高有丝分裂指数 C62.-
713	9063/3	(精母细胞性)精原细胞瘤 C62.-
714	9064/2	小管内(恶性)生殖细胞肿瘤 C62.- D07.6 原位生殖细胞瘤 C62.- D07.6
715	9064/3	生殖细胞瘤 NOS
716	9065/3	生殖细胞瘤,非精原细胞瘤样 C62.-
717	9070/3	胚胎性(腺)癌 NOS
718	9071/3	内胚窦瘤;多囊性卵黄瘤;肝样卵黄囊瘤 睾丸母细胞瘤 C62.-;胚胎性癌,婴儿型 卵黄囊瘤,青春期前/后型
719	9072/3	多胚瘤;胚胎性癌,多胚型
720	9073/1	性腺(母)细胞瘤
721	9080/0	畸胎瘤,良性/已分化;成人(囊性)畸胎瘤 成熟型畸胎瘤(另见 9084/0)
722	9080/1	(实性)畸胎瘤 NOS;退化的生殖细胞肿瘤 未成熟畸胎瘤,肺 C34.-/胸腺 C37.9/甲状腺 C73.9
723	9080/3	畸胎(样)瘤,恶性;胚胎性畸胎瘤 未成熟型畸胎瘤,恶性/NOS(除外肺、胸腺和甲状腺,另见 9080/1)
724	9081/3	混合性胚胎性癌和畸胎瘤;畸胎癌
725	9082/3	恶性畸胎瘤,未分化/间变性
726	9083/3	恶性畸胎瘤,中度
727	9084/0	皮样囊肿 NOS;(成熟)畸胎瘤,青春期前型 C62.-
728	9084/3	畸胎瘤,伴有恶性变;畸胎瘤合并体细胞型恶性肿瘤 皮样囊肿,伴有恶性变 C56.9;皮样囊肿合并继发性肿瘤
729	9085/3	混合性生殖细胞瘤;混合性畸胎瘤和精原细胞瘤
730	9086/3	生殖细胞肿瘤,合并血液系统恶性肿瘤
731	9090/0	甲状腺肿样卵巢瘤 NOS C56.9
732	9090/3	甲状腺肿样卵巢瘤,恶性 C56.9
733	9091/1	甲状腺肿样(卵巢瘤和)类癌 C56.9
734	9100/0	(完全)葡萄胎 NOS C58.9
735	9100/1	恶性/侵袭性葡萄胎 NOS C58.9;绒毛膜腺瘤 C58.9
736	9100/3	绒毛膜(上皮)癌 NOS

序号	编码	肿瘤细胞类型及动态
737	9101/3	绒毛膜癌,伴有其他母细胞成分 绒毛膜癌,伴有畸胎瘤/胚胎癌
738	9102/3	恶性畸胎瘤,滋养层的
739	9103/0	部分性葡萄胎 C58.9
740	9104/1	胎盘部位滋养层性瘤 C58.9
741	9105/3	滋养层性瘤,上皮样
742	9110/0	中肾瘤,良性;中肾(管)(腺)瘤 沃尔夫(Wolffian)管腺瘤;卵巢网腺瘤 C56.9
743	9110/1	中肾性瘤;中肾管瘤;沃尔夫管瘤
744	9110/3	中肾瘤,恶性/NOS;中肾腺癌;中肾管癌 沃尔夫管癌;卵巢网腺癌 C56.9
745	9120/0	(樱桃状/窦状/微静脉/肾小球/梭形细胞血管瘤/鞋钉样)血管瘤 NOS; 绒毛膜血管瘤 C58.9
746	9120/3	血管肉瘤
747	9121/0	海绵状血管瘤
748	9122/0	静脉血管瘤
749	9123/0	蔓状/动静脉血管瘤
750	9124/3	枯否(库普弗/Kupffer)细胞肉瘤 C22.0 C22.3
751	9125/0	上皮样血管瘤;组织细胞样血管瘤 皮肤上皮样血管瘤样结节
752	9126/0	非典型血管病变
753	9130/0	血管内皮瘤,良性
754	9130/1	(卡波西型)血管内皮瘤 NOS
755	9130/3	血管内皮(细胞肉)瘤,恶性
756	9131/0	(小叶)毛细血管瘤 丛状/单纯性/婴儿性/少年性血管瘤 先天性血管瘤,迅速消退型/非消退型/NOS
757	9132/0	肌内血管瘤
758	9133/3	上皮样血管内皮瘤,恶性/NOS 血管内支气管肺泡性瘤 [观察] C34.-
759	9135/1	血管内乳头状血管内皮瘤;东布斯卡(Dabska)瘤 乳头状淋巴管内血管内膜瘤
760	9136/1	梭形细胞/网状/复合性血管内皮瘤
761	9137/0	肌内膜瘤

序号	编码	肿瘤细胞类型及动态
762	9137 / 3	内膜肉瘤
763	9138 / 1	假性肌原性(上皮样肉瘤样)血管内皮瘤
764	9140 / 3	卡波西肉瘤;多发性出血性肉瘤
765	9141 / 0	血管角质瘤
766	9142 / 0	疣状角化性血管瘤;疣状静脉畸形
767	9160 / 0	(巨细胞/细胞性/少年性)血管纤维瘤 NOS 鼻纤维性丘疹 [观察] C44.3;退化性痣 [观察] C44.-
768	9161 / 0	后天性凤头状(簇状)血管瘤
769	9161 / 1	血管母细胞瘤
770	9170 / 0	淋巴管(内皮)瘤 NOS
771	9170 / 3	淋巴管(内皮)(肉)瘤,恶性
772	9171 / 0	毛细淋巴管瘤
773	9172 / 0	海绵状淋巴管瘤
774	9173 / 0	囊状淋巴管瘤;(囊状)水囊瘤 NOS
775	9174 / 0	淋巴管肌瘤
776	9174 / 1	淋巴管(平滑)肌瘤病
777	9175 / 0	血管淋巴管瘤
778	9180 / 0	骨瘤 NOS C40.- / C41.-
779	9180 / 3	骨(源性)肉瘤 NOS C40.- / C41.-;骨软骨肉瘤 C40.- / C41.- 骨母细胞肉瘤 C40.- / C41.-;骨骼外的骨肉瘤
780	9181 / 3	软骨母细胞性骨肉瘤 C40.- / C41.-
781	9182 / 3	纤维母细胞性骨肉瘤 C40.- / C41.- 骨纤维肉瘤 C40.- / C41.-
782	9183 / 3	毛细管扩张性骨肉瘤 C40.- / C41.-
783	9184 / 3	骨佩吉特(Paget)病内骨肉瘤 C40.- / C41.-;继发性骨肉瘤
784	9185 / 3	小细胞/圆细胞骨肉瘤 C40.- / C41.-
785	9186 / 3	(保守性)中心性骨肉瘤 C40.- / C41.- 髓性骨肉瘤 C40.- / C41.-
786	9187 / 3	骨内高分化/低级别骨肉瘤 C40.- / C41.- 低级别中央性骨肉瘤 C40.- / C41.-
787	9191 / 0	骨样骨瘤 NOS C40.- / C41.-
788	9192 / 3	骨膜外/近皮质骨肉瘤 C40.- / C41.-
789	9193 / 3	骨膜骨肉瘤 C40.- / C41.-

序号	编码	肿瘤细胞类型及动态
790	9194/3	高等级表面骨肉瘤 C40.-/C41.-
791	9195/3	皮质内骨肉瘤 C40.-/C41.-
792	9200/0	骨母细胞瘤 NOS C40.-/C41.-;巨骨样骨瘤 C40.-/C41.-
793	9200/1	侵袭性骨母细胞瘤 C40.-/C41.-
794	9210/0	骨软骨瘤 C40.-/C41.-;外生软骨瘤 C40.-/C41.- (骨)软骨源性外生骨疣 C40.-/C41.-
795	9210/1	骨软骨瘤病 NOS C40.-/C41.-;外生软骨瘤病 C40.-/C41.-
796	9211/0	骨软骨黏液瘤
797	9212/0	奇异骨膜旁软骨增生
798	9213/0	指/趾甲下外生骨疣
799	9220/0	(内生)软骨瘤 NOS C40.-/C41.-
800	9220/1	软骨瘤病 NOS
801	9220/3	(纤维)软骨肉瘤 NOS C40.-/C41.- 软骨肉瘤,2级/3级 C40.-/C41.-
802	9221/0	皮质旁/骨膜软骨瘤 C40.-/C41.-
803	9221/3	皮质旁/骨膜软骨肉瘤 C40.-/C41.-
804	9222/1	非典型软骨肿瘤 软骨肉瘤,1级 C40.-/C41.-
805	9230/1	软骨母细胞瘤 C40.-/C41.- 软骨样巨细胞瘤 NOS C40.-/C41.- 科德曼(Codman)瘤 C40.-/C41.-
806	9230/3	软骨母细胞瘤,恶性 C40.-/C41.-
807	9231/3	黏液样软骨肉瘤
808	9240/3	间质性软骨肉瘤
809	9241/0	软骨黏液样纤维瘤 C40.-/C41.-
810	9242/3	透明细胞软骨肉瘤 C40.-/C41.-
811	9243/3	去分化的软骨肉瘤 C40.-/C41.-
812	9250/1	骨巨细胞瘤 C40.-/C41.- 破骨细胞瘤 NOS C40.-/C41.-
813	9250/3	骨巨细胞肉瘤 C40.-/C41.- 破骨细胞瘤,恶性 C40.-/C41.-
814	9251/1	软组织巨细胞瘤 NOS
815	9251/3	软组织恶性巨细胞瘤

序号	编码	肿瘤细胞类型及动态
816	9252 / 0	腱鞘巨 / 纤维组织细胞瘤 C49.- 腱鞘巨细胞瘤,局限性 C49.-
817	9252 / 1	腱鞘巨细胞瘤,弥漫性 C49.- 色素沉着性绒毛结节性滑膜炎
818	9252 / 3	恶性腱鞘巨细胞瘤 C49.-
819	9260 / 0	动脉瘤样骨囊肿
820	9261 / 3	长骨釉质瘤 C40.-;胫骨釉质瘤 C40.2
821	9262 / 0	骨(化性)纤维瘤;纤维骨瘤
822	9270 / 0	牙源性瘤,良性
823	9270 / 1	牙源性瘤 NOS
824	9270 / 3	牙源性(肉)瘤,恶性;牙源性癌;釉母细胞癌;原发性骨内癌
825	9271 / 0	(釉母细胞纤维)牙本质瘤
826	9272 / 0	牙骨质瘤 NOS;尖周牙骨质不典型增生
827	9273 / 0	牙骨质母细胞瘤,良性
828	9274 / 0	牙骨质化纤维瘤
829	9275 / 0	巨型牙骨质瘤;旺盛骨性不典型增生
830	9280 / 0	牙瘤 NOS
831	9281 / 0	组合性牙瘤
832	9282 / 0	复合性牙瘤
833	9290 / 0	釉母细胞纤维牙瘤;纤维母细胞性牙瘤
834	9290 / 3	釉母细胞纤维牙肉瘤;
835	9300 / 0	腺瘤样牙源性瘤;腺性釉母细胞瘤
836	9301 / 0	钙化牙源性囊肿
837	9302 / 0	牙源性 / 牙本质血影细胞瘤
838	9302 / 3	血影细胞牙源性癌
839	9310 / 0	釉(母细胞)(质)瘤 NOS(除外长骨的 9261 / 3)
840	9310 / 3	釉(母细胞)(质)瘤,恶性(除外长骨的 9261 / 3)
841	9311 / 0	牙釉母细胞瘤
842	9312 / 0	鳞状牙源性瘤
843	9320 / 0	牙源性黏液(纤维)瘤
844	9321 / 0	(中心性)牙源性纤维瘤 NOS
845	9322 / 0	周围性牙源性纤维瘤
846	9330 / 0	釉母细胞纤维瘤

续表

序号	编码	肿瘤细胞类型及动态
847	9330/3	釉母细胞(纤维)肉瘤;牙源性纤维肉瘤
848	9340/0	钙化性上皮性牙源性瘤;平堡(Pindborg)瘤
849	9341/3	透明细胞牙源性瘤/癌
850	9342/3	牙源性癌肉瘤
851	9350/1	颅咽管瘤 C75.2;拉特克(腊特克/Rathke)囊瘤 C75.1
852	9351/1	颅咽管瘤,釉质上皮瘤样 C75.2
853	9352/1	颅咽管瘤,乳头状 C75.2
854	9360/1	松果体瘤 C75.3
855	9361/1	松果体细胞瘤 C75.3
856	9362/3	(混合性松果体细胞瘤-)松果体母细胞瘤 C75.3 混合性/移行性松果体瘤 C75.3 中分化的松果体实质瘤 C75.3
857	9363/0	黑色素性神经外胚层瘤;视网膜原基瘤;黑色素釉母细胞瘤;黑色素性突变瘤
858	9364/3	(周围性)神经外胚层瘤 NOS 周围性原始性神经外胚层瘤(PPNET) NOS 尤文氏(尤因/尤汶/Ewing's)(肉)瘤
859	9365/3	阿斯金(Askin)瘤
860	9370/0	良性脊索细胞瘤
861	9370/3	脊索瘤 NOS
862	9371/3	软骨样脊索瘤
863	9372/3	去分化的脊索瘤
864	9373/0	脊索旁瘤
865	9380/3	神经胶质瘤,恶性/NOS C71.-(除外鼻部神经胶质瘤,非肿瘤性)
866	9381/3	大脑神经胶质瘤病 C71.-
867	9382/3	混合性神经胶质瘤 C71.- (间变性)少突星形细胞瘤 C71.-
868	9383/1	室管膜下(神经胶质/星形细胞)瘤 NOS C71.- 混合性室管膜下瘤-室管膜瘤 C71.-
869	9384/1	室管膜下巨细胞星形细胞瘤 C71.-
870	9385/3	弥漫性中线胶质瘤,H3 K27M 突变 C71.- 弥漫性先天性脑桥脑胶质瘤,H3 K27M 突变 C71.7
871	9390/0	脉络丛乳头状瘤 NOS C71.5
872	9390/1	非典型性脉络丛乳头状瘤 C71.5

续表

序号	编码	肿瘤细胞类型及动态
873	9390/3	脉络丛癌 C71.5；脉络丛乳头状瘤,间变性/恶性 C71.5
874	9391/1	鞍区室管膜瘤 C75.1
875	9391/3	（上皮/细胞性）室管膜瘤 C71.- 透明细胞/伸长细胞性室管膜瘤 C71.-
876	9392/3	室管膜瘤,间变性 C71.-；室管膜母细胞瘤 C71.-
877	9393/3	乳头状室管膜瘤 C71.-
878	9394/1	黏液乳头状室管膜瘤 C72.0
879	9395/3	松果体区乳头状肿瘤
880	9396/3	室管膜瘤,RELA 融合阳性 C71.-
881	9400/3	（弥漫性）星形细胞瘤 NOS C71.- （低级别）星形神经胶质瘤 C71.- 囊型星形胶质瘤［观察］C71.-. 弥漫性星形细胞瘤,低级别/IDH 突变 C71.-
882	9401/3	星形细胞瘤,间变性（IDH 突变）C71.-
883	9410/3	原浆性星形细胞瘤 C71.-
884	9411/3	饲肥星形细胞瘤（IDH 突变）C71.-
885	9412/1	促结缔组织增生性婴儿星形细胞/神经胶质瘤 C71.-
886	9413/0	胚胎期发育不良性神经上皮性瘤
887	9420/3	纤维性星形细胞瘤 C71.-
888	9421/1	毛细胞性/毛毡状/少年性星形细胞瘤 C71.- 成胶质细胞瘤 NOS［观察］C71.-
889	9423/3	极性成胶质细胞瘤 C71.- 原始极性成胶质细胞瘤［观察］C71.-
890	9424/3	（间变性）多形性黄色星形细胞瘤 C71.-
891	9425/3	毛状黏液性星形细胞瘤 C71.-
892	9430/3	星形母细胞瘤 C71.-
893	9431/1	血管中心性胶质瘤
894	9432/1	垂体细胞瘤
895	9440/3	（多形性/上皮样）胶质母细胞瘤 NOS C71.- 胶质母细胞瘤,IDH 野生型/原发性,NOS C71.- 弥漫性中线胶质瘤,NOS C71.-（另见 9385/3） 弥漫性先天性脑桥胶质瘤 C71.7（另见 9385/3）
896	9441/3	巨细胞胶质母细胞瘤 C71.- 畸形细胞性肉瘤［观察］C71.-
897	9442/1	神经胶质纤维瘤 C71.-

序号	编码	肿瘤细胞类型及动态
898	9442/3	神经胶质肉瘤 C71.- 胶质母细胞瘤,伴有肉瘤成分 C71.-
899	9444/1	脊索状神经胶质瘤 C71.- 第三脑室的脊索状神经胶质瘤 C71.5
900	9445/3	胶质母细胞瘤,IDH 突变 C71.- 胶质母细胞瘤,继发性,IDH 突变/NOS C71.-
901	9450/3	少突神经胶质细胞瘤,NOS/IDH 突变和 1p/19q 共同缺失 C71.-
902	9451/3	少突神经胶质细胞瘤,间变性(IDH 突变和 1p/19q 共同缺失) C71.-
903	9460/3	少突神经胶质母细胞瘤[观察]C71.-
904	9470/3	(黑色素)神经母细胞瘤 NOS C71.6 (黑色素/经典型)髓母细胞瘤 NOS C71.6
905	9471/3	促结缔组织增生性结节性髓母细胞瘤 C71.6 局限性蛛网膜小脑肉瘤[观察]C71.6 髓母细胞瘤,伴有广泛结节性 C71.6 髓母细胞瘤,SHH 活化(和 TP53 野生型),NOS C71.6
906	9472/3	髓肌母细胞瘤 C71.6
907	9473/3	原始性神经外胚层瘤(PNET) NOS C71.- 中枢原始性神经外胚层瘤(CPNET) NOS C71.- 幕上原始性神经外胚层瘤 C71.- 中枢神经系统胚胎肿瘤,NOS/伴有横纹肌样特征
908	9474/3	大细胞髓母细胞瘤 C71.6;间变性髓母细胞瘤 C71.6
909	9475/3	髓母细胞瘤,WNT 活化,经典型/大细胞型/间变型 C71.6
910	9476/3	髓母细胞瘤,SHH 活化和 TP53 突变 C71.6
911	9477/3	髓母细胞瘤,非 WNT/非 SHH C71.6
912	9478/3	多层玫瑰花结的胚胎性肿瘤(伴有 C19MC 异位) C71.- 富含神经纤维和真玫瑰花结的胚胎性肿瘤 C71.-
913	9480/3	小脑肉瘤 NOS[观察]C71.6
914	9490/0	神经节瘤
915	9490/3	(中枢神经系统)神经节母细胞瘤
916	9491/0	神经节瘤病
917	9492/0	神经节细胞瘤
918	9493/0	小脑发育不良性神经节细胞(莱尔米特 Lhermitte- 杜克洛 Duclos)瘤 C71.6
919	9500/3	(交感)神经母细胞瘤;中枢神经系统母细胞瘤 C71.-
920	9501/0	髓上皮瘤,良性 C69.4;视网膜胚瘤,良性 C69.-
921	9501/3	髓上皮瘤 NOS;视网膜胚瘤,恶性 C69.-

序号	编码	肿瘤细胞类型及动态
922	9502/0	畸胎样髓上皮瘤,良性 C69.4
923	9502/3	畸胎样髓上皮瘤
924	9503/3	神经上皮瘤 NOS
925	9504/3	胶质神经母细胞瘤
926	9505/1	神经节神经胶质瘤 NOS;胶质神经瘤［观察］;神经星形细胞瘤［观察］
927	9505/3	神经节神经胶质瘤,间变性
928	9506/1	(中枢)神经细胞瘤;髓细胞瘤 C71.6 小脑脂肪性神经细胞瘤 C71.6 脂肪瘤性髓母细胞瘤 C71.6;脑室外神经细胞瘤
929	9507/0	帕奇尼(帕西尼/Pacinian)小体瘤
930	9508/3	非典型畸胎样/横纹肌样瘤 C71.- 中枢神经系统胚胎性肿瘤,伴有横纹肌样特征 C71.-
931	9509/1	乳头状胶质神经元肿瘤;玫瑰花结形成神经胶质瘤
932	9510/0	视网膜细胞瘤 C69.2
933	9510/3	视网膜母细胞瘤 NOS C69.2
934	9511/3	视网膜母细胞瘤,已分化 C69.2
935	9512/3	视网膜母细胞瘤,未分化 C69.2
936	9513/3	视网膜母细胞瘤,弥漫性 C69.2
937	9514/1	视网膜母细胞瘤,自然消退 C69.2
938	9520/3	嗅神经源性瘤
939	9521/3	嗅/感觉神经细胞瘤 C30.0
940	9522/3	嗅/感觉神经母细胞瘤 C30.0
941	9523/3	嗅/感觉神经上皮瘤 C30.0
942	9530/0	(微小囊性/分泌性/化生性/富淋巴浆细胞性/弥散型/多发性)脑(脊)膜瘤(病)
943	9530/3	脑(脊)膜瘤,恶性/间变性;(柔)脑膜(性)肉瘤
944	9531/0	脑膜上皮性/内皮瘤性/合体细胞性脑(脊)膜瘤
945	9532/0	纤维(母细胞)性脑(脊)膜瘤
946	9533/0	沙粒体性脑(脊)膜瘤
947	9534/0	血管瘤性脑(脊)膜瘤
948	9535/0	血管母细胞性脑(脊)膜瘤［观察］
949	9537/0	移行细胞/混合性脑(脊)膜瘤
950	9538/1	透明细胞/脊索状脑(脊)膜瘤

序号	编码	肿瘤细胞类型及动态
951	9538/3	乳头状/横纹肌样脑(脊)膜瘤
952	9539/1	非典型脑(脊)膜瘤
953	9539/3	脑(脊)膜肉瘤病
954	9540/0	神经纤维瘤 NOS (多发性)神经纤维瘤病 NOS 冯·雷克林豪森(Von Recklinghausen)病(除外骨的)
955	9540/3	恶性周围神经鞘瘤(MPNST),NOS 神经(纤维/源性)肉瘤[观察] (上皮样)恶性周围神经鞘瘤,伴有腺状分化/间质分化/神经束膜分化 黑色素(沙粒体性)恶性周围神经鞘瘤
956	9541/0	黑色素性神经纤维瘤
957	9542/3	恶性周围神经鞘瘤(MPNST),上皮样
958	9550/0	丛状神经(纤维)瘤
959	9560/0	(色素沉着性/黑色素/丛状)神经鞘瘤 NOS (细胞性/退化性/变性/陈旧性/沙粒体性)神经鞘瘤 施旺(施沃恩/Schwann)细胞瘤;听神经瘤 C72.4
960	9560/1	黑色素神经鞘瘤
961	9560/3	恶性神经鞘瘤 NOS[观察];神经鞘肉瘤 NOS[观察]
962	9561/3	恶性(周围)神经鞘瘤,伴有横纹肌母细胞分化 蝾螈(特里同/Triton)瘤,恶性
963	9562/0	神经鞘黏液瘤;(细胞性)神经鞘膜瘤
964	9563/0	(混合性)神经鞘瘤 NOS
965	9570/0	(孤立性局限性)神经瘤 NOS
966	9571/0	(软组织)神经(内神经)束瘤 NOS
967	9571/3	神经束瘤,恶性;神经束性恶性周围神经鞘瘤
968	9580/0	颗粒细胞(肌母细胞)瘤 NOS
969	9580/3	颗粒细胞(肌母细胞)瘤,恶性
970	9581/3	腺泡状软组织肉瘤
971	9582/0	鞍区的颗粒细胞瘤 C75.1
972	9590/3	(恶性)淋巴瘤 NOS C85.9 小神经胶质细胞瘤[观察]C71.- C85.7
973	9591/1	单克隆 B 细胞淋巴细胞增多症,非 CLL(慢性淋巴细胞白血病)型/NOS (另见 9823/1)

序号	编码	肿瘤细胞类型及动态
974	9591／3	非霍奇金淋巴瘤 NOS C85.9 B 细胞淋巴瘤 NOS C85.1 淋巴肉瘤,弥漫性／NOS［观察］C85.7 恶性淋巴瘤,弥漫性 NOS C83.9 恶性淋巴瘤,小细胞,无核裂,弥漫性［观察］C83.0 脾脏弥漫性红髓小 B 细胞淋巴瘤 C42.2 C83.0 毛细胞白血病变异体 C83.0 恶性淋巴瘤,小核裂细胞,弥漫性／NOS［观察］C83.1 网状细胞肉瘤,弥漫性／NOS［观察］C83.3 恶性淋巴瘤,淋巴细胞性,低分化,弥漫性［观察］C83.5 恶性淋巴瘤,无核裂细胞 NOS C83.8 恶性淋巴瘤,核裂细胞 NOS［观察］C83.8 恶性淋巴瘤,未分化细胞,非伯基特(Burkitt)／NOS［观察］C83.8 脾 B 细胞淋巴瘤／白血病,不可分型 C42.2 C83.8 恶性淋巴瘤,淋巴细胞性,中分化,结节性［观察］C82.7
975	9596／3	复合性霍奇金和非霍奇金淋巴瘤 C85.7 弥漫性大 B 细胞淋巴瘤与经典型霍奇金淋巴瘤之间的 B 细胞淋巴瘤 C85.7
976	9597／3	原发性皮肤滤泡中心淋巴瘤 C44.- C82.6
977	9650／3	霍奇金淋巴瘤 NOS C81.9 经典型霍奇金淋巴瘤移植后淋巴增生性疾病 C81.9
978	9651／3	(经典型)霍奇金淋巴瘤,富淋巴细胞性(LRCHL) 霍奇金淋巴瘤,淋巴细胞(-组织细胞)为主型,弥漫性／NOS［观察］
979	9652／3	(经典型)霍奇金淋巴瘤,混合细胞型 NOS(MCHL)
980	9653／3	(经典型)霍奇金淋巴瘤,淋巴细胞减少／消减型 NOS(LDHL)
981	9654／3	(经典型)霍奇金淋巴瘤,淋巴细胞减少型,弥漫性纤维化
982	9655／3	(经典型)霍奇金淋巴瘤,淋巴细胞减少型,网状
983	9659／3	霍奇金淋巴瘤,结节性淋巴细胞为主型(NLPHL) 霍奇金副肉芽肿,结节性／NOS［观察］
984	9661／3	霍奇金肉芽肿［观察］
985	9662／3	霍奇金肉瘤［观察］
986	9663／3	(经典型)霍奇金淋巴瘤,结节硬化型 NOS(NSHL)
987	9664／3	(经典型)霍奇金淋巴瘤,结节硬化型,富细胞相
988	9665／3	(经典型)霍奇金淋巴瘤,结节硬化型,1 级 霍奇金淋巴瘤,结节硬化型,淋巴细胞为主／混合细胞
989	9667／3	(经典型)霍奇金淋巴瘤,结节硬化型,2 级 霍奇金淋巴瘤,结节硬化型,淋巴细胞减少／合体细胞变异

序号	编码	肿瘤细胞类型及动态
990	9671/3	恶性淋巴瘤,(淋巴)浆细胞性/样(另见9761/3) 浆细胞淋巴瘤;免疫细胞瘤[观察]
991	9673/1	原位套细胞(淋巴)瘤
992	9673/3	(外)套细胞淋巴瘤/外套区淋巴瘤[观察],包括所有变异:母细胞性、多形性、小细胞 C83.1 恶性淋巴瘤,淋巴细胞/中心细胞性(中分化,弥散性)[观察]C83.1 恶性淋巴瘤样息肉病 C83.1
993	9675/3	恶性淋巴瘤,小细胞大细胞混合型,弥漫性[观察](另见9690/3)C83.2 → C82.5 恶性淋巴瘤,淋巴细胞-组织细胞混合型,弥漫性[观察]C83.2 → C82.5 恶性淋巴瘤,混合细胞型,弥漫性[观察]C83.2 → C82.5 恶性淋巴瘤,中心母细胞-中心细胞性,弥漫性/NOS[观察]C83.2 → C82.5
994	9678/3	原发渗出性淋巴瘤 C83.8
995	9679/3	纵隔大B细胞淋巴瘤 C38.1-3 胸腺大B细胞淋巴瘤 C37.9
996	9680/1	EB病毒阳性黏膜皮肤溃疡
997	9680/3	恶性淋巴瘤,大B细胞性,弥漫性,(中心母细胞性)NOS 恶性淋巴瘤,大(B)细胞性 NOS C83.3 恶性淋巴瘤,组织细胞性,弥漫性/NOS[观察]C83.3 恶性淋巴瘤,大细胞,核裂和无核裂[观察]C83.3 恶性淋巴瘤,大细胞/无核裂,(弥漫性)NOS[观察]C83.3 恶性淋巴瘤,大核裂细胞 NOS[观察]C83.3 恶性淋巴瘤,大细胞,核裂,弥漫性/NOS[观察]C83.3 恶性淋巴瘤,大细胞,无核裂,弥漫性/NOS C83.3 血管内(大)B细胞淋巴瘤 C49.9 C83.3 → 9712/3 血管内皮瘤病 C49.9 C83.3;向血管性淋巴瘤 C49.9 C83.3 富T细胞/组织细胞大B细胞淋巴瘤 C83.3 → 9688/3 间变性大B细胞淋巴瘤 NOS C83.3 弥漫性大B细胞淋巴瘤(DLBCL),伴有慢性炎症/EB病毒阳性 C83.3 弥漫性大B细胞淋巴瘤,原发性中枢神经系统 C70.-/C71.-/C72.- C83.3 弥漫性大B细胞淋巴瘤与伯基特(Burkitt)淋巴瘤之间的B细胞淋巴瘤 C83.3 原发性皮肤弥漫性大B细胞淋巴瘤,腿型 C44.7 C83.3 高级别B细胞淋巴瘤,伴有 MYC 和 BCL2 和/或 BCL6 重排 C83.3 玻璃体视网膜淋巴瘤 C69.2 C83.3
998	9684/3	恶性淋巴瘤,[大(B)细胞,弥漫性]免疫母细胞性 C83.3 免疫母细胞肉瘤 C83.3

序号	编码	肿瘤细胞类型及动态
999	9687/3	伯基特(Burkitt)瘤［观察］C83.7 伯基特(样)淋巴瘤,伴有11q畸变/NOS(另见9826/3),包括所有变异 C83.7 恶性淋巴瘤,未分化/小无核裂细胞,伯基特型［观察］C83.7 伯基特(Burkitt)细胞白血病 急性白血病,伯基特型［观察］ B细胞急性淋巴细胞白血病(BALL)［观察］ L3型白血病,FAB L3［观察］ 急性淋巴细胞白血病,成熟B细胞型
1000	9688/3	富含T细胞(或组织细胞)大B细胞淋巴瘤 C83.3
1001	9689/3	脾缘区(B细胞)淋巴瘤 NOS C42.2 脾淋巴瘤,伴有绒毛状淋巴细胞 C42.2
1002	9690/3	滤泡淋巴瘤 NOS (另见9675/3) C82.9 恶性淋巴瘤,滤泡中心,滤泡性 NOS C82.9 恶性淋巴瘤,中心母细胞-中心细胞性,滤泡性［观察］C82.9 恶性淋巴瘤,淋巴细胞性,结节性 NOS［观察］C82.9
1003	9691/3	滤泡淋巴瘤,2级 C82.1 恶性淋巴瘤,小核裂细胞和大细胞混合型,滤泡性［观察］C82.1 恶性淋巴瘤,淋巴细胞-组织细胞混合型,结节性［观察］C82.1 恶性淋巴瘤,混合细胞型,滤泡性/结节性［观察］C82.1
1004	9695/1	原位滤泡性(淋巴)瘤
1005	9695/3	滤泡淋巴瘤,1级 C82.0 恶性淋巴瘤,小核裂细胞,滤泡性［观察］C82.0 滤泡淋巴瘤,小核裂细胞 C82.0 恶性淋巴瘤,淋巴细胞性,低分化,结节性［观察］C82.0 十二指肠型滤泡性淋巴瘤 C17.0 C82.0
1006	9698/3	滤泡淋巴瘤,3级 C82.2 恶性淋巴瘤,大细胞,滤泡性 NOS C82.2 恶性淋巴瘤,大细胞,无核裂,滤泡性［观察］C82.2 恶性淋巴瘤,组织细胞性,结节性［观察］C82.2 恶性淋巴瘤,无/大核裂细胞,滤泡性 NOS［观察］C82.2 恶性淋巴瘤,大细胞/中心母细胞性,滤泡性 NOS C82.2 恶性淋巴瘤,淋巴细胞性,高分化,结节性［观察］C82.2 滤泡淋巴瘤,3A级 C82.3 滤泡淋巴瘤,3B级 C82.4 大B细胞淋巴瘤,伴有 IRF4 重排 C83.3

序号	编码	肿瘤细胞类型及动态
1007	9699/3	（淋巴结）边缘区（B 细胞）淋巴瘤 NOS 单核细胞样 B 细胞淋巴瘤 C83.0 与黏膜有关的淋巴样组织（MALT）淋巴瘤 C82.7 → C88.4 与支气管有关的淋巴样组织（BALT）淋巴瘤 C34.- C82.7 → C88.4 与皮肤有关的淋巴样组织（SALT）淋巴瘤 C44.- C82.7 → C88.4 原发性脉络膜淋巴瘤 C69.3 C82.7 → C88.4
1008	9700/3	蕈样真菌病 C44.- C84.0；肉芽肿性皮肤松弛 C84.0 佩吉特样（Pagetoid）网状细胞增多症 C84.0
1009	9701/3	塞扎里（塞蔡累/Sezary）病/综合征 C84.1
1010	9702/1	胃肠道惰性 T 细胞淋巴增生性疾病
1011	9702/3	T 细胞淋巴瘤 NOS C84.5，T 区淋巴瘤 C84.4 （成熟/周围的）T 细胞淋巴瘤 C84.4 周围 T 细胞淋巴瘤，多形性小细胞/中细胞和/或大细胞 C84.4 淋巴上皮样淋巴瘤/伦纳特（兰奈尔/Lennert）淋巴瘤 C84.4 淋巴滤泡辅助 型淋巴结外周 T 细胞淋巴瘤 C84.4 滤泡 T 细胞淋巴瘤 C82.7
1012	9705/3	血管免疫母细胞性（T 细胞）淋巴瘤 C84.4 → C86.5 周围性 T 细胞淋巴瘤，AILD（血管免疫母细胞性淋巴结病，伴有异常蛋白 血症）[观察] C84.4 → C86.5
1013	9708/3	皮下脂膜炎样 T 细胞淋巴瘤 C84.5 → C86.3
1014	9709/1	原发性皮肤 CD4 阳性的小/中 T 细胞淋巴增生性疾病/淋巴瘤 C44.-
1015	9709/3	皮肤 T 细胞淋巴瘤 NOS C44.- 皮肤型淋巴瘤 NOS [观察] C44.- C84.5 → C84.8 原发性皮肤 CD8 阳性侵袭性表皮细胞毒性 T 细胞淋巴瘤 C44.- C84.8 原发性皮肤肢端 CD8 阳性 T 细胞淋巴瘤 C44.- C84.8
1016	9712/3	血管内大 B 细胞淋巴瘤 C49.9
1017	9714/3	间变性大细胞淋巴瘤，T 细胞和无标记细胞型 C84.5 → C84.6 大细胞（Ki-1+）淋巴瘤 [观察] C84.5 → C84.6 间变性大细胞淋巴瘤，CD30+/NOS 间变性大细胞淋巴瘤，ALK（间变性淋巴瘤激酶）阳性 C84.6
1018	9715/3	间变性大细胞淋巴瘤，ALK 阴性 C84.7 乳房植入物相关的间变性大细胞淋巴瘤 C50.- C84.7
1019	9716/3	肝脾 γ-δ 细胞淋巴瘤 C84.5 → C86.1 肝脾 T 细胞淋巴瘤 C84.5 → C86.1
1020	9717/3	（肠病型/单一上皮性）肠 T 细胞淋巴瘤 C84.5 → C86.2 与肠病相关的 T 细胞淋巴瘤 C84.5 → C86.2

序号	编码	肿瘤细胞类型及动态
1021	9718/1	原发皮肤的 CD30+ T 细胞淋巴细胞增生紊乱 C44.- 淋巴瘤样丘疹病 C44.-
1022	9718/3	原发皮肤的 CD30+ T 细胞淋巴细胞增生紊乱 C44.- 原发皮肤的间变性/CD30+ 大（T）细胞淋巴瘤 C44.- C84.5 → C86.6
1023	9719/3	自然杀伤（NK）/T 细胞淋巴瘤,鼻和鼻型 C84.5 → C86.0 自然杀伤（NK）/T 细胞淋巴瘤,NOS C84.5 → C84.9 血管中心性 T 细胞淋巴瘤［观察］C84.5 恶性（中线）/多形性网状细胞增生症 NOS［观察］C85.7
1024	9724/3	儿童系统性 EB 病毒阳性 T 细胞淋巴增殖性疾病 C84.5
1025	9725/1	种痘样水疱样淋巴增生性疾病/淋巴瘤
1026	9726/3	原发性皮肤 γ-δ T 细胞淋巴瘤 C44.- C84.5
1027	9727/3	（前体细胞）淋巴母细胞性淋巴瘤 NOS（另见 9835/3）C83.5 恶性淋巴瘤,曲折细胞［观察］C83.5 淋巴母细胞瘤［观察］C83.5 母细胞性浆细胞样树突状细胞肿瘤 C86.4 母细胞性 NK 细胞淋巴瘤 C86.4
1028	9731/3	浆细胞瘤 NOS C90.2 → C90.3 骨的浆细胞瘤 C40.-/C41.- C90.2 → C90.3 孤立性骨髓瘤 C90.2 → C90.3
1029	9732/3	（多发性/浆细胞）骨髓瘤（病）NOS C42.1
1030	9733/3	浆细胞白血病 C42.1
1031	9734/3	浆细胞瘤,髓外的（不发生在骨内）C90.2
1032	9735/3	浆母细胞性淋巴瘤 C83.3
1033	9737/3	ALK（间变性淋巴瘤激酶）阳性大 B 细胞淋巴瘤 C83.3
1034	9738/3	HHV8（人类疱疹病毒 8 型）相关多中心 Castleman 病引起的大 B 细胞淋巴瘤 C83.3 HHV8 阳性弥漫性大 B 细胞淋巴瘤 C83.3
1035	9740/1	肥大细胞瘤 NOS （弥漫性）皮肤肥大细胞增多症;色素性荨麻疹 皮肤孤立性肥大细胞瘤;真皮外肥大细胞瘤
1036	9740/3	恶性肥大细胞瘤 C96.2;肥大细胞肉瘤 C96.2
1037	9741/1	惰性系统性肥大细胞增多症
1038	9741/3	（全身性）恶性肥大细胞增多症/病 C96.2 系统性肥大细胞增多症,伴有血液克隆性非肥大细胞障碍（AHNMD）C96.2 侵袭性系统性肥大细胞增多症 C96.2

序号	编码	肿瘤细胞类型及动态
1039	9742／3	肥大细胞白血病 C42.1
1040	9749／3	埃德海姆（Erdheim）-切斯特（Chester）病 C96.1 → C96.8
1041	9750／3	恶性组织细胞增多症 C96.1 → C96.8 组织细胞性髓性网状细胞增多症［观察］C96.1 → C96.8
1042	9751／1	郎格汉斯（Langerhans）细胞肉芽肿病／组织细胞增多症 NOS［观察］C96.6 朗格汉斯细胞组织细胞增多症，单发性／多发性 C96.6
1043	9751／3	朗格汉斯细胞组织细胞增多症，播散性 C96.0 朗格汉斯细胞肉芽肿病 C96.6 嗜酸性肉芽肿 C96.6 （急性进行性）组织细胞增生症 X，NOS C96.0 汉（Hand）-许（Schuller）-克（Christian）病［观察］C96.5 莱特勒（莱特雷尔）-西韦（兰脱累-西伟／Letterer-Siwe）病 C96.0 非脂性网状内皮细胞增多症［观察］C96.0
1044	9755／3	（真性）组织细胞（肉）瘤 C96.3 → C96.8
1045	9756／3	郎格汉斯细胞肉瘤 C96.7 → C96.4
1046	9757／3	（交错）树突状细胞肉瘤 NOS 不确定性树突状细胞肿瘤 C96.7 → C96.4
1047	9758／3	滤泡性树突状细胞（肉）瘤 C96.7 → C96.4
1048	9759／3	纤维母细胞性网状细胞肿瘤 C96.7 → C96.4
1049	9760／3	免疫增生性疾病 NOS
1050	9761／1	意义不明的 IgM 单克隆丙种球蛋白病
1051	9761／3	瓦尔登斯特伦（华顿史特郎／Waldenstrom）巨球蛋白血症 C42.0（另见 9671／3）C88.0
1052	9762／3	γ／μ／其他重链（疾）病／富兰克林（Frankin）病 C88.2 α 重链（疾）病 C88.3
1053	9764／3	免疫增生性小肠病 C17.- 地中海淋巴瘤 C88.3
1054	9765／1	意义未确定的单克隆丙种球蛋白病（MGUS） 单克隆丙种球蛋白病（MGUS）NOS
1055	9766／1	血管中心性免疫增生性损害 淋巴瘤样肉芽肿病，1 级／2 级／NOS
1056	9766／3	淋巴瘤样肉芽肿病，3 级 C83.8
1057	9767／1	血管免疫母细胞性淋巴结病（AIC） 免疫母细胞性淋巴结病（IBL）［观察］
1058	9768／1	T-γ 淋巴组织增生性疾病

序号	编码	肿瘤细胞类型及动态
1059	9769/1	免疫球蛋白沉积病/系统性轻链病/原发性淀粉样变性
1060	9800/3	白血病 NOS 慢性白血病 NOS［观察］C95.1 亚急性白血病 NOS［观察］C95.7 非白血性（白细胞缺乏）白血病 NOS［观察］C95.7
1061	9801/3	急性白血病 NOS 母细胞/干细胞/未分化白血病 C95.0
1062	9805/3	急性双表型/混合谱系/双谱系白血病 C95.0
1063	9806/3	混合型急性白血病，伴有 t（9；22）(q34；q11.2)；BCR-ABL1
1064	9807/3	混合型急性白血病，伴有 t（V；11q23)；MLL 基因重排
1065	9808/3	混合表型急性白血病，B 细胞/髓样 NOS
1066	9809/3	混合表型急性白血病，T 细胞/髓样 NOS
1067	9811/3	B 淋巴（母）细胞性白血病/淋巴瘤 NOS B 淋巴细胞性白血病/淋巴瘤，伴有 IAMP21 前体 B 细胞淋巴母细胞性淋巴瘤 前体 B 细胞淋巴母细胞白血病 （普通）前（体）B 细胞急性淋巴细胞白血病 普通急性淋巴细胞白血病（c-All）
1068	9812/3	B 淋巴（母）细胞性白血病/淋巴瘤，伴有 t（9；22）(q34；q11.2)；BCR-ABL1
1069	9813/3	B 淋巴（母）细胞性白血病/淋巴瘤，伴有 t（V；11q23)；MLL 基因重排 C91.0
1070	9814/3	B 淋巴（母）细胞性白血病/淋巴瘤，伴有 t（12；21）(p13；q22)；TEL-AML1（ETV6-RUNX1）
1071	9815/3	B 淋巴（母）细胞性白血病/淋巴瘤，伴有超二倍体 C91.0
1072	9816/3	B 淋巴（母）细胞性白血病/淋巴瘤，伴有亚二倍体（二倍体急性淋巴细胞白血病）C91.0
1073	9817/3	B 淋巴（母）细胞性白血病/淋巴瘤，伴有 t（5；14）(q31；q32)；IL3-IGH
1074	9818/3	B 淋巴（母）细胞性白血病/淋巴瘤，伴有 t（1；19）(q23；p133)；E2A-PBX1（TCF3-PBX1）
1075	9819/3	B 淋巴（母）细胞性白血病/淋巴瘤，BCR-ABL1 样 C91.0
1076	9820/3	淋巴样白血病 NOS［观察］C91.9 亚急性淋巴样/性/细胞白血病［观察］C91.7 非白血性淋巴样/性/细胞白血病［观察］C91.7 淋巴肉瘤细胞白血病［观察］C91.7

序号	编码	肿瘤细胞类型及动态
1077	9823/1	单克隆 B 细胞淋巴细胞增多症, CLL(慢性淋巴细胞白血病)型
1078	9823/3	B 细胞慢性淋巴细胞白血病/小淋巴细胞淋巴瘤 C91.1 慢性淋巴细胞白血病, B 细胞型(BCLL), 包括所有变异 C91.1 慢性淋巴样/性白血病 C91.1 恶性淋巴瘤, 小(B)淋巴细胞性 NOS 恶性淋巴瘤, 淋巴细胞性, 弥散性, 高分化/NOS 恶性淋巴瘤, 小(淋巴)细胞, 弥漫性/NOS
1079	9827/3	成人 T 细胞白血病/淋巴瘤(人类 T 细胞亲淋巴病毒 I 型(HTLV-1)阳性) 包括所有变异 C91.5
1080	9831/3	(T/NK 细胞)大颗粒淋巴细胞白血病/增多症 C91.7 NK 细胞慢性淋巴细胞增生性疾病 C91.7
1081	9832/3	前淋巴细胞白血病 NOS
1082	9833/3	前淋巴细胞白血病, B 细胞型 C91.3
1083	9834/3	前淋巴细胞白血病, T 细胞型 C91.3 → C91.6
1084	9835/3	前体细胞淋巴细胞白血病, 无表型/NOS(另见 9727/3)C91.0 急性淋巴细胞白血病, 前体细胞型/NOS(另见 9727/3)C91.0 急性淋巴细胞白血病/淋巴瘤 NOS C91.0 (急性)淋巴样/性白血病 NOS(另见 9727/3)C91.0 急性淋巴细胞白血病, L1 型 NOS C91.0 L1 型白血病, FAB L1[观察]C91.0 急性淋巴细胞白血病, L2 型 NOS C91.0 L2 型白血病, FAB L2[观察]C91.0
1085	9837/3	前体 T 细胞淋巴细胞白血病 C91.0 前体 T 细胞淋巴母细胞性淋巴瘤 前(体)/皮质/成熟 T 细胞急性淋巴细胞白血病 C91.0 T 淋巴母细胞白血病/淋巴瘤 C91.0 早期 T 细胞前体急性淋巴细胞白血病 C91.0
1086	9840/3	急性髓样白血病(AML), M6 型 C94.0 (急性)红白血病 C94.0 M6(A/B)型白血病 C94.0 (急性)红细胞性骨髓组织增生 NOS C94.0 急性红细胞增多症[观察]C94.0 迪古列尔莫(狄高里莫/Di Guglielmo)病[观察]C94.0

序号	编码	肿瘤细胞类型及动态
1087	9860/3	髓样/性白血病 NOS 粒/粒-单核/非淋巴细胞白血病 NOS C92.7 亚急性髓样/髓性/粒细胞白血病［观察］C92.7 非白血性髓样/髓性/粒细胞白血病［观察］C92.7 嗜酸性粒细胞白血病 C92.7 单核细胞白血病 NOS C93.9 慢性单核细胞白血病 NOS C93.1 亚急性单核细胞白血病 NOS C93.7 非白血性单核细胞白血病 NOS C93.7
1088	9861/3	急性髓(性)/非淋巴/粒细胞白血病 NOS（法-美-英系统或 WHO 分型均未特指者）(另见 9930/3) C92.0
1089	9863/3	慢性髓样/性白血病 NOS 慢性粒/髓细胞白血病 NOS
1090	9865/3	急性髓系白血病,伴有 t（6;9)(p23;q34)；DEK-NUP214
1091	9866/3	急性早幼粒细胞白血病,伴有 t（15;17)(q22;q11-12)/NOS 急性髓样白血病,伴有 PML/RAR-α C92.4 M3 型白血病,FAB M3,包括所有变异 C92.4
1092	9867/3	急性粒-单核细胞白血病 C92.5 M4 型白血病,FAB M4
1093	9869/3	急性髓系白血病,伴有 inv（3)(血管内皮生长因子 3)(q21q22.2)或 t(3;3)(q21;q22.2)；RPN1-EVI1
1094	9870/3	急性嗜碱性细胞白血病 C94.7
1095	9871/3	急性髓样白血病,伴有异常的骨髓嗜酸性粒细胞,包括所有变异 C92.7 急性髓样白血病,伴有 inv（16)(p13;q22)/t（16;16)(p13;q11)/CBF-β/MYH11 C92.5 急性粒-单核细胞白血病,伴有异常的嗜酸粒细胞 C92.5 M4Eo 型白血病,FAB M4Eo C92.5
1096	9872/3	急性髓样白血病,最低分化 C92.0 M0 型白血病,FAB M0 C92.0
1097	9873/3	急性髓样白血病,不伴有成熟 C92.0 M1 型白血病,FAB M1 C92.0
1098	9874/3	急性髓样白血病,伴有成熟 C92.0 M2 型白血病,FAB M2 C92.0
1099	9875/3	慢性髓性/粒细胞白血病,BCR/ABL 阳性/费城染色体(Ph1)阳性/t（9;22)(q34;q11)
1100	9876/3	非典型慢性髓样白血病,BCR/ABL 阴性/费城染色体(Ph1)阴性 C92.2

续表

序号	编码	肿瘤细胞类型及动态
1101	9877/3	急性髓样白血病,伴有变异型 NPM1
1102	9878/3	急性髓样白血病,伴有 CEBPA 双等位基因突变 C92.0
1103	9879/3	急性髓样白血病,伴有突变型 RUNX1
1104	9891/3	(急性)单核(母)细胞白血病 NOS M5 型白血病,FAB M5,包括所有变异 C93.0
1105	9895/3	急性髓样白血病,伴有多谱系发育不良 C92.0 → C92.8 急性髓样白血病,伴有/不伴有(早发)骨髓增生异常综合征 C92.0 → C92.8
1106	9896/3	急性髓样白血病,M2 型白血病,FAB M2,伴有 t(8;21)(q22;q22)/AML1(CBF-α)/ETO 急性髓样白血病,伴有 t(8;21)(q22;q22);RUNX1-RUNX1T1
1107	9897/3	急性髓样白血病,伴有 11q23 异常/MLL
1108	9898/1	短暂性异常骨髓生成
1109	9898/3	髓系白血病,伴有唐氏综合征 C92.7
1110	9910/3	急性巨核母细胞白血病 C94.2;巨核细胞白血病 C94.2 M7 型白血病,FAB M7
1111	9911/3	急性髓系白血病(巨核细胞),伴有 t(1;22)(p13;q13);RBM15-MKL1
1112	9912/3	急性髓样白血病,伴有 BCR-ABL1
1113	9920/3	与治疗有关的急性髓样白血病,与烷化剂/表鬼白毒素有关/NOS 与治疗有关的髓系肿瘤 C92.0 → C94.6
1114	9930/3	髓样/粒细胞肉瘤(另见 9861/3)C92.3;绿色瘤 C92.3
1115	9931/3	急性全骨髓增殖症(伴有骨髓纤维化)NOS C42.1 急性骨髓纤维化/硬化 NOS/恶性骨髓硬化[观察]C94.4
1116	9940/3	毛细胞白血病 C42.1 白血病性网状内皮细胞增多症 C91.4
1117	9945/3	慢性粒-单核细胞白血病,I 型/II 型/NOS 在变换的慢性粒-单核细胞白血病[观察]
1118	9946/3	少年(慢性)粒-单核细胞白血病 C92.1 → C93.3
1119	9948/3	侵袭性自然杀伤(NK)细胞白血病 C94.7
1120	9950/3	真性/增生性/慢性红细胞增多症 C94.7
1121	9960/3	(慢性)骨髓增生性疾病/肿瘤/紊乱 NOS

序号	编码	肿瘤细胞类型及动态
1122	9961/3	骨髓硬化,伴有髓样化生 C96.7 骨髓纤维化作为骨髓增生性疾病的结果 C96.7 (慢性)特发性骨髓纤维化 C96.7 原因不明性髓样化生 C96.7 巨核细胞性骨髓硬化 C96.7 骨髓纤维化,伴有髓样化生 C96.7
1123	9962/3	原发性/特发性(出血性)血小板增多症 C96.7
1124	9963/3	慢性中性粒细胞白血病 C92.1
1125	9964/3	嗜酸性粒细胞增多综合征 C92.1 慢性嗜酸性粒细胞白血病 C92.1
1126	9965/3	髓样和淋巴肿瘤,伴有 PDGFRA 重排 C96.7
1127	9966/3	髓样肿瘤,伴有 PDGFRB 重排 C92.7
1128	9967/3	髓样和淋巴肿瘤,伴有 FGFR1 异常 C96.7
1129	9968/3	髓样和淋巴肿瘤,伴有 PCM1-JAK2
1130	9970/1	淋巴组织增生性紊乱/病 NOS
1131	9971/1	移植后淋巴增生性疾病(PTLD) NOS（另见 9650/3） 多形性移植后淋巴增生性疾病
1132	9975/3	骨髓增生异常,不能归类 C92.7 → C94.6 骨髓增生性(疾病/肿瘤),不能归类 C96.7 → C94.6
1133	9980/3	难治性贫血(不伴有铁粒幼细胞) C92.7 → C94.6 骨髓增生异常综合征,伴单系异型增生 C92.7 → C94.6 难治性中性粒细胞减少症 C92.7 → C94.6 难治性血小板减少症（另见 9980/3） C92.7 → C94.6
1134	9982/3	难治性贫血,伴有(环状)铁粒幼细胞(标记性血小板增多症相关),RARS
1135	9983/3	难治性贫血,伴有母/胚细胞过多,RAEB（Ⅰ/Ⅱ）
1136	9984/3	难治性贫血,伴有转化中的母细胞过多,RAEB-T［观察］
1137	9985/3	(儿童)难治性血细胞减少症,伴有多谱系发育不良 C92.7 → C94.6
1138	9986/3	骨髓增生异常综合征,伴有 5q 缺失(5q-)综合征 C92.7 → C94.6
1139	9987/3	与治疗有关的骨髓增生异常综合征,与烷化剂/表鬼白毒素有关/NOS
1140	9989/3	骨髓增生异常综合征 NOS 白血病前期(综合征)［观察］C92.7 → C94.6
1141	9993/3	骨髓增生异常综合征,伴有环状纤维母细胞和多谱系发育不良（另见 9980/3） C92.7 → C94.6

第十二章
肿瘤编码规则新版

International Statistical Classification of Diseases and
Related Health Problems

10th Revision（ICD-10）WHO Version for 2019

国际疾病及相关健康问题统计分类

第十次修订（2019 年版）

ICD-10.2019

International Classification of
Diseases for Oncology

Third Edition，Second Revision

国际肿瘤学分类
第三版第二次修订

ICD-O-3.2

使用说明

（1）形如：C00-D48 肿瘤、800 肿瘤 NOS 仅表示其以下的一系列编码所属的范围和意义，仅为了方便检索而突出显示。

（2）形如：C83.2 小细胞和大细胞混合型（弥漫性）9675/3、C83.2 → C82.5、8152/1 → 8152/3，覆盖删除线的编码或文字是 ICD-10 或 ICD-O-3 初版升级到新版时删除的，→后编码是删除内容在新版的位置，部分编码没有对应。

（3）形如：C79.9、（未写明原发部位不明）、（混合性）、8023/3,表示该编码或文字是 ICD-10 或 ICD-O-3 初版中没有,为新版新增。

（4）形如：胃（贲门）－食管连接处,表示该编码文字是易混淆的,因此予以灰度底纹强调。

（5）形如：→ C70.0、→ C92.7 → C94.6 、→ C81.0 → C81.4,表示转换的 ICD-10 编码,框线内为初版编码,已被后继的更新编码替代。

（6）在《ICD-10 与 ICD-O-3 解剖部位编码》中：

① 凡 ICD-10 与 ICD-O-3 解剖部位编码相同者,只列出一个码;

② 凡 ICD-10 与 ICD-O-3 解剖部位编码不同者,则分别列出,前为 ICD-10 编码,后为 ICD-O-3 解剖部位编码;

③ 为便于编码,部分诊断名称后已注明 ICD-O-3 病理学编码。

（7）在《ICD-O-3 形态学编码》中：

① 形如：8000/6、8000/9,根据原发肿瘤登记原则,不推荐使用;

② 形如：燕麦细胞癌 C34.-,文字后所列编码为原著中推荐的该形态学类型常见（非绝对）的发生部位,即 ICD-O-3 部位编码;

③ 形如：8077/2 宫颈上皮内瘤变,Ⅱ级（CINII）C53.- D06.-,文字后所列编码,前者为原著推荐的 ICD-O-3 部位编码,后者为编者推荐的对应 ICD-10 编码,9650/3 之后的部分多数只有后者。

第一节　ICD-10 编码

C00-C97　恶性肿瘤

C00-C75　指定部位原发恶性肿瘤,不包括:淋巴、造血和相关组织

C00-C14　唇、口腔和咽

D32-D33　D42-D43　肿瘤

C00　　　　唇,不包括:唇皮肤（C43.0／C44.0）

C00.0　　　（外）上唇:口红区／唇红缘／NOS

C00.1　　　（外）下唇:口红区／唇红缘／NOS

C00.2	外唇/唇红缘 NOS	
C00.3	上唇:内面/颊侧面/系带/黏膜/口腔面	
C00.4	下唇:内面/颊侧面/系带/黏膜/口腔面	
C00.5	(上/下)唇:内面/颊侧面/系带/黏膜/口腔面/内唇	
C00.6	唇联合	
C00.8	唇交搭跨越的损害	
C00.9	唇 NOS	

NOS：Not Otherwise Specified 未特指,下同。

C01 **舌根/舌底部**

C01　　C01.9 舌根(背面)/舌底部/舌固定部分 NOS/舌后1/3

C02 **舌的其他部位和 NOS**

C02.0　舌前2/3的背面,不包括:舌根(C01)

C02.1　舌缘/舌尖

C02.2　舌前2/3的腹面/舌系带

C02.3　舌前2/3NOS/舌中1/3/舌活动部分

C02.4　舌扁桃体,不包括:扁桃体 NOS（C09.9）

C02.8　交搭跨越的损害/舌连接区;舌,不能分类于 C01-C02.4

C02.9　舌 NOS

C03 **牙龈;牙槽(嵴)黏膜;不包括:牙源性恶性肿瘤(C41.0/C41.1)**

C03.0　上(颌)牙龈/上牙槽(嵴)黏膜/上牙槽

C03.1　下(颌)牙龈/下牙槽(嵴)黏膜/下牙槽

C03.9　牙龈 NOS

C04 **口底**

C04.0　口底前部,前磨牙与尖牙连接处前

C04.1　口底侧部

C04.8　口底交搭跨越的损害

C04.9　口底 NOS

C05 **腭**

C05.0 硬腭

C05.1 软腭 NOS,不包括:软腭的鼻咽面（C11.3）

C05.2 悬雍垂

C05.8 腭伧交搭跨越的损害

C05.9 口顶 / 腭 NOS

C06 口的其他部位和 NOS

C06.0 颊黏膜 NOS / 颊内侧面 / 颊内部

C06.1 口前庭 / 牙槽沟 /（上 / 下）颊沟 /（上 / 下）唇沟

C06.2 磨牙后区 / 磨牙后三角（区）

C06.8 口的其他和 NOS 交搭跨越的损害

C06.9 颊腔 / 口腔黏膜 / 小涎腺 / 口（腔） NOS

C07 腮腺

C07 C07.9 腮腺 NOS / 腮腺管 / 斯滕森（Stensen）管

C08 大涎腺的其他和 NOS,不包括:特指按其解剖部位分类的小涎腺:
小涎腺 NOS（C06.9）、腮腺（C07）

C08.0 （下）颌下腺 / 下颌下腺管 /（沃顿 / Wharton）管

C08.1 舌下腺（管）

C08.8 大涎腺交搭跨越的损害,不能分类于 C07-C08.1

C08.9 （大）涎腺 NOS,不包括:小涎腺 NOS（C06.9）

C09 扁桃体,不包括:舌扁桃体（C02.4）、扁桃体（C11.1）

C09.0 扁桃体窝

C09.1 （前 / 后）扁桃体柱 / 咽门柱 / 舌腭襞

C09.8 扁桃体交搭跨越的损害

C09.9 （咽门 / 腭）扁桃体 NOS,不包括:舌扁桃体（C02.4）、咽扁桃体（C11.1）

C10 口咽,不包括:扁桃体（C09.-）

C10.0 会厌谷

C10.1 会厌前面 / 会厌游离缘［边缘］舌会厌褶,不包括:会厌（舌骨上部

分）NOS（C32.1）

C10.2	口咽侧壁／中咽侧壁
C10.3	口咽后壁／中咽后壁
C10.4	鳃裂／鳃裂囊肿［肿瘤的部位］
C10.8	口咽交搭跨越的损害／口咽连接处
C10.9	2B6A 口咽／中咽／咽门 NOS

C11　鼻咽

C11.0	鼻咽上壁／鼻咽顶
C11.1	鼻咽后壁／腺样体／咽扁桃体
C11.2	鼻咽侧壁／咽鼓管开口／罗森米勒（Rosenmuller）窝／咽隐窝 C11.3 鼻咽前壁／鼻咽底／软腭的鼻咽（后／上）面／咽穹隆／鼻后缘鼻后孔／鼻后缘鼻中隔／鼻中隔后缘
C11.8	鼻咽交搭跨越的损害
C11.9	鼻咽（壁）NOS

C12　梨状窦

C12	C12.9 梨状窦／梨状窝

C13　咽下部／下咽，不包括：梨状窦（C12）

C13.0	环状软骨后部（区）／咽环状软骨／环状软骨 NOS
C13.1	构状会厌褶（襞）（咽下面／边缘区 NOS），构状软骨褶（襞）不包括：构状会厌褶（襞）的喉面（C32.1）
C13.2	下咽后壁
C13.8	下咽交搭跨越的损害
C13.9	喉咽／下咽（壁）NOS

C14　唇，口腔和咽的其他和 NOS，不包括：口腔 NOS （C06.9）

C14.0	咽（喉）／咽（侧／后）壁 NOS
C14.2	瓦尔代尔（Waldeyer）扁桃体环
C14.8	唇、口腔和咽交搭跨越的损害 不能分类于 C00.0-C14.2

C15-C26　消化器官

C15	**食管**
C15.0	食管颈部（段）
C15.1	食管胸部（段）
C15.2	食管腹部（段）
C15.3	食管上 1/3，食管近端为 1/3
C15.4	食管中 1/3
C15.5	食管下 1/3，食管远端 1/3
C15.8	食管交搭跨越的损害
C15.9	食管 NOS
C16	**胃**
C16.0	贲门（口）NOS；胃（贲门）-食管连接处
C16.1	胃底
C16.2	胃体
C16.3	胃窦 / 幽门窦
C16.4	幽门（前 / 管）
C16.5	胃小弯 NOS，胃角
C16.6	胃大弯 NOS
C16.8	胃交搭跨越的损害，胃前 / 后壁 NOS
C16.9	胃 NOS
C17	**小肠**
C17.0	十二指肠
C17.1	空肠
C17.2	回肠，不包括：回盲瓣（C18.0）
C17.3	麦克尔（Meckel）憩室
C17.8	小肠交搭跨越的损害
C17.9	小肠 NOS
C18	**结肠**

C18.0   盲肠／回盲（瓣／连接处）

C18.1   阑尾

C18.2   升结肠／右侧结肠

C18.3   结肠肝曲

C18.4   横结肠

C18.5   （结肠）脾曲

C18.6   降结肠／左侧结肠

C18.7   乙状结肠／盆结肠 NOS／结肠的乙状结肠曲,不包括:直肠乙状结肠连接处（C19）

C18.8   结肠交搭跨越的损害

C18.9   结肠 NOS;大肠,不包括:直肠乙状结肠连接处（C19）和直肠 NOS（C20）

C19   **直肠乙状结肠连接处**

C19   C19.9 直肠乙状结肠连接处／骨盆直肠连接处;结肠,伴有直肠／直肠乙状结肠 NOS

C20   **直肠**

C20   C20.9 直肠壶腹／直肠 NOS

C21   **肛门和肛管**

C21.0   肛门 NOS,不包括:肛门边缘／皮肤／肛周皮肤（C43.5／C44.5）

C21.1   肛管／肛门括约肌

C21.2   泄殖腔源性区

C21.8   直肠、肛门和肛管交搭跨越的损害,肛门直肠连接处,不能分类于 C20-C21.2

C22   **肝和肝内胆管,不包括:胆道 NOS（C24.9）、肝继发（C78.7）**

C22.0   C22.0 肝细胞癌 817-／3-8180／3

C22.1   C22.1 肝内胆管（癌）／胆（小）管（癌） 816-／3

C22.2   C22.0 肝母细胞瘤 8970／3

C22.3   C22.0 肝血管肉瘤 9120／3,肝巨噬（枯否）细胞肉瘤 9124／3

C22.4   C22.0／C22.1 肝的其他肉瘤

C22.7	C22.0 / C22.1 其他特指的肝癌
C22.9	C22.0 / C22.1 肝 NOS 8000 / 39

C23	**胆囊**
C23.9	C23 胆囊

C24	**胆道的其他部位和 NOS, 不包括: 肝内胆管(C22.1)**
C24.0	肝(外)(胆)管 / 胆囊管 / 胆(总)管 / 肝门胆管 奥迪氏(Oddi)扩约肌
C24.1	法特 / 瓦尔特(Vater)壶腹(周围)
C24.8	胆道交搭跨越的损害, 包括: 累及肝内和肝外胆管的胆道不能分类 于 C22.0– C24.1
C24.9	胆道 NOS

C25	**胰**
C25.0	胰头
C25.1	胰体
C25.2	胰尾
C25.3	胰管 / 圣托里尼(Santorini)管 / 维尔松(Wirsung)管
C25.4	郎格汉斯(Langerhans)胰岛
C25.7	胰颈 / 胰的其他特指部位
C25.8	胰交搭跨越的损害
C25.9	胰 NOS

C26	**消化器官的其他和 NOS, 不包括: 腹膜和腹膜后的(C48.-)**
C26.0	肠(道) NOS
C26.1	C42.2　脾, 不包括: 淋巴瘤(C81.0–C85.9)
C26.8	消化系统交搭跨越的损害, 不包括: 贲门–食管连接处(C16.0)
C26.9	胃肠道, 消化管 / 道 / 器官 / 系统 NOS

C30–C39	**呼吸和胸腔内器官**
	包括: 中耳; 不包括: 间皮瘤(C45.-)
C30	**鼻腔和中耳**

C30.0	鼻腔／孔／前庭／中隔／甲／软骨／黏膜，内鼻，不包括：鼻中隔和鼻后孔后缘（C11.3）鼻骨（C41.0）、鼻皮肤（C43.3／C44.3）、嗅球（C72.2）、鼻 NOS（C76.0）
C30.1	中耳／内耳／乳突气泡／乳突窦／咽鼓管／欧氏管（耳管）／鼓室腔，不包括：耳骨（道）（C41.0）、耳软骨（C49.0）、外耳道、耳皮肤（外部）（C43.2／C44.2）
C31	**副鼻窦**
C31.0	上颌窦／海默尔窦 NOS
C31.1	筛窦
C31.2	额窦
C31.3	蝶窦
C31.8	副鼻窦交搭跨越的损害
C31.9	鼻旁窦／副鼻窦 NOS
C32	**喉**
C32.0	内喉／喉联合／声门／（真）声带 NOS
C32.1	外喉／声门上／假声带／喉室带／杓状会厌褶（襞）的喉面／会厌后面（喉面）／会厌（舌骨上部分）NOS，不包括：会厌前面（C10.1）、杓状会厌褶（襞）、咽下面／边缘区／OS（C13.1）
C32.2	声门下
C32.3	喉软骨／杓／环／楔／甲状软骨
C32.8	喉交搭跨越的损害
C32.9	喉 NOS
C33	**气管**
C33	C33.9 气管
C34	**支气管和肺**
C34.0	主支气管／气管隆嵴／隆凸／（肺）门
C34.1	上叶，支气管或肺／肺小舌
C34.2	中叶，支气管或肺
C34.3	下叶，支气管或肺

C34.8	支气管和肺交搭跨越的损害
C34.9	支气管或肺 / 细支气管 / 支气管源性 NOS

C37	**胸腺**
C37	C37.9 胸腺

C38	**心脏、纵隔和胸膜,不包括:间皮瘤（C45.-）**
C38.0	心脏 / 心室 / 心房 / 心包 / 心肌 / 心内（外）膜　不包括:大血管（C49.3）
C38.1	前纵隔
C38.2	后纵隔
C38.3	纵隔 NOS
C38.4	（壁 / 脏）胸膜 NOS
C38.8	心脏、纵隔和胸膜交搭跨越的损害

C39	**呼吸和胸腔内器官的其他和 NOS**
	不包括:胸腔内 NOS（C76.1）、胸部 NOS（C76.1）
C39.0	上呼吸道 NOS
C39.8	呼吸和胸腔内器官交搭跨越的损害
C39.9	呼吸系统内 / 呼吸道 NOS

C40-C41　骨和关节软骨

不包括:骨髓 NOS（C96.7）、滑膜（C49.-）

C40	**四肢的骨和关节软骨**
C40.0	上肢长骨、肩胛骨和有关的关节,（前）臂骨 / 肩骨 / 肱骨 桡骨 / 肩胛骨 / 尺骨 / 肩锁关节 / 肘关节 / 肩胛带
C40.1	上肢短骨和有关的关节,（拇 / 手）指骨 / 手骨 / 腕骨 / 掌骨 / 手关节 / 腕关节
C40.2	下肢长骨和有关的关节,腿骨 / 股骨 / 腓骨 / 胫骨 / 膝关节 NOS / 半月板软骨 / 膝关节（外 / 内）侧半月板
C40.3	下肢短骨和有关的关节,踝骨 / 足（跟 / 趾）骨 / 趾骨 / 跖骨 / 髌骨 / 跗骨 / 踝关节 / 足关节

C40.8　四肢的骨、关节和关节软骨交搭跨越的损害

C40.9　四肢的骨和关节软骨 NOS

C41　骨、关节和关节软骨的其他部位和 NOS，不包括：鼻软骨（C30.0）、喉软骨（C32.3）、四肢的（软）骨（C40.-）、耳软骨（C49.0）

C41.0　颅和面骨和有关的关节，（上）颌骨／眶骨／筛骨／面骨／额骨2B5Z／舌骨／鼻骨／枕骨／顶骨／蝶骨／颞骨／颧骨／颅骨（斜坡），骨内性或牙源性的癌，不包括：（下）颌骨（C41.1）；以下骨内性或牙源性外的任何类型的癌：上颌（C03.0）、上颌窦（C31.0）

C41.1　（下）颌骨 NOS／颞颌关节，骨内性或牙源性的癌，

　　　　不包括：上颌骨（C41.0），以下的骨内性或牙源性外的任何类型的癌：下颌（C03.1）／颌 NOS（C03.9）

C41.2　脊柱／寰椎／枢椎／脊椎／髓核／椎间盘／背骨

　　　　不包括：骶骨和尾骨（C41.4）

C41.3　肋骨、胸骨、锁骨和有关关节，肋软骨／肋椎关节／胸肋关节

C41.4　盆骨、骶骨、尾骨和有关关节，髋臼／髂骨／尾骨／骶骨／无名骨／坐骨／骨盆骨／耻骨（联合）／骶骨／髋关节

C41.8　骨、关节和关节软骨交搭跨越的损害

C41.9　骨和关节软骨／骨骼骨 NOS

C42　造血和网状内皮系统

C42.0　血液

C42.1　骨髓

C42.2　脾（ICD-10：C26.1）

C42.3　网状内皮系统 NOS

C42.4　造血系统 NOS

C42.-　仅用于 ICD-0-3，无单一对应的 ICD-10 编码，一般对应 ICD-10编码范围为 C81.0-C96.9.

C43-C44　皮肤的黑色素瘤和皮肤

C43　皮肤恶性黑色素瘤，872-／3-879-／3，不包括：生殖器官皮肤恶性黑色素瘤（C51.0-C52／C60.-／C63.-）及非皮肤的恶性黑色素瘤

C43.0	C44.0 唇恶性黑色素瘤,不包括:唇红缘(C00.0-C00.2)
C43.1	C44.1 眼睑恶性黑色素瘤,包括眦
C43.2	C44.2 耳和外耳道恶性黑色素瘤
C43.3	C44.3 面部其他和 NOS 部位的恶性黑色素瘤
C43.4	C44.4 头皮和颈恶性黑色素瘤
C43.5	C44.5 躯干恶性黑色素瘤,肛门 / 肛周的边缘皮肤、乳房皮肤,不包括:肛门(C21.0)
C43.6	C44.6 上肢恶性黑色素瘤,包括肩
C43.7	C44.7 下肢恶性黑色素瘤,包括髋
C43.8	C44.8 皮肤交搭跨越的恶性黑色素瘤
C43.9	C44.9 皮肤恶性黑色素瘤 / 黑色素瘤 NOS

C44　**皮肤,包括:皮脂腺、汗腺;不包括:皮肤恶性黑色素瘤(C43.-)、卡波西肉瘤(C46.-)、生殖器官皮肤(C51.0-C52 / C60. / C63.-)、外阴皮肤(C51.-)、阴茎皮肤(C60.9)、阴囊皮肤(C63.2)**

C44.0　唇基底细胞癌 809- / 3:(上 / 下)唇皮肤 NOS,不包括:唇(C00.-)

C44.1　眼睑皮肤,包括(内 / 外)眦 NOS、(上 / 下)睑 / 睑板腺,不包括:眼睑结缔组织(C49.0)

C44.2　耳和外耳道皮肤 NOS;外耳 / 耳廓(皮肤)NOS;耳轮 / 耳屏 / 耳甲 / 耳垂 /(外)耳道(口)/ 耵聍腺,不包括:耳结缔组织(C49.0)

C44.3　面部其他部位和 NOS 的皮肤;颊 / 颏 / 面 / 额 / 颌 / 鼻 / 颞皮肤,鼻柱 / 鼻翼 / 外鼻 / 眉毛 / 外颊 / 颏括:耳结缔组织(C49.0)

C44.3　面部其他部位和 NOS 的皮肤;颊 / 颏 / 面 / 额 / 颌 / 鼻 / 颞皮肤,鼻柱 / 鼻翼 / 外鼻 / 眉毛 / 外颊 / 颏 / 额 / 颞

C44.4　头颅和颈部皮肤;头皮;颈区 / 锁骨上区皮肤

C44.5　躯干 / 乳房 / 胸(壁)/ 腹部 / 腹壁 / 腋 / 背 / 臀 / 胁腹 / 腹股沟(区)皮肤 / 会阴 / 脐 / 锁骨下区 / 骶尾区 / 肩胛区 / 肛门 / 肛周的边缘皮肤;脐 NOS,不包括:肛门 NOS(C21.0)

C44.6　上肢和肩 / 肘(窝)/(前)臂 / 手(指 / 掌)/ 肩 / 拇指 / 上肢 / 腕皮肤 / 指甲

C44.7　下肢皮肤,包括髋 / 踝 /(小 / 大)腿 / 足(跟 / 底)/ 部 / 膝 / 下

　　　　　　　　肢 / 腘窝 / 趾 / 皮肤 / 趾甲

C44.8　　　　皮肤交搭跨越的损害

C44.9　　　　皮肤 NOS,不包括:大阴唇皮肤(C51.0)、外阴皮肤(C51.9)、阴茎皮肤(C60.9)、阴囊皮肤(C63.2)

　　　　　　　　以上部位或部位指向模糊的基底细胞癌 809-/3,编码在 C44。

C45-C49　间皮组织和软组织

C45　　　　　**间皮瘤,905-/3**

C45.0　　　　C38.4 胸膜间皮瘤

C45.1　　　　C48.-　腹膜间皮瘤,腹膜(壁层)(骨盆的),(结)肠系膜 / 网膜

C45.2　　　　C38.0 心包间皮瘤,不包括:心包(C38.0)

C45.7　　　　其他部位的间皮瘤 C45.9C80.9 间皮瘤 NOS / C45.- 仅用于 ICD-10,注意避免与间质性肿瘤混淆。

C46　　　　　**卡波西肉瘤,9140/3**

C46.0　　　　C44. 皮肤卡波西肉瘤

C46.1　　　　C49.- 软组织卡波西肉瘤

C46.2　　　　C05. 腭卡波西肉瘤

C46.3　　　　C77.- 淋巴结卡波西肉瘤

C46.7　　　　其他部位的卡波西肉瘤

C46.8　　　　C80.9 多器官的卡波西肉瘤

C46.9　　　　C80.9 卡波西肉瘤 NOS

C46.-　　　　仅用于 ICD-10,登记时应注意复核

C47　　　　　**周围神经和自主神经系统,包括:周围神经、自主神经、神经节、神经、脊神经、(副)交感神经系统**

C47.0　　　　颈丛,头、面和颈部的:颊 / 额 / 面 / 额 / 头(皮)/ 颈(区)/ 颞 / 翼状窝 / 锁骨上区,包括:眶的(C69.6)

C47.1　　　　上肢的:肩 / 臂丛 / 正中 / 臂 / 桡 / 尺神经,肘(窝)/(前)臂 / 手(指)/ 拇指 / 肩 / 腕 / 肘

C47.2　　　　下肢和臀部的:髋 / 股 / 闭孔 / 坐骨神经,踝 /(小)腿足(跟)/ 臀

部／膝／腘窝／股／趾

C47.3　肋间神经,胸部的:腋／胸(壁)／锁骨下区／肩胛区

C47.4　腹部的:腹壁／脐

C47.5　(腰)骶从／神经,骨盆的:臀(区)／腹股沟(区)／会阴／骶尾区

C47.6　躯干的:腰／背／胁腹／躯干

C47.8　周围神经和自主神经系统交搭跨越的损害

C47.9　周围神经和自主神经系统 NOS;神经(节)／(副)交感神经系统／脊神经 NOS

　　　　以上部位或部位指向模糊的神经系统恶性肿瘤,编码在 C47。

C48　腹膜后和腹膜,不包括:卡波西肉瘤(C46.-),间皮瘤(C45.-)

C48.0　腹膜后(组织)／盲肠后组织／肾(上腺)周围组织／胰腺周围组

C48.1　腹膜特指部位;阑尾系膜,网膜,壁层,骨盆,盆腔腹膜;(直肠子宫)陷凹,道格拉斯(Douglas)陷凹

C48.2　腹膜(腔)NOS

C48.8　腹膜后和腹膜交搭跨越的损害

　　　　以上部位或部位指向模糊的肉瘤等间叶性恶性肿瘤,编码在 C48

C49　结缔组织、皮下组织和其他软组织,包括:动(静)脉／血管脉管／滑囊(膜)／软骨／筋膜／脂肪／韧带(除外子宫的)／淋巴管／肌肉／骨骼肌／肌腱(鞘)／腱膜／纤维组织;不包括:鼻软骨(C30.0)、喉软骨(C32.3)、关节软骨(C40.0-C41.9)、间皮瘤(C45.-)、卡波西肉瘤(C46.-)、周围神经和自主神经系统(C47.-)、腹膜后(C48.0)、腹膜(C48.-)、乳房结缔组织(C50.-)

C49.1　头、面和颈部的:耳／脸／耳软骨／颈动脉／咬肌／胸锁乳突 C49.0 2B5K 肌,颊／颏／面／额／颈(区)／头(皮)／颞／翼状窝／锁骨上区,不包括:鼻软骨(C30.0)、眶结缔组织(C69.6)上肢和肩的:肱(二／三头)肌／喙肱肌／三角肌／掌腱膜／掌筋膜／桡动脉／尺动脉,肘(窝)／(前)臂／手(指)／拇指肩／腕

C49.2　下肢和臀部的:股(二／四头)肌／腓肠肌／足底腱膜／足底筋膜／股动脉,髋／踝／(大／小)腿／足(跟)／臀部／膝／腘窝／趾

C49.3　　胸部的：主动脉/腋动脉/乳房内动脉/锁骨下动脉/肋间肌/背阔肌/胸大肌/斜方肌/膈/上腔静脉/大血管/胸导管,腋/胸(壁)/锁骨下区/肩胛区；不包括胸腺(C37)、心脏(C38.0)、纵隔(C38.1-C38.3)、乳房(C50.-)

C49.4　　腹部的：腹主动脉/腹腔动脉/肠系膜动脉/肾动脉/腹腔静脉/(下)腔静脉 NOS/腹壁肌肉/髂腰肌/腰肌/腹直肌,腹(壁)/脐/季肋部

C49.5　　骨盆的：臀大肌/髂动(静)(区)/腹股沟(区)/会阴/骶尾区

C49.6　　躯干的：胁腹/躯干/背 NOS

C49.8　　结缔、皮下组织和其他软组织交搭跨越的损害,不能分类于 C47.0-C49.6

C49.9　　结缔组织、皮下组织和其他软组织 NOS：腱膜/滑膜/动(静)脉/血管/脉管/滑囊/筋膜/韧带/淋巴管/肌肉/骨骼肌/肌腱/腱鞘/组织/脂肪组织 NOS

　　　　　将以上部位或部位指向模糊的肉瘤等间叶性恶性肿瘤,编码在 C49.

C50　　乳房/乳腺,包括：乳房/乳腺结缔组织；不包括：乳房皮肤(C43.5/C44.5)

C50.0　　乳头和乳晕

C50.1　　乳房/乳腺中央部

C50.2　　乳房/乳腺上内象限

C50.3　　乳房/乳腺下内象限

C50.4　　乳房/乳腺上外象限

C50.5　　乳房/乳腺下外象限

C50.6　　乳房/乳腺(腋)尾部 NOS

C50.8　　乳房/乳腺交搭跨越的损害

C50.9　　乳房/乳腺 NOS

C51-C58　女性生殖器官

包括：女性生殖器官皮肤,与会阴皮肤(C44.5)区别

C51	**外阴**	
C51.0	大阴唇(皮肤)/ 前庭大腺	
C51.1	小阴唇	
C51.2	阴蒂	
C51.8	外阴交搭跨越的损害	
C51.9	外阴(皮肤)/ 阴部 / 阴唇(系带)/ 阴阜,女性外生殖器 NOS	
C52	**阴道**	
C52	C52.9阴道(穹窿)/ 处女膜 NOS:加特纳(Gartner)管 [卵巢冠纵管]	
C53	**宫颈**	
C53.0	宫颈(管)内膜(腺)/ 纳博特(Nabothian)腺,宫颈管 / 内口	
C53.1	外宫颈 / 外口	
C53.8	宫颈交搭跨越的损害;宫颈残端,宫颈鳞状柱状上皮交界处	
C53.9	宫颈 NOS	
C54	**子宫体**	
C54.0	子宫峡 / 下段	
C54.1	子宫内膜(腺体 / 基质)	
C54.2	子宫肌层	
C54.3	子宫底	
C54.8	子宫体交搭跨越的损害	
C54.9	子宫体 NOS	
C55	**子宫 NOS**	
C55	C55.9 子宫 NOS	
C56	**卵巢**	
C56	C56.9 巢	
C57	**女性生殖器官的其他和 NOS**	
C57.0	输卵管	
C57.1	阔韧带 / 卵巢系膜 / 冠区	
C57.2	圆韧带	

C57.3	子宫旁组织／子宫（骶骨）韧带 NOS
C57.4	（子宫）附件 NOS
C57.7	女性生殖器官的其他特指部分，沃尔夫（Wolfian）体／管［中肾体／管］
	中肾：胚胎时排泄的器官。
C57.8	女性生殖器官交搭跨越的损害，不能分类于 C51.0-C57.7、C58；输卵管／子宫-卵巢
C57.9	女性生殖器官／女性（泌尿）生殖道 NOS；（尿道／膀胱）阴道隔／膀胱宫颈组织
C58	**胎盘**
C58	C58.9 胎盘（膜）／绒毛膜（上皮）癌 NOS，不包括：绒毛膜腺瘤（破坏性）／恶性葡萄胎／侵袭性葡萄胎（D39.2）、葡萄胎 NOS（O01.9）

C60-C63　男性生殖器官

包括：男性生殖器官皮肤，与会阴皮肤（C44.5）区别

C60	**阴茎**
C60.0	包皮
C60.1	阴茎头
C60.2	阴茎（海绵）体
C60.8	阴茎交搭跨越的损害
C60.9	阴茎（皮肤）NOS
C61	**前列腺**
C61	C61.9 前列腺 NOS
C62	**睾丸**
C62.0	隐睾／异位睾丸／睾丸未降［肿瘤的部位］
C62.1	下降的睾丸／阴囊的睾丸
C62.9	睾丸 NOS
C63	**男性生殖器官的其他和 NOS**
C63.0	附睾

C63.1 精索／输精管

C63.2 阴囊（皮肤）NOS

C63.7 男性生殖器官的其他特指部分／精囊

C63.8 男性生殖器官交搭跨越的损害，不能分类于 C60.0-C63.7

C63.9 男性（泌尿）生殖道／生殖器官 NOS

C64-C68 泌尿道

C64 肾,除外肾盂

C64 C64.9 肾（实质），不包括：肾盂（C65）、肾盘（C65）

C65 肾盂

C65 C65.9 肾盂／肾盏／肾盂输尿管连接处

C66 输尿管

C66 C66.9 输尿管,不包括:膀胱输尿管口（C67.6）

C67 膀胱

C67.0 膀胱三角区

C67.1 膀胱顶

C67.2 膀胱侧壁

C67.3 膀胱前壁

C67.4 膀胱后壁

C67.5 膀胱颈／尿道（内）口

C67.6 输尿管口

C67.7 脐尿管

脐尿管:胎儿连接膀胱和尿囊的管道,此后作为脐中韧带终生存在。

C67.8 膀胱交搭跨越的损害

C67.9 膀胱（壁）NOS

C68 泌尿器官的其他和 NOS,不包括:女性泌尿生殖道 NOS（C57.9）、男性泌尿生殖道 NOS（C63.9）

C68.0 尿道（腺）／前列腺小囊,考珀（Cowper）腺［尿道球腺］,不包括:膀

胱尿道口(C67.5)

C68.1 　　尿道旁腺

C68.8 　　泌尿器官交搭跨越的损害,不能分类于 C64-C68.1

C68.9 　　泌尿器官 / 系统 NOS

C69-C72　眼、脑和中枢神经系统的其他部位

C69　　　**眼和附器,不包括:眼睑(皮肤)(C43.1 / C44.1)、眼睑结缔组织
(C49.0)、视神经(C72.3)**

C69.0 　　结膜

C69.1 　　角膜(缘)NOS

C69.2 　　视网膜

C69.3 　　脉络膜

C69.4 　　睫状体 / 晶状体 / 眼内 / 虹膜 / 巩膜 / 葡萄膜 [色素层] / 眼球

ICD-10 　更新版将"眼球"部位改编入 C69.9,但 ICD-0-3 未变更,考虑到
肿瘤登记主要以后者为参考依据,因此统一不做变更。

C69.5 　　泪腺 / 泪囊 /(鼻)泪管 NOS

C69.6 　　眶,眶的自主神经系统 / 结缔组织 / 软组织 / 眼球外肌 / 眶周神
经 /(眼)球后组织,不包括:眶骨(C41.0)

C69.8 　　眼和附器交搭跨越的损害

C69.9 　　眼 NOS

C70　　　**脑(脊)膜**

C70.0 　　大脑 /(硬 / 软)颅脑膜 / 颅内蛛网,膜颅内脑膜:(小 / 大)脑
镰 /(小)脑(天裂)幕 / NOS

C70.1 　　(硬 / 软)脊(髓)膜 / 脊髓蛛网膜

C70.9 　　(硬 / 软)脑(脊)膜 / 蛛网膜 NOS

　　　　　形如"顶叶脑膜瘤""胸段脊膜瘤"等诊断,部位均为脑膜或脊膜,
与前缀部位无关

C71　　　**脑,不包括:球后组织(C69.6)、颅神经(C72.2-C72.5)**

C71.0 　　大脑,除外脑叶和脑室 / 幕上脑 NOS / 基底节 / 纹状体 / 苍白

球／内囊／壳核［豆状核］／中枢白质／大脑白质／大脑皮质／大脑

半球／背侧丘脑／下丘脑／脑岛／赖尔（Reil）岛／岛盖／嗅脑

豆状核：为纹状体的一部分，类似于双凸透镜，外面较大的外侧部

分即壳核，内面为较小的色淡的内侧部分（苍白球）

基底（神经）节：大脑半球深部和脑干上部的特殊交错的灰质团块

包括尾状核，豆状核，苍白球，屏状核和黑质，功能为协调运动

C71.1　　额叶／额极

C71.2　　颞叶／海马（回钩）

海马回钩（NA）：海马旁回向内侧弯曲的前端

C71.3　　顶叶

C71.4　　枕叶／枕极

C71.5　　（大脑）脑室／侧脑室／第三脑室／（侧脑室／第三脑室）脉络丛／室

管膜，不包括：第四脑室（C71.7）

C71.6　　小脑（脑桥角／蚓部）／中脑 NOS

小脑蚓部：小脑狭窄的中央部，在两半球之间。

C71.7　　脑干／大脑脚（底）／幕下脑 NOS／延髓／橄榄／脑桥／岩部／第四

脑室／第四脑室脉络丛 NOS

橄榄（体）：延髓锥体上部外侧的圆形降凸

C71.8　　脑交搭跨越的损害／胼胝体／毯

毯：人脑组织的一层，由胼胝体的体和压部纤维构成

C71.9　　脑／颅内部／蝶鞍上／颅（前／中／后）窝 NOS／斜坡

C72　　脊髓，颅神经和其他部位的中枢神经系统，不包括：周围和自主神经系统，交感神经、副交感神经和神经节（C47.-），脑脊膜（C70.-）

C72.0　　脊髓（圆锥）、（颈／腰／骶／胸）髓、终丝

椎管内神经性肿瘤，默认为脊髓病变，与椎管旁相区别

C72.1　　马尾

C72.2　　嗅神经／嗅球

C72.3　　视神经／视交叉／视束

C72.4　　听神经

C72.5　　其他和 NOS 的颅神经，副（脊）神经 NOS／展／面／舌咽／舌下／动

眼 / 三叉 / 滑车 / 迷走神经

C72.8　　脑和中枢神经系统交搭跨越的损害,不能分类于 C70.0-C72.5

C72.9　　(中枢)神经系统 NOS;蝶鞍旁 / 硬膜上 / 外,包括海绵窦、硬膜窦等

C73-C75　甲状腺和其他内分泌腺

C73　　甲状腺

C73　　C73.9 甲状腺 / 甲状舌管 NOS

C74　　肾上腺

C74.0　　肾上腺皮质

C74.1　　肾上腺髓质

C74.9　　肾上腺 NOS

C75　　其他内分泌腺和有关结构

不包括: 内分泌的胰腺(C25.4)、胸腺(C37)、卵巢(C56)、睾丸(C62.-)、甲状腺(C73)、肾上腺(C74.-)

C75.0　　甲状旁腺

C75.1　　(脑)垂体 / 拉特克(Rathke)囊 / 蝶鞍 / 鞍区 / 垂体窝

C75.2　　颅咽管

C75.3　　松果体

C75.4　　颈动脉体

C75.5　　主动脉体和其他节旁体 / 主动脉旁体 / 尾骨(血管)体 [尾骨球] / 祖克坎德尔(Zuckerkandl)器 / 颈静脉球 / 副神经节:又称嗜铬体,最多是在交感神经节的附近

C75.8　　(多)内分泌腺和有关结构交搭跨越的损害(累及)多个腺体 NOS

C75.9　　内分泌腺 NOS

C76-C80　不明确的、继发的和 NOS

C76　　其他和不明确部位,不包括:泌尿生殖道 NOS、女性(C57.9)、男性(C63.9)、NOS (C80)、淋巴、造血和有关组织(C81.0-C96.9)

C76.0　　头 / 面 / 颈(区)/ 颊 / 颌 / 鼻 / 锁骨上区 NOS

C76.1　　胸(壁)/ 胸内部 / 腋 / 锁骨下区 / 肩胛区 NOS

C76.2　　腹（壁）/ 腹内部 NOS

C76.3　　骨盆（壁）/ 腹股沟（区）/（区）NOS/ 坐骨直肠窝 / 会阴 / 直肠周区 / 骶（前 / 尾）区 NOS 骨盆内跨系统的部位，如直肠阴道 / 膀胱的（隔）

C76.4　　上肢 / 肘（窝）/（前）臂 / 肘 / 腕 / 拇指 / 手（指）/ 肩 NOS

C76.5　　下肢 / 踝 /（小 / 大）腿 / 足（跟）/ 趾 / 臀部 / 膝 / 腘窝

C76.7　　其他不明确的部位，背 / 胁腹 / 躯干 NOS

C76.8　　其他和不明确部位交搭跨越的损害

　　　　以上部位或部位指向模糊的上皮性肿瘤，编码在 C76

C77　　淋巴结继发和 NOS，不包括：淋巴结，原发性（C81.0-C88.9 / C96.-）

C77.0　　头 / 面 / 颈 / 耳 / 枕部 / 耳前 / 下颌 / 锁骨上 / 颈静脉区 / 腮腺 / 喉前 / 气管前 / 咽后 / 斜角肌 / 舌下 / 颏下淋巴结

C77.1　　胸（内）/ 气管支气管 / 膈 / 食管 / 肺（门）/ 肋间 / 纵隔 / 无名（动静脉）/ 胸骨旁淋巴结

C77.2　　腹部（内）/ 腹腔 /（回）结肠 / 肠（系膜上 / 下）/ 胃 / 幽门 / 肝（门）/ 胰腺（周）/ 脾（门）/ 主动脉（旁 / 周）/ 腰部 / 腹膜后淋巴结

C77.3　　腋 / 上肢 / 肘 / 肱骨内上踝 / 锁骨下 / 肩胛下 / 腋窝 /（手）臂 / 胸部淋巴结

C77.4　　腹股沟（区）/ 下肢 / 腿 / 股 / 腘 / 胫 / 克洛凯（Cloquet）/ 罗森米勒（Rosenmuller）淋巴结

C77.5　　骨盆（盆腔）内 / 髂 / 骶 / 闭孔 / 上腹下部 / 下腹部 / 耻骨联合前 / 宫颈 / 子宫旁淋巴结

C77.8　　多个部位的淋巴结

C77.9　　淋巴结 NOS

　　　　ICD-10 的 C77 应作为继发性肿瘤编码，不作原发性肿瘤编码。

C78　　呼吸和消化器官的继发

C78.0　　C80.9 肺继发

C78.1　　C80.9 纵隔继发

C78.2　　C80.9 胸膜继发；恶性胸水，恶性胸腔积液

C78.3	C80.9 呼吸器官的其他和 NOS 继发
C78.4	C80.9 小肠继发
C78.5	C80.9 结肠和直肠继发
C78.6	C80.9 腹膜后和腹膜继发；恶性腹水／腹腔积液
C78.7	C80.9 肝继发
C78.8	C80.9 其他和 NOS 消化器官的继发
C79	**其他部位的继发**
C79.0	C80.9 肾和肾盂继发
C79.1	C80.9 膀胱和其他及 NOS 泌尿器官的继发
C79.2	C80.9 皮肤继发
C79.3	C80.9 脑和脑膜继发
C79.4	C80.9 其他和 NOS 神经系统部位的继发
C79.5	C80.9 骨和骨髓继发
C79.6	C80.9 卵巢继发
C79.7	C80.9 肾上腺继发
C79.8	C80.9 其他特指部位的继发
C79.9	C80.9　NOS 的继发
C80	NOS
C80	C80.9　NOS
C80	→ C80.9
C80.0	C80.9　恶性肿瘤，原发部位不明
	C80.0 诊断描述中明确说明了（不知道原发部位），但非转移
	C78.0-C80.0 仅用于 ICD-10。
C80.9	C80.9（全身性）癌（症／病）（原发／继发）多发性癌症 NOS 部位（原发／继发）；恶性恶病质／原发部位 NOS（未写明原发部位不明）
	C77-C79、C80.0 与 C80.9 的区别：C77-C79 明确为继发灶，以原发部位不明为前提；C80.0 明确为原发灶，但具体部位不明；C80.9 在 ICD-10 是原发还是继发都不明确，在 ICD-0-3 代表不明确但存在着的原发部位

C81-C96　淋巴、造血和有关组织

C81-C96 仅用于 ICD-10

C81	**霍奇金淋巴瘤 [HL]（何杰金氏病 [HD]）**
C81.0	结节性淋巴细胞为主型 [INLPHL] 9659/3
C81.1	结节硬化型（经典型）[INSHL] 19663/3-9667/3
C81.2	混合细胞型（经典型）[MCHL] 19652/3
C81.3	淋巴细胞减少/消减型（经典型）[LDHL]
	9653/3-9655/3、9662/3
C81.4	富于淋巴细胞型（经典型）ILRCHL 19651/3
	除外：结节性淋巴细胞为主型（C81.0）
C81.7	（经典型）霍奇金淋巴瘤 [CHL]，其他型 9661/3
C81.9	霍奇金淋巴瘤 NOS 9650/3
C82	**滤泡性【结节性】非霍奇金淋巴瘤**
	包括：滤泡性非霍奇金淋巴瘤,伴有或不伴有弥漫区
	不包括：成熟的 T/NK 细胞淋巴瘤（C84.-）
C82.0	滤泡性淋巴瘤 I 级/小分裂细胞,滤泡性 9695/3
C82.1	滤泡性淋巴瘤 II 级/小分裂细胞和大细胞混合型,滤泡性 9691/3
C82.2	滤泡性淋巴瘤 III 级,未特指/大细胞,滤泡性 9698/3
C82.3	滤泡性淋巴瘤 III a 级 9698/3
C82.4	滤泡性淋巴瘤 I b 级 9698/3
C82.5	弥漫性滤泡中心淋巴瘤 9675/3
C82.6	C44.- 皮肤滤泡中心淋巴瘤 9597/3
C82.7	其他类型的滤泡性非霍奇金淋巴瘤 9591/3、9702/3
C82.9	滤泡/结节性非霍奇金淋巴瘤 NOS 9690/3
C83	**非滤泡性淋巴瘤/弥漫性非霍奇金淋巴瘤** C83.0 2A8Z
C83.0	小（B）细胞（弥漫性）9591/3、9823/3
	淋巴浆细胞性淋巴瘤 9671/3
	慢性 B 淋巴细胞性白血病 [BCLL],非白血病变异体　9591/3
	脾边缘带淋巴瘤 C42.2 9689/3

淋巴结边缘区淋巴瘤 9699/3

不包括:成熟的 TIK 细胞淋巴瘤(C84.-)、瓦尔登斯特罗氏巨球蛋
白血症(C88.0)、慢性淋巴细胞白血病(C91.1)

C83.1 小分裂细胞(弥漫性) ~~95913~~

套细胞淋巴瘤 9673/3;

中心细胞性淋巴瘤 9673/3

恶性淋巴瘤性息肉病 9673/3

(删除编码术语以删除线形式出现,下同)

C83.2 小细胞和大细胞混合型(弥漫性) ~~967513~~

C83.2 → C82.5

C83.3 (弥漫性)大(B)细胞淋巴瘤(间变性/CD30 阳性/成核细胞性/等
离子消融性/未特指的亚类型) 9680/3、9735/3-9738/3、9698/3

网状细胞肉瘤 ~~-95913~~

弥漫性大 B 细胞淋巴瘤,免疫母细胞性 9684/3

弥漫性大 B 细胞淋巴瘤,富于 T 细胞性 9688/3

不包括:成熟的 TIK 细胞淋巴瘤(C84.-)、纵隔(胸腺)
大 B 细胞淋巴瘤(C85.2)

C83.4 免疫母细胞(弥漫性) 9684/3

C83.4 → C83.3

C83.5 原淋巴细胞(弥漫性) ~~95913~~

淋巴母细胞性(弥漫性/B 细胞/T 细胞)淋巴瘤 9727/3

前体 B 细胞淋巴瘤 9811/3

前体 T 细胞淋巴瘤 9837/3

C83.6 未分化(弥漫性) ~~95913~~

C83.6 → C83.8

C83.7 伯基特(Burkitt)(样)淋巴瘤,非典型性/NOS 9687/3

不包括:B 细胞白血病,伯基特型(C91.8)

C83.8 弥漫性/非滤泡性非霍奇金淋巴瘤的其他类型 9591/3

原发性渗出 B 细胞淋巴瘤 9678/3

血管内大 B 细胞淋巴瘤 9712/3

淋巴瘤样肉芽肿病 9766/3

不包括:富 T/B 细胞淋巴瘤(C83.3)、纵隔(胸腺)大 B

细胞淋巴瘤(C85.2)

C83.9	弥漫性非霍奇金淋巴瘤 NOS 9591/3	

C84   **成熟 T/NK 细胞淋巴瘤、周围和皮肤的 T 细胞淋巴瘤**

C84.0   C44.-   蕈样肉芽肿/蕈样真菌病 9700/3

C84.1   塞扎里(Sezary)病 9701/3

C84.2   T 区性淋巴瘤 9702/3

C84.2   → C84.4

C84.3   淋巴上皮样/伦纳特淋巴瘤 -970213

C84.3   → C84.4

84.4   周围(外周)的 T 细胞淋巴瘤,未分类 9702/3

淋巴上皮样淋巴瘤/伦纳特(ennert)淋巴瘤 9702/3

C84.5   其他成熟的 T/NK 细胞淋巴瘤,T 细胞淋巴瘤的其他和 NOS

9702/3、9719/3、9724/3-9726/3

不包括:鼻腔结外 NK 细胞淋巴瘤(C86.0)、肝脾 T 细胞淋巴瘤

(C86.1)、肠病型 T 细胞淋巴瘤(C86.2)、皮下脂膜炎样 Γ 细胞淋巴

瘤(C86.3)、母细胞性 NK 细胞淋巴瘤(C86.4)血管免疫母细胞性 T

细胞淋巴瘤(C86.5)、原发性皮肤 CD30 阳性 T 细胞增殖(C86.6)、

T 细胞白血病(C91.-)

C84.6   间变性大细胞淋巴瘤,ALK (间变性淋巴瘤激酶)阳性/CD30 阳

性 9714/3

C84.7   间变性大细胞淋巴瘤,ALK 阴性 9715/3

不包括:原发性皮肤 CD30 阳性 T 细胞增殖(C86.6)

C84.8   C44.- 皮肤 T 细胞淋巴瘤 NOS 9709/3

C84.9   (成熟的)T/NK 细胞淋巴瘤 NOS 9719/3

不包括:外周 T 细胞淋巴瘤 NOS (C84.4)

C85   **非霍奇金淋巴瘤的其他和 NOS**

C85.0   淋巴肉瘤 -9591/3

C85.0 → C85.7

C85.1 B 细胞淋巴瘤 NOS 9591/36

C85.2 C38.-/C37.9 纵隔/胸腺大 B 细胞淋巴瘤 9679/3

C85.7 非霍奇金淋巴瘤的其他特指类型 9591/3、9596/3

小神经胶质细胞瘤 -C71: 9590/3

恶性网状内皮组织/细胞增殖/增多 9719/3

C85.9 非霍奇金淋巴瘤 NOS 9591/3

（恶性）淋巴瘤 NOS 9590/3

C86 **T/NK 细胞淋巴瘤的其他类型**

不包括: 间变性大细胞淋巴瘤, ALK 阳性(C84.6)、

间变性大细胞淋巴瘤, ALK 阴性(C84.7)

C86.0 结外 T/NK 细胞淋巴瘤, 鼻型 9719/3

C86.1 肝脾 T 细胞淋巴瘤(a-B 和 y-8 型) 9716/3

C86.2 （肠病型）肠 T 细胞淋巴瘤 9717/3

与肠病相关 T 细胞淋巴瘤 9717/3

C86.3 皮下脂膜炎样 T 细胞淋巴瘤 9708/3

C86.4 母细胞性 NK 细胞淋巴瘤 9727/3

C86.5 血管免疫母细胞性 T 细胞淋巴瘤 9705/3

血管免疫母细胞性淋巴结病,伴有异常蛋白血症 [AILD] 9705/3

C86.6 C44.- 原发皮肤的 CD30 阳性 T 细胞淋巴细胞增生紊乱 9718/3

原发皮肤的间变性/CD30 阳性大(T)细胞淋巴瘤 9718/3 淋巴

瘤样丘疹病 9718/1

C81-C86,无单一对应的 ICD-0-3 解剖部位编码,一般说明部位的

编入部位,说明浅表部位的一般指向浅表淋巴结,编入 C77.-;说明

内脏部位的,编入内脏;未说明部位的,编入 C77.9

C88 **恶性免疫增生性疾病**

C88.0 瓦尔登斯特伦(Waldenstrom)/（原发性）（特发性）巨球蛋白血症

C42.0 9761/3

淋巴浆细胞性淋巴瘤,伴有 IgM 生成 9671/3

不包括：小细胞 B 细胞淋巴瘤（C83.0）

C88.1　　a 重链病 -9762 / 3

C88.1　　→ C88.3

C88.2　　γ / μ / 其他重链病 9762 / 3，富兰克林（Frankin）病 9762 / 3

C88.3　　免疫增生性小肠病 C17.-9764 / 3，地中海淋巴瘤 9764 / 3

　　　　　a 重链病 9762 / 3

C88.4　　黏膜相关淋巴结结外边缘区［MALT］（B 细胞）淋巴瘤 9699 / 3

　　　　　皮肤相关淋巴组织［SALT］淋巴瘤 C44.-9699 / 3

　　　　　支气管相关淋巴组织［BALT］淋巴瘤 C34.-9699 / 3

C88.7　　其他恶性免疫增生性疾病

C88.9　　（恶性）免疫增生性疾病 NOS 9760 / 3

C90　　**多发性骨髓瘤和恶性浆细胞肿瘤**

C90.0　　C42.1（多发性）骨髓瘤 / 卡勒（Kahler）病 9732 / 3

　　　　　髓质浆细胞瘤 / 浆细胞骨髓瘤 9732 / 3

　　　　　不包括：孤立性骨髓瘤（C90.3）

C90.1　　C42.1 浆细胞（性）白血病 9733 / 3

C90.2　　浆细胞瘤，髓外的 9734 / 3

　　　　　孤立性骨髓瘤 -97313

　　　　　（恶性）浆细胞瘤 NOS-9731 / 3

C90.3　　孤立性浆细胞瘤 / 骨髓瘤 9731 / 3

　　　　　（局限性）恶性浆细胞瘤 9731 / 3

C91　　**淋巴样白血病**

C91.0　　急性淋巴细胞白血病［ALL］19835 / 3、9837 / 3

　　　　　注：此代码仅适用于（T 细胞 B 细胞）前体白血病 9811 / 3-9819 / 3

　　　　　不包括：慢性淋巴细胞白血病，急性加重（C91.1）

C91.1　　（B 细胞型）慢性淋巴细胞白血病 9823 / 3

　　　　　淋巴浆细胞性白血病 9823 / 3

　　　　　李希特（Richter）综合征 9823 / 3

　　　　　不包括：淋巴浆细胞性淋巴瘤（C83.0）

C91.2 亚急性淋巴细胞白血病 9820/3

C91.2 → C91.7

C91.3 B 细胞型前淋巴细胞白血病 9832/3、9833/3

幼淋巴细胞白血病 -9832/3-9834/3

C91.4 多毛细胞白血病 C42.1 9940/3

白血病性网状内皮组织增殖 9940/3

C91.5 成人 T 细胞白血病/淋巴瘤 [HTLV-1（人类 T 淋巴细胞白血病病毒 I 型）相关] 9827/3

包括以下变异：急性/慢性/淋巴瘤样/Smouldering

C91.6 T 细胞型淋巴细胞增多性白血病 9834/3

C91.7 其他淋巴样白血病 9820/3

T 细胞大颗粒淋巴细胞白血病（与类风湿关节炎有关）983 1/3

C91.8 伯基特型成熟 B 细胞白血病 9687/3,不包括：伯基特淋巴瘤,伴有少量或无骨髓浸润（C83.7）

C91.9 淋巴样白血病 NOS 9820/3

C92 髓样白血病,包括：粒/髓细胞白血病

C92.0 急性髓样白血病 [AML],微小分化/伴有成熟/NOS 9 8 6 1/3、9865/3、9869/3、9877/3-9879/3、9896/3、9912/3、9920/3

AML MO 9872/3

AML M1 9873/3

AML M2 9874/3

AML M2,伴有 t（8∶21）基因异位/AML1/ETO 9896/3

难治性贫血,伴有转化中的母细胞过多 9984/3

不包括：慢性髓样白血病,急性加重（C92.1）

法-美-英系统（FAB 分型）：1976 年法国（France）、美国（American）和英国（Britain）的血细胞形态学专家讨论、制订了关于急性白血病的分型诊断标准,简称"FAB 分型"。据此标准,可将急性非淋巴细胞白血病分成 M0-M7 共 8 个亚型,将急性淋巴细胞白血病分成 L1-L3 共 3 个亚型

C92.1 慢性髓样白血病 9863/3、9963/3、9964/3

慢性髓样白血病［CML］，BCR／ABL 阳性 9875／3

慢性粒细胞白血病：费城染色体（Ph1）阳性／伴有 t（9：22）（q34；q11）／伴有胚细胞危相 9875／3

不包括：非典型慢性髓性白血病，BCR／ABL 阴性（C92.2）、

慢性粒－单核细胞白血病（C93.1）

C92.2　亚急性髓样白血病 9860／3 → C92.7

非典型慢性髓性白血病，BCR／ABL 阴性 9876／3

C92.3　绿色瘤／髓样肉瘤／粒细胞肉瘤／未成熟髓细胞瘤　　9930／3

C92.4　急性早幼粒细胞白血病［APML］9866／3

AML M3／AMLMe，伴有 t（15：17）异位和变体 9866／3

C92.5　急性粒－单核细胞白血病 9867／3、9871／3

AML M4 9867／3

AML M4 Eo，伴有 inv（16）或 t（16；16）异位 9871／3

C92.6　急性髓系白血病，伴有 11g23 异常／MLL 基因变异 9897／3

C92.7　其他髓样白血病 9860／3、9871／3、9898／3、9966／3

不包括：慢性嗜酸性粒细胞白血病［嗜酸性粒细胞增多综合征］（D47.5）

C92.8　急性髓样白血病，伴有多谱系发育不良 9895／3

急性髓样白血病，在其病史中有不典型的残留造血和／或骨髓增生异常疾病 9895／3

C92.9　髓样白血病 NOS 9860／3

C93　　单核细胞（样）白血病

C93.0　急性单核细胞白血病 9891／3

AML M5（a／b）9891／3，不包括：慢性单核细胞白血病，急性加重（C93.1）

C93.1　慢性单核细胞白血病 9860／3

慢性粒－单核细胞白血病［CMML］，1 型／2 型／伴有嗜酸性粒细胞增多症 NOS 9945／3

C93.2　亚急性单核细胞白血病 -9860／3

C93.2　　→ C93.7

C93.3　　　幼年骨髓单核细胞白血病 9946／3

C93.7　　　其他单核细胞白血病 9860／3

C93.9　　　单核细胞白血病 NOS 9860／3

C94　　　**特指细胞类型的其他白血病；不包括：白血病性网状内皮细胞**

　　　　　增殖（C91.4）、浆细胞白血病（C90.1）

C94.0　　　急性红细胞增多症／红白血病／急性红细胞性骨髓增殖症／迪古

　　　　　列尔莫（Di Guglielmo）病 9840／3

　　　　　急性髓性白血病 AMLM6（a／b）9840／3

C94.1　　　慢性红细胞增多症海尔迈尔舍纳病 9950／3

C94.1　　　→ C94.7

C94.2　　　（急性）（原）巨核细胞白血病 9910／3、9911／3

　　　　　急性髓性白血病 AMLM7 9910／3

C94.3　　　肥大细胞白血病 9742／3

C94.4　　　急性全骨髓增殖症 9931／3

　　　　　（急性）骨髓纤维化／急性全骨髓增生，伴有骨髓纤维变性 9931／3

C94.5　　　急性骨髓纤维变性 -9931／3

C94.5　　　→ C94.4

C94.6　　　骨髓增生异常和骨髓增生性疾病，未分类 9960／3、9975／3、

　　　　　9980／3-9983／3、9985／3-9993／3

C94.7　　　淋巴肉瘤细胞白血病 9820／3 → C91.7

　　　　　其他特指白血病 9950／3

　　　　　侵袭性 NK 细胞白血病 9948／3

　　　　　急性嗜碱性细胞白血病 9870／3

C95　　　**白血病 NOS**

C95.0　　　急性白血病 NOS 9801／3，母／干细胞白血病 9801／3

　　　　　急性白血病，双系／混合谱系／双表型 9805／3、9806／3-9809／3

　　　　　不包括：慢性白血病，急性加重（C95.1）

C95.1　　　慢性白血病 NOS 9800／3

C95.2　　　亚急性白血病 NOS-9800／3

C95.2   → C95.7

C95.7   其他白血病 NOS 9800 / 3

C95.9   白血病 NOS 9800 / 3

             C88.1-C95.9，一般对应的 ICD-0-3 部位编码为 C42.1

C96   淋巴、造血和有关组织的其他和 NOS

C96.0   莱特雷尔 - 西韦病，非脂（类）网状内皮组织 / 细胞增殖 / 增多
             9754 / 3

             多灶性和多系统性（播散性）朗格汉斯细胞组织细胞增生症［莱特
             雷尔 - 西韦病］9751 / 3

             多系统性组织细胞增多症 X9751 / 3

C96.1   恶性组织细胞增多症，组织细胞髓性网状细胞增多症 9750 / 3

C96.1   → C96.8

C96.2   （恶性）肥大细胞（肉）瘤 9740 / 3

             恶性 /（侵袭性）系统性肥大细胞增多症 9741 / 3

             不包括：肥大细胞白血病（C94.3），无痛性肥大细胞增多症
             （D47.0），肥大细胞增多症（先天性）（皮肤的）（Q82.2）

C96.3   真性组织细胞淋巴瘤 -9755 / 3

C96.3   → C96.8

C96.4   朗格汉斯（Langerhans）细胞肉瘤 9756 / 3

             （滤泡）树突状细胞（副细胞）肉瘤 9757 / 3-9759 / 3

C96.5   多灶性和非对称性朗格汉斯细胞组织细胞增生症 9751 / 1 汉
             （Hand）- 许（Schuller）- 克（Christian）病 9751 / 3 多灶性组织细胞增
             多症 x9751 / 3

C96.6   （单病灶）（朗格汉斯细胞）组织细胞增多症 9751 / 1

             嗜酸性肉芽肿 9751 / 3

             单细胞组织细胞增生 X9751 / 3

C96.7   淋巴、造血和有关组织的其他特指的 9961 / 3、9962 / 3、9965 / 3、
             9967 / 3、9968 / 3、9971 / 3

C96.8   恶性组织细胞增多症 9749 / 3、9750 / 3

             组织细胞肉瘤 9755 / 3

C96.9	淋巴、造血和有关组织的 NOS
C97	独立的多个部位的（原发性）
C97	独立的多个部位的（原发性）

D32-D33、D42-D43 原位肿瘤

肿瘤登记报告中仅报告中枢神经系统良性肿瘤（D32-D33）、中枢神经系统动态未定或动态未知的肿瘤（D42-D43）

D32	**脑脊膜良性肿瘤**
D32.0	脑膜→ C70.0
D32.1	脊（髓）膜→ C70.1
D32.9	脑脊膜，未特指→ C70.9
D33	**脑和中枢神经系统其他部位的良性肿瘤**
D33.0	脑，幕上的→ C71.0-C71.5
D33.1	脑，幕下的→ C71.6-C71.7
D33.2	脑，未特指→ C71.8-C71.9
D33.3	颅神经→ C72.2-C72.5
D33.4	脊髓→ C72.0-C72.1
D33.7	中枢神经系统的其他特指部位→ C72.8
D33.9	中枢神经系统，未特指→ C72.9
D42	**脑脊膜动态未定或动态未知的肿瘤**
D42.0	脑膜→ C70.0
D42.1	脊（髓）膜→ C70.1
D42.9	脑脊膜，未特指→ C70.9
D43	**脑和中枢神经系统动态未定或动态未知的肿瘤**
D43.0	脑，幕上的→ C71.0
D43.1	脑，幕下的→ C71.1-C71.8
D43.2	脑，未特指→ C71.9
D43.3	颅神经→ C72.2-C72.5
D43.4	脊髓→ C72.0-C72.1

D43.7　　中枢神经系统的其他部位→ C72.8

D43.9　　中枢神经系统,未特指→ C72.9

第二节　ICD-O-3 形态学编码

800　　　**肿瘤 NOS**

8000 / 0　　肿瘤 / 未分类肿瘤,良性

8000 / 1　　肿瘤 / 未分类肿瘤,良性或恶性未肯定 / 交界性 NOS

8000 / 3　　癌症 / 肿瘤 / 未分类肿瘤,恶性 NOS;母细胞瘤 NOS

8000 / 6　　肿瘤,转移性 / 继发性:(肿)瘤栓(子)

　　　　　　瘤栓:从癌肿脱落的瘤细胞小块随血流运行,停顿于远处血管内

8000 / 9　　(未分类)肿瘤,恶性,原发性或转移性 / 继发性未肯定

8001 / 0　　肿瘤细胞,良性

8001 / 1　　肿瘤细胞,良性或恶性未肯定 / OS

8001 / 3　　肿瘤细胞,恶性

8002 / 3　　恶性肿瘤,小细胞型

8003 / 3　　恶性肿瘤,巨细胞型

8004 / 3　　恶性肿瘤,梭形细胞型

8005 / 0　　透明细胞瘤 NOS

8005 / 3　　恶性肿瘤,透明细胞型

801-804　　**上皮肿瘤 NOS**

8010 / 0　　上皮肿瘤,良性

8010 / 2　　原位癌 / 上皮内癌 NOS

　　　　　　原位癌:细胞局限于其起源处上皮的癌,未侵越基膜

8010 / 3　　癌 NOS / 上皮肿瘤,恶性;异位相关癌

8010 / 6　　转移性 NOS / 继发性癌

8010 / 9　　癌病,癌扩散

　　　　　　癌病:全身广泛扩散的癌

8011 / 0　　上皮瘤,良性

8011 / 3　　上皮瘤,恶性 / NOS

8012／3　　大细胞癌 NOS

8013／3　　（混合性／联合）大细胞神经内分泌癌

8014／3　　大细胞癌，伴有横纹肌样表型

8015／3　　玻璃状细胞癌

8020／3　　癌，低分化／未分化／分化差 NOS；间变性未分化癌；去分化癌

8021／3　　癌，间变的 NOS

8022／3　　多形性癌

8023／3　　睾丸核蛋白（NUT）相关癌／UT 癌／NUT 中线癌

8030／3　　巨细胞和梭形细胞癌

8031／3　　巨细胞癌

8032／3　　梭形细胞癌 NOS

8033／3　　（假）肉瘤样癌

8034／3　　多角细胞癌；多边形细胞癌

8035／3　　破骨细胞样巨细胞（未分化）癌，鳞状细胞癌，伴有破骨细胞样巨细
胞

破骨细胞：一种大的多形核细胞，与骨的吸收和消失有关

8040／0　　微小（岛）瘤，良性；弥漫性特发性神经内分泌细胞增生

8041／1　　微小（岛）瘤 NOS

8040／3　　小细胞癌 NOS；储备细胞癌；补充细胞癌　圆形细胞癌；小细胞神
经内分泌癌；肺型小细胞癌

圆形细胞：任何球形细胞，特指淋巴细胞

8042／3　　燕麦细胞癌 C34.-［观察］

若无特别说明，文字后所列编码为该形态学类型常见的发生部位
（非绝对），即 ICD-O-3 部位编码

8043／3　　小细胞癌，梭形细胞型

8044／3　　小细胞癌，中间细胞型；小细胞癌，高钙血症型 C56.9

8045／3　　混合性小细胞癌；混合性小细胞（-大细胞）／腺／鳞状细胞癌

8046／3　　非小细胞癌 C34.-

805-808　鳞状细胞肿瘤

8050 / 0　　乳头状瘤 NOS（除外膀胱的 8120 / 0）

8050 / 2　　乳头状原位癌

8050 / 3　　乳头状癌 NOS（除外甲状腺的 8260 / 3）

8051 / 0　　疣状乳头状瘤

8051 / 3　　疣状(鳞状细胞 / 表皮样)癌 / 湿疣癌,瓦尔蒂(Waty)癌

　　　　　　疣状癌:表皮样癌的一种,好发于颊黏膜,但也可发生于口腔的其

　　　　　　他软组织,部和生殖器。为生长缓慢,稍有侵蚀性的外生性新生物,

　　　　　　外形为乳头状或状

8052 / 0　　鳞状(细胞)乳头状瘤 NOS,角化性乳头状瘤

　　　　　　良性角化病 NOS（另见 8070 / 0）,日光性雀斑

　　　　　　脂溢性 / 扁平苔藓样角化病

8052 / 2　　乳头状鳞状细胞癌,非侵袭性 / 原位癌

8052 / 3　　乳头状鳞状细胞癌;乳头状表皮样癌

8053 / 0　　鳞状细胞乳头状瘤,内翻性,倒生性

8054 / 0　　瓦尔蒂(Waty) / 疣状角化不良瘤

8054 / 3　　瓦尔蒂(Waty)癌;尖锐湿疣癌;疣状基底样癌

8060 / 0　　(鳞状)乳头状瘤病;多发性乳头状瘤 NOS

8070 / 0　　日光性 / 光化性角化病;砷性角化病;汗腺(PUVA)角化病

8070 / 2　　鳞状细胞原位癌;上皮内鳞状细胞癌 NOS 表皮样原位癌;表皮内

　　　　　　癌 NOS

　　　　　　表皮样:任何发生在非皮肤部位(如颅、脑或脑脊膜),内含表皮成

　　　　　　分的肿瘤,如颅内胆脂瘤

8070 / 3　　鳞状(细胞)(上皮)癌,常见类型:表皮样 NOS

8070 / 6　　鳞状细胞癌,转移性 NOS

8071 / 2　　分化型上皮内瘤变

　　　　　　分化型阴茎上皮内瘤变(PeIN) C60.-D07.4

　　　　　　分化型外阴上皮内瘤变(VIN) C51.-D07.1

8071 / 3　　鳞状细胞癌 / 表皮样癌,角(质)化的 NOS

　　　　　　鳞状细胞癌,大细胞,角(质)化的;角化棘皮瘤

8072 / 0　　大细胞棘皮瘤

8072 / 3　　鳞状细胞癌 / 表皮样癌,大细胞,非角(质)化的 NOS

8073 / 3　　鳞状细胞癌 / 表皮样癌,小细胞,非角(质)化的

8074 / 3　　鳞状细胞癌 / 表皮样癌,梭形细胞

　　　　　　鳞状细胞癌,肉瘤样;假性血管鳞状细胞癌

8075 / 3　　鳞状细胞癌,(假)腺样 / 皮肤棘层松解性

8076 / 2　　鳞状细胞原位癌 / 表皮(表面)样原位癌,伴有可疑间质(基质)侵袭(浸润)

8076 / 3　　鳞状细胞癌,微小侵袭性(微灶浸润)

8077 / 0　　鳞状上皮内瘤变 / 肿瘤,低级别 / Ⅰ级 / Ⅱ级

　　　　　　肛门上皮内瘤变,低级别 C21.1

　　　　　　宫颈上皮内瘤变,低级别 C53.-

　　　　　　食管鳞状上皮内瘤变(不典型增生),低级别 C15.

8077 / 2　　鳞状上皮内瘤变(不典型增生),高级别 / Ⅱ级 / Ⅲ级

　　　　　　宫颈上皮内瘤变,Ⅰ级(CIN Ⅱ) C53.-D06.-

　　　　　　阴道上皮内瘤变,Ⅰ级(VAIN Ⅰ) C52.-D07.2

　　　　　　外阴上皮内瘤变,Ⅰ级(VIN Ⅰ) C51.-D07.1

　　　　　　肛门上皮内瘤变,Ⅰ级(AIN Ⅰ) C21.1 D01.3

　　　　　　食管鳞状上皮内瘤变(不典型增生),高级别 C15.-D00.1

8078 / 3　　鳞状细胞癌,伴有角质形成

8080 / 2　　凯拉(Queyrat)增殖性红斑 C60.-D07.4

　　　　　　增殖性红斑:以红色丘疹性损害为特征的一种黏膜病变

8081 / 2　　鲍恩(鲍温 / Bowen)病 C44.-D04.-

　　　　　　表皮内鳞状细胞癌,鲍恩(鲍温 / Bowen)型 C44.- D04.-

8082 / 3　　淋巴上皮癌 / 瘤 / 瘤样癌;

　　　　　　施明克(许明基 / Schmincke)瘤 C11.

8083 / 3　　基底细胞样鳞状细胞癌;乳头状‐基底细胞癌

　　　　　　基底细胞样:类似皮肤基底细胞的,注意与基底细胞癌的区别。

8084 / 0　　透明细胞棘皮瘤

8084 / 3　　鳞状细胞癌,透明细胞型

8085 / 3　　鳞状细胞癌,HPV (人乳头状瘤病毒)阳性

8086 / 3　　　鳞状细胞癌，HPV 阴性

809-811　基底细胞肿瘤

8090 / 1　　　基底细胞瘤 C44.-

8090 / 3　　　（色素性）基底细胞癌 C44.-（除外前列腺的 8147 / 3 基底细胞上
　　　　　　　皮瘤 C44.-；侵蚀性溃疡 C44.-

　　　　　　　基底细胞癌，伴有附属器分化 C44.-

　　　　　　　侵蚀性溃疡：皮肤的一种溃疡性基底细胞癌。

8091 / 3　　　（多病灶）浅表性 / 多中心性基底细胞癌 C44.

8092 / 3　　　浸润性基底细胞癌，（非）硬化性 NOS C44.-

　　　　　　　基底细胞癌，硬斑性 / 促结缔组织增生型 / 肉瘤样 C44.-

8093 / 3　　　基底细胞癌，纤维上皮性 C44.-；纤维上皮瘤 NOS 平库斯（Pinkus）
　　　　　　　型纤维上皮（基底）细胞瘤；平库斯瘤

8094 / 3　　　（混合性）基底（细胞）鳞状细胞癌 C44.-

8095 / 3　　　异型癌 C44.-

8096 / 0　　　雅达松（雅达逊 / Jadassohn）表皮内上皮瘤 C44.-

8097 / 3　　　基底细胞癌，（小）结节性 C44.-

8098 / 3　　　腺样基底瘤 C53.

8100 / 0　　　毛上皮瘤 C44.-；布鲁克（Brooke）瘤 C44.-

　　　　　　　上皮瘤，腺样囊性 C44.-；毛（母）细胞瘤 C44.

8100 / 3　　　毛母细胞癌 / 癌肉瘤 C44.-

8101 / 0　　　毛囊瘤 C44.-

8102 / 0　　　毛根鞘瘤 C44.-

8102 / 3　　　毛膜癌 C44.-；毛鞘癌 C44.-

8103 / 0　　　毛发瘤 C44.-，增殖性毛鞘囊肿 / 瘤 → 8103 / 1

8103 / 1　　　增殖性毛鞘囊肿 / 瘤 C44.-

8104 / 0　　　毛鞘棘皮瘤 C44.-；滤泡状漏斗状肿瘤 C44.

8110 / 0　　　毛母质瘤 NOS C44.-；黑色素细胞母细胞瘤 C44.

　　　　　　　马勒布（麻赫倍 / Malherbe）钙化上皮瘤 C44.-

8110 / 3　　　毛母质癌 C44.-；毛母质瘤，恶性 C44.-

812-813　尿路上皮/移行细胞乳头状瘤和癌

8120/0　移行(细胞)乳头状瘤,良性

　　　　尿路上皮/移行细胞乳头状瘤 NOS;膀胱乳头状瘤 C67.-

8120/1　尿路上皮/移行细胞乳头状瘤 NOS:膀胱乳头状瘤 C67.

8120/1　→ 8120/0

8120/2　尿路上皮/移行细胞原位癌

8120/3　尿路上皮/移行(细胞)癌 NOS:鳞状移行癌

8121/0　施奈德(Schneiderian)乳头状瘤 C30.0/C31.-

　　　　鼻窦部乳头状瘤,外部生长的/NOS C30.0/C31.-

　　　　鼻窦部乳头状瘤,真菌样,蕈状的 C30.0/C31.-[观察]

　　　　尿路上皮/移行(细胞)乳头状瘤,内翻性,良性

8121/1　移行(细胞)乳头状瘤,内翻性[观察]→ 8121/0

　　　　施奈德乳头状瘤,内翻性 C30.0/C31.-

　　　　柱状细胞乳头状瘤 C30.0/C31.-

　　　　嗜酸瘤细胞性施奈德乳头状瘤 C30.0/C31.-

　　　　鼻窦部乳头状瘤,内翻性/嗜酸性粒细胞 C30.0/C31.-

8121/3　施奈德癌 C30.0/C31.-;柱状细胞癌 C30.0/C31.-

8122/3　尿路上皮/移行细胞癌,梭形细胞/肉瘤样

8123/3　基底细胞样癌

8124/3　泄殖腔源性癌 C21.2[观察]

　　　　泄殖腔源性:起源于泄殖腔或残留的泄殖腔残余的,指一组罕见的
　　　　过渡型细胞非角质化表皮样肛门癌

8130/1　潜在低度恶性乳头状尿路上皮/移行细胞肿瘤 C67.-

8130/2　乳头状尿路上皮/移行细胞癌,非侵袭性 C67.-D09.0

8130/3　乳头状尿路上皮/移行细胞癌 C67.-[观察]

8131/3　尿路上皮/移行细胞癌,微乳头状 C67.-

814-838　腺瘤和腺癌

8140/0　腺瘤 NOS(除外乳头的 8506/0 和垂体的 8272/0)

8140/1　非典型腺瘤;支气管腺瘤 NOS C34.-

8140 / 2　　原位腺癌 NOS

8140 / 3　　（常见类型）腺癌 NOS（除外肛门腺体 / 肛管的 8215 / 3）；内淋巴

　　　　　　囊肿瘤

　　　　　　Skene，Cowper 和 Littre 腺体的癌症

　　　　　　甲状旁腺癌 C75.0；前列腺腺泡腺癌 C61.9

8140 / 6　　腺癌，转移性 NOS

8141 / 3　　硬（腺）癌［观察］；癌，伴有多处纤维化［观察］

8142 / 3　　皮革状胃炎 C16.-

8143 / 3　　表面扩散性（蔓延性）腺癌

8144 / 0　　腺瘤，肠型

8144 / 3　　（腺）癌；肠型 C16.-；肠腺癌：黏液癌，肠型

8145 / 3　　（腺）癌，弥漫型 C16.-

8146 / 0　　单形性腺瘤

8147 / 0　　基底细胞腺瘤

8147 / 3　　基底细胞腺癌；前列腺基底细胞癌 C61.9

8148 / 0　　腺状上皮内瘤变，低级别 / Ⅰ级 / Ⅱ级

　　　　　　胆管上皮内瘤变，低级别

　　　　　　食管腺状上皮内瘤变（不典型增生），低级别 C15.-

8148 / 2　　腺状上皮内瘤变，高级别 / Ⅲ级

　　　　　　前列腺上皮内瘤变，高级别 / Ⅲ级（PIN Ⅲ） C61.9 D07.5

　　　　　　扁平上皮内瘤变，高级别 C24.1 D01.5

　　　　　　胆管上皮内瘤变，高级别 / 3 级（BilIN-3） C22.1 / C23.- / C24.

　　　　　　-D01.5　食管（腺状）上皮内瘤变（不典型增生），高级别 C15.-

　　　　　　D00.1

8149 / 0　　（小）管状腺瘤

8150 / 0　　胰腺内分泌肿瘤，良性 C25.4［观察］

　　　　　　胰腺（神经内分泌）微腺瘤 C25.4

　　　　　　岛细胞瘤，良性 C25.4［观察］

　　　　　　岛母细胞瘤 C25.-；岛细胞腺瘤（病） C25->8150 / 3

8150 / 1　　胰腺内分泌肿瘤 NOS-C25.4；岛细胞瘤 NOS C25.4

8150／1　→ 8150／3

8150／3　胰腺（神经）内分泌肿瘤，无功能型 NOS C25.4

　　　　岛细胞（腺）瘤（病）／癌 C25.4［观察］

　　　　岛细胞瘤 NOS C25.4［观察］

8151／0　胰岛（腺）瘤／β 细胞腺瘤 NOS C25.4

8150／1　→ 8150／3

8151／3　胰岛（腺）瘤／β 细胞腺瘤，恶性 C25.4

8152／1　高血糖素瘤／α 细胞瘤 NOSC25.

8152／1　→ 8152／3

8152／3　（肠）高血糖素瘤／a 细胞瘤，恶性 NOS［观察］

　　　　L 细胞瘤；胰高血糖素样肽生成性肿瘤

　　　　胰多肽和胰多肽样肽含末端酪氨酸酰胺（PP／PYY）生成性肿瘤
　　　　C25.4

8153／1　促胃液素（细胞）瘤，胃泌素瘤／G 细胞瘤 NOS

8153／1　→ 8153／3

8153／3　促胃液素（细胞）瘤／胃泌素瘤／G 细胞瘤，恶性 NOS

　　　　促胃液素瘤，胃泌素瘤：一种分泌促胃液素的非 β 胰岛细胞的肿
　　　　瘤，伴有 ZollingerEllison 综合征，通常见于胰腺实质中，但也可发
　　　　生于其他部位，如胃窦、脾门和区域淋巴结

8154／3　混合性神经内分泌和非神经内分泌肿瘤（MiNEN）

　　　　混合性岛细胞和外分泌腺癌 C25.-

　　　　胰岛细胞和外分泌混合腺癌 C25.-

　　　　混合性胰腺内分泌和外分泌肿瘤，恶性 C25.-

　　　　混合性（神经）内分泌和外分泌腺癌 C25.-

　　　　混合性腺泡／导管－（神经）内分泌癌 C25.-

　　　　混合性腺泡－内分泌－导管癌 C25.-

8155／1　血管活性肠多肽（VIP）瘤 NOS

8155／1　→ 8155／3

8155／3　血管活性肠多肽（VIP）瘤，恶性 NOS

　　　　血管活性肠多肽（VIP）瘤：一种内分泌瘤，常见于胰，因分泌大量

VIP 而致 VernerMorrison 综合征；又称致泻（性肿）瘤

8156／1　生长抑制素（细胞）瘤 NOS

8156／1　→ 8156／3

8156／3　生长抑制素（细胞）瘤，恶性 NOS

8157／1　肠高血糖素瘤 NOS

8157／1　→ 8152／1

8157／3　肠高血糖素瘤，恶性

8157／3　→ 8152／3

8158／3　内分泌肿瘤，功能性 NOS［观察］

　　　　ACTH（促肾上腺皮质激素）生成性肿瘤

8160／0　胆管（腺）瘤 C22.1／C24.0

8160／3　胆管（腺）癌 C22.1／C24.0

8161／0　胆管囊腺瘤 C22.1／C24.0

8161／3　胆管囊腺癌 C22.1／C24.0

8162／3　克拉茨金（克拉斯金／Klatskin）瘤 C22.1／C24.0

8163／0　非侵袭性胰胆管乳头状瘤，伴有低级别上皮内瘤变（不典型增生）；

　　　　胰胆管肿瘤，非侵袭性

8163／2　乳头状瘤，胰胆管型，伴有高级别上皮内瘤变 C24.1

　　　　非侵袭性胰胆管乳头状瘤，伴有高级别上皮内瘤变（不典型增生）

　　　　C24.1

8163／3　胰胆管型癌 C24.1；腺癌，胰胆管型 C24.1

8170／0　肝细胞（腺）瘤，良性 C22.0

8170／3　肝细胞癌 NOS C22.0 C22.0

8171／3　肝细胞癌，纤维板状 C22.0 C22.0

8172／3　肝细胞癌，硬癌性 C22.0 C22.0；硬化性肝癌 C22.0 C22.0

　　　　硬癌：基质内形成致密结缔组织，结构坚硬的癌

8173／3　肝细胞癌，梭形细胞变体／肉瘤样 C22.0 C22.0

8174／3　肝细胞癌，透明细胞型 C22.0 C22.0

8175／3　肝细胞癌，多形性 C22.0 C22.0

8180／3　混合性肝细胞（癌）和胆管癌 C22.0 C22.0

肝细胞和胆管细胞复合癌 C22.0C22.0

8190/0　　小梁性腺瘤

8190/3　　小梁性（腺）癌

8191/0　　胚胎性腺瘤

8200/0　　（外分泌性）皮肤圆柱瘤 C44.-；头巾样瘤 C44.4

　　　　　　乳房圆柱瘤 C50.-

　　　　　　圆柱瘤：通常为皮肤良性肿瘤，为顶浆分泌性或外分泌性，一般在生命早期发生为单个或多个小结节，位于头皮，其次在面部和四肢。由上皮细胞构成圆柱状块周围有玻璃样厚带

　　　　　　多发性损害较常累及女性，可完全覆盖头皮，因而称为头巾样瘤

　　　　　　通常为显性遗传，也可能伴有多发性毛发上皮瘤

8200/3　　腺样囊性癌；腺癌，圆柱形［观察］

　　　　　　圆柱瘤 NOS［观察］（除外皮肤/乳房的 8200/0）

　　　　　　支气管腺瘤，圆柱形［观察］C34.-

　　　　　　胸腺癌，伴有腺样囊性癌样特征 C37.9

8201/2　　筛状原位癌；导管原位癌，筛状型 C50.-D05.1

8201/3　　筛状癌；导管癌，筛状型 C50.-

　　　　　　筛状粉刺型（腺）癌 C18.-/C19.9/C20.9

　　　　　　腺癌，筛状粉刺型 C18.-/C19.9/C20.9

8202/0　　微小囊性腺瘤 C25.

8204/0　　泌乳腺瘤 C50.-

8210/0　　息肉样腺瘤；腺瘤样息肉 NOS

8210/2　　管状腺瘤内/（腺瘤样）息肉内的原位（腺）癌 NOS

8210/3　　管状腺瘤内/（腺瘤样）息肉内的（腺）癌 NOS

8211/0　　管状腺瘤 NOS

8211/3　　管状（腺）癌

8212/0　　扁平腺瘤

8213/0　　（传统）（无蒂）锯齿状腺瘤/息肉 C18.-

　　　　　　混合性腺瘤和增生性息肉 C18.-

8213/3　　锯齿状腺疡

8214 / 3　　壁细胞（腺）癌 C16.

8215 / 3　　肛门腺体 / 肛管的腺癌 C21.1

8220 / 0　　结肠腺瘤样息肉病 C18.-；家族性结肠息肉病 C18.-；腺瘤病 NOS

　　　　　　息肉病：在身体某部分发生多个息肉。

　　　　　　家族性肠息肉病：具有高度潜在恶性的多发性腺瘤样息肉。分布

　　　　　　于肠黏膜，特别是结肠黏膜，始于青春期前后

　　　　　　腺瘤病：多发性腺瘤增生为特征的疾病

8220 / 3　　结肠腺瘤样息肉病内的腺癌 C18.

8221 / 0　　多发性腺瘤样息肉

8221 / 3　　多发性腺瘤样息肉内的腺癌

8230 / 2　　导管原位 / 内癌，实性型 C50.-D05.1

8230 / 3　　实性（腺）癌，伴有黏蛋白形成 / NOS

8231 / 3　　单纯癌

　　　　　　单纯癌：未分化的癌。

8240 / 1　　潜在恶性未肯定的类癌瘤；阑尾类癌（瘤）NOSC18.1 类癌瘤，嗜银

　　　　　　性 NOS；嗜银细胞瘤 NOS［观察］

8240 / 1　　→ 8240 / 3

　　　　　　类癌：见于小肠、阑尾、胃或结肠的局限性黄色肿瘤；银细胞瘤。

　　　　　　嗜银细胞瘤：类癌，由肠道中发现的胃肠嗜银细胞形成的胃肠道肿

　　　　　　瘤；这种肿瘤能合成多种儿茶酚胺，引起类癌综合征。

8240 / 3　　类癌（瘤）NOS（包括阑尾 C18.1）

　　　　　　（除外阑尾类癌 -8240 / 1）

　　　　　　典型性类癌；支气管腺瘤，类癌 C34.-

　　　　　　神经内分泌肿瘤，NOS / 1 级；

　　　　　　神经内分泌癌，低级别 / 分化好

8241 / 3　　肠嗜铬（EC）细胞类癌；血清素产生性类癌

　　　　　　嗜银细胞瘤，恶性［观察］；类癌瘤，嗜银性，恶性

8242 / 1　　肠嗜铬样细胞类癌 NOS

8242 / 1　　→ 8242 / 3

8242 / 3　　肠嗜铬样（ECL）细胞类癌 / 瘤，恶性

8243／3　杯状细胞／黏液性类癌,黏液类癌性瘤

8244／3　复合性类癌,混合性类癌和腺癌

混合性腺样神经内分泌癌(MANEC 管状类癌)

8245／1　管状类癌

8245／3　腺类癌性瘤

8246／3　神经内分泌癌 NOS;低分化神经内分泌肿瘤

8247／3　梅克尔(迈克尔／Merkel)细胞癌／瘤 C44.-

原发性皮肤神经内分泌癌 C44.-

8248／1　APUD 瘤

APUD 瘤:胺前体摄取脱羧细胞瘤,由 APUD 细胞组成

8249／3　非典型类癌性瘤

神经内分泌肿瘤,2 级;神经内分泌癌,中度分化

8250／0　非典型腺瘤性增生

8250／1　肺腺瘤病 C34.-

8250／2　肺原位腺癌,非黏液性 C34.-D02.2

8250／3　细支气管-肺泡(腺)癌 NOS[观察]C34.-

细支气管(腺)癌［观察］1C34.-;肺泡细胞癌［观察］C34.-

胚层腺癌 C34.

8251／0　肺泡腺瘤 C34.

8251／3　肺泡(腺)癌［观察］C34.-

8252／3　细支气管-肺泡癌,非黏液性 C34.-

细支气管-肺泡癌,克拉拉(Clara)／Ⅱ型肺细胞 C34.-

8253／2　肺原位腺癌,黏液性 C34.-D02.2

8253／3　细支气管-肺泡癌,黏液性／杯状细胞型［观察］C34.-

肺腺癌,黏液性 C34.-

8254／3　肺腺癌,黏液和非黏液混合性 C34.

细支气管-肺泡癌,克拉拉／Ⅱ型肺细胞和杯状细胞型／黏液和非

黏液混合性／不确定型［观察］C34.-

8255／3　腺癌,伴有混合性亚型／合并其他型的癌

8256／3　微创腺癌,非黏液性 C34.-

8257／3　微创腺癌，黏液性 C34.-

8260／0　乳头状腺瘤 NOS；腺状乳头状瘤

8260／1　侵袭性乳头状瘤

8260／3　乳头状腺癌 NOS

　　　　甲状腺的乳头状癌 C73.9；乳头状肾细胞癌 C64.9

8261／0　绒毛状（乳头状／腺）瘤 NOS

8261／2　绒毛状腺瘤内的原位腺癌

8261／3　绒毛状腺瘤内的腺癌

8262／3　绒毛状腺癌

8263／0　管状绒毛状腺瘤 NOS，乳头状管状腺瘤，绒毛腺性腺瘤

8263／2　管状绒毛状腺瘤内的原位腺癌

8263／3　管状绒毛状腺瘤内的腺癌；乳头状管状腺癌

　　　　绒毛腺样癌；子宫内膜样腺癌的绒毛腺样变异

8264／0　乳头状瘤病，腺状；胆管乳头状瘤病　C22.1／C24.0

8265／3　微乳头状（腺）癌 NOS C18.-／C19.9／C20.9／C34.-

8270／0　色细胞腺瘤 C75.1

　　　　嫌色细胞：难染细胞，拒染细胞，尤指垂体前叶的不染色细胞

8270／3　嫌色细胞（腺）癌 C75.1

8271／0　催（泌）乳素（腺）瘤 C75.1

　　　　催（泌）乳素（腺）瘤：一种脑垂体肿瘤，通常为微小腺瘤，分泌乳素

8272／0　垂体腺瘤 NOS C75.1；异位的垂体腺瘤

　　　　促肾上腺皮质激素／促性腺激素／促甲状腺激素腺瘤 C75.1

　　　　生长激素／多激素腺瘤 C75.1，裸细胞腺瘤 C75.1

8272／3　垂体癌 NOS C75.1

8273／3　垂体母细胞瘤 C75.1

8280／0　嗜酸（性）细胞腺瘤 C75.1

8280／3　嗜酸（性）细胞（腺）癌 C75.1

8281／0　混合性嗜酸细胞 – 嗜碱细胞腺瘤 C75.1

8281／3　混合性嗜酸细胞 – 嗜碱细胞癌 C75.1

8290／0　嗜酸（性）细胞（腺）瘤；滤泡性腺瘤，酸细胞 C73.9

许特尔（Hurthle）细胞（腺）瘤 C73.9

梭形细胞嗜酸细胞瘤 C75.1；嗜酸细胞性乳头状囊腺瘤

8290/3　嗜酸（性）细胞（腺）癌；滤泡性癌，嗜酸性细胞 C73.9

许特尔细胞（腺）癌 C73.9

8300/0　嗜碱/黏液细胞腺瘤 C75.1

8300/3　嗜碱/黏液细胞（腺）癌 C75.1

8310/0　透明细胞腺瘤

8310/3　透明细胞（腺）癌，中肾样/OS；透明细胞肾细胞癌

8311/1　肾上腺样瘤［观察］

8311/3　遗传性平滑肌瘤病和肾细胞癌（HRCC）相关的肾细胞癌 C64.9；

MiT 家族易位癌 C64.9

琥珀酸脱氢酶缺乏的肾细胞癌 C64.9

8312/3　肾细胞（腺）癌 NOS C64.9；肾上腺样癌［观察］C64.9 格拉维茨（格

腊维次/Grawitz）瘤［观察］C64.9

格拉维茨（格腊维次/Grawitz）瘤：肾上腺样癌，过去认为是肾的腺

瘤，而 Grawitz 以为是肾上腺组织颗粒或肾实质中胚胎包涵物增生

过度；现知为肾实质癌。

8313/0　透明细胞（囊）腺纤维瘤 C56.9

8313/1　交界性的透明细胞（囊）腺纤维瘤 C56.9

透明细胞肿瘤，交界性/不典型增生

8313/3　透明细胞（囊）腺癌（性纤维瘤）C56.9

8314/3　富脂质癌 C50.-

8315/3　富糖原癌；富糖原的透明细胞癌

8316/1　低度恶性潜能多房囊性肾肿瘤

8316/3　（获得性）囊性（疾病）关联的肾细胞癌 C64.9

肾小管肾细胞癌 C64.9

8317/3　肾细胞癌，嫌色细胞型 C64.9；嫌色细胞性肾癌 C64.9

混合性嗜酸细胞嫌色细胞瘤

8318/3　肾细胞癌，肉瘤样/梭形细胞 C64.9

8319/3　集合管癌 C64.9；肾癌，集合管型 C64.9

贝利尼(Bellini)导管癌 C64.9

8320/3　颗粒细胞(腺)癌

8321/0　主细胞腺瘤 C75.0

8322/0　水样透明细胞腺瘤 C75.0

8322/3　水样透明细胞(腺)癌 C75.0

8323/0　混合细胞腺瘤

8323/1　透明细胞乳头状肾细胞癌 C64.9

8323/3　混合细胞腺癌

8324/0　脂肪腺瘤：腺脂肪瘤

8325/0　后肾腺瘤 C64.9

8330/0　滤泡状腺瘤 C73.9

8330/1　非典型滤泡状腺瘤 C73.9

8330/3　滤泡状(腺)癌 NOS C73.9

8331/3　滤泡状(腺)癌,高分化/分化好 C73.9

8332/3　滤泡状(腺)癌,小梁性/中分化 C73.9

8333/0　微滤泡状腺瘤 C73.9；胎儿腺瘤 NOS C73.9

8333/3　胎儿腺癌

8334/0　巨滤泡状/胶样腺瘤 C73.9

8335/1　恶性潜能不确定的滤泡性肿瘤 C73.9

　　　　滤泡性癌,包膜性 C73.9

8335/3　滤泡性腺癌,微侵袭性 C73.9

　　　　滤泡性癌,包膜性 C73.9 → 8335/1

8336/0　透明(样)小梁性腺瘤 -C73.9

8336/0　→ 8336/1

8336/1　透明化小梁肿瘤 C73.9

8337/3　岛回癌 C73.9,分化差的甲状腺癌 C73.9

8339/3　滤泡性癌,包裹血管侵袭性 C73.9

8340/3　乳头状(腺)癌,滤泡变异 C73.9

　　　　乳头状和滤泡状(腺)癌 C73.9

8341/3　乳头状微小癌 C73.9

8342 / 3　　乳头状癌，嗜酸性细胞（变体）C73.9

8343 / 3　　乳头状癌，包膜性，（甲状腺的）C73.9

8344 / 3　　乳头状癌，柱状细胞 / 长细胞 C73.9

8345 / 3　　滤泡旁细胞癌 C73.9；C 细胞癌 C73.9

　　　　　　髓样癌，伴有淀粉样基质 C73.9

8346 / 3　　混合性髓样–滤泡性癌 C73.9

8347 / 3　　混合性髓样–乳头状癌 C73.9

8348 / 1　　恶性潜能不明的高分化肿瘤 C73.9

8349 / 1　　非侵袭性滤泡性甲状腺肿瘤，伴有乳头状核特征（NIFTP）C73.9

8350 / 3　　无包膜硬化性（腺）癌 / 瘤 C73.9

　　　　　　乳头状癌，弥漫性硬化 C73.9

8360 / 1　　（多发性）内分泌腺瘤（病）

8361 / 0　　球旁细胞性瘤 C64.9；近肾小球体瘤 C64.9；肾素瘤 C64.9

8370 / 0　　肾上腺皮质（腺）瘤，良性 / NOS C74.0

8370 / 3　　肾上腺皮质（腺）癌 C74.0

8371 / 0　　肾上腺皮质腺瘤，致密细胞 C74.0

8372 / 0　　肾上腺皮质腺瘤，色素性 C74.0；黑腺瘤 C74.0

　　　　　　色素性腺瘤 C74.0

8373 / 0　　肾上腺皮质腺瘤，透明细胞 C74.0

8374 / 0　　肾上腺皮质腺瘤，肾小球细胞 C74.0

8375 / 0　　肾上腺皮质腺瘤，混合细胞 C74.0

8380 / 0　　子宫内膜样（囊）腺瘤 NOS

8380 / 1　　子宫内膜样（囊）腺瘤，交界性

　　　　　　子宫内膜样瘤，潜在低度恶性 / 不典型增生性

8380 / 2　　子宫内膜样上皮内瘤变 C54.1 D07.0

　　　　　　子宫内膜的不典型增生 C54.1 D07.0

8380 / 3　　子宫内膜样（囊）（腺）癌 NOS

8381 / 0　　子宫内膜样（囊）腺纤维瘤 OS

8381 / 1　　子宫内膜样（囊）腺纤维瘤，交界性

8381 / 3　　子宫内膜样（囊）腺纤维瘤，恶性

8382 / 3　　　子宫内膜样腺癌,分泌变异性

8383 / 3　　　子宫内膜样腺癌,纤毛细胞变异性

8384 / 3　　　腺癌,宫颈内膜型

　　　　　　　以上子宫内膜样和宫颈内膜型,并不局限于子宫内膜部位肿瘤。

839-842　　　附件和皮肤附属器肿瘤

8390 / 0　　　皮肤附属器(腺)瘤 C44.-,附件瘤,良性 C44.-

8390 / 3　　　皮肤附属器(腺)癌 C44.-,附件癌 C44.-;附件腺癌

8391 / 0　　　滤泡性毛囊周纤维瘤 C44.-,纤维毛囊瘤 C44.-;

　　　　　　　毛盘瘤 C44.-,梭形细胞为主的毛盘瘤 C44.

8392 / 0　　　汗管纤维腺瘤 C44.-

8400 / 0　　　汗腺 / 管(腺)瘤,良性 / NOS C44.-

8400 / 1　　　汗腺瘤 NOS C44.-

8400 / 3　　　汗腺(腺)癌 C44.

8401 / 0　　　顶泌腺(囊)腺瘤,大汗腺瘤

8401 / 3　　　顶泌腺腺癌,大汗腺癌

8402 / 0　　　结节性透明细胞汗腺腺瘤 C44.-

8402 / 3　　　小汗腺(外分泌性)顶端螺旋瘤 C44.-

　　　　　　　(结节性)汗腺腺癌 C44.-

8403 / 0　　　小汗腺(外分泌性)腺瘤 C44.-;汗腺腺瘤 NOS C44.

8403 / 3　　　恶性小汗腺(外分泌性)腺瘤 C44.-

　　　　　　　原发性顶端螺旋腺瘤(病)引起的恶性肿瘤

　　　　　　　原发性顶端圆柱瘤引起的恶性肿瘤

8404 / 0　　　汗腺囊瘤 C44.-,外分泌性囊腺瘤 C44.-

8405 / 0　　　乳头状汗腺腺瘤 C44.-

8406 / 0　　　乳头状汗腺管(囊)腺瘤 C44.-;乳头状涎腺腺瘤

8406 / 3　　　乳头状汗腺管囊腺癌 C44.-

8407 / 0　　　汗管腺瘤 NOS C44.-

　　　　　　　乳头的(渗透性)汗管(瘤样)(腺)瘤 C50.0

8407 / 3　　　硬化性汗腺导管癌 C44.-;汗管样癌 C44.-

　　　　　　　微小囊性附件癌 C44.-

8408 / 0　　小汗腺乳头状腺瘤 C44.-

8408 / 1　　侵袭性指［趾］乳头状腺瘤 C44.

8408 / 1　　→ 8408 / 3

8408 / 3　　外分泌性乳头状腺癌 C44.-；指［趾］乳头状腺癌 C44.

　　　　　　侵袭性指［趾］乳头状腺瘤 C44.-［观察］

8409 / 0　　（小汗腺）汗孔瘤 C44.-，大汗腺／顶泌腺汗孔瘤

8409 / 2　　原位汗孔癌 C44.-D04.-

8409 / 3　　（小汗腺）汗孔癌 C44.-

8410 / 0　　皮脂腺腺瘤 C44.-，皮脂腺上皮瘤 C44.-

8410 / 3　　皮脂腺（腺）癌 C44.-

8413 / 3　　外分泌性腺癌 C44.-

8420 / 0　　耵聍腺瘤 C44.2

8420 / 3　　耵聍（腺）癌 C44.2

843　　　　黏液表皮样肿瘤

8430 / 1　　黏液表皮样瘤［观察］

8430 / 3　　黏液表皮样癌

844-849　　囊性、黏液性和浆液性肿瘤

8440 / 0　　囊（腺）瘤 NOS

8440 / 3　　囊腺癌 NOS

8441 / 0　　浆液性（微）囊（腺）瘤 NOS

　　　　　　乳头状浆液性囊腺瘤 NOS C56.9

8441 / 2　　浆液性上皮内癌

　　　　　　浆液性输卵管上皮内癌（STIC）C57.0 D07.3

　　　　　　浆液性子宫内膜上皮内癌 C54.1 D07.0

8441 / 3　　浆液性囊腺疡 NOS C56.9

　　　　　　浆液性（乳头状）（囊腺）癌 NOS

8442 / 1　　（乳头状）浆液性囊腺瘤，交界性恶性 C56.9

　　　　　　（乳头状）浆液性瘤 NOS，潜在低度恶性／不典型增生性 C56.9

　　　　　　交界性的浆液性表面乳头状瘤 C56.9

8443 / 0　　透明细胞囊腺瘤 C56.9

8444 / 1　交界性的透明细胞喜性瘤 CS6.9

　　　　　不典型增生性透明细胞瘤 C56-9

8444 / 1　→ 8313 / 1

8450 / 0　乳头状囊腺(纤维)瘤 NOS C56.9

8450 / 3　乳头状囊腺癌 NOS C56.9

8451 / 1　乳头状囊腺瘤,交界性 C56.9

8452 / 1　实性假乳头状瘤 C25. → 8452 / 3

　　　　　实性和乳头状上皮肿瘤 C25.-

　　　　　乳头状囊性瘤 C25.-;实性和囊性瘤 C25.-

　　　　　卵巢实性假乳头状瘤 C56.9

8452 / 3　胰腺实性假乳头状肿瘤癌 -C25.-

8453 / 0　导管内乳头状-黏液腺瘤 C25.-

　　　　　导管内乳头状-黏液肿瘤,伴有中 / 低度不典型增生 C25.

8453 / 1　导管内乳头状黏液肿瘤,伴有中度不典型增 C25.

8453 / 1　→ 8453 / 0

8453 / 2　导管内乳头状-黏液癌,非侵袭性 C25.-D01.7

　　　　　导管内乳头状-黏液肿瘤,伴有高度不典型增生

8453 / 3　导管内乳头状-黏液癌,侵袭性 C25.-

　　　　　导管内乳头状-黏液肿瘤,伴有浸润性癌 C25.

8454 / 0　房-室结的囊性瘤 C38.0

8460 / 0　乳头状浆液性囊腺瘤 NOSCS6.9

8460 / 0　→ 8441 / 0

8460 / 2　浆液性交界性肿瘤,微乳头变异 C56.9 D07.3

　　　　　浆液性癌,非浸润,低级别 C56.9 D07.3

8460 / 3　微乳头状浆液性癌 C56.9;低级别浆液性癌 C56.9

8461 / 0　浆液性表面乳头状瘤 C56.9

8461 / 3　浆液性表面乳头状癌 C56.9;高级别浆液性癌 C56.9

　　　　　腹膜的原发浆液性乳头状癌 C48.1

8462 / 1　交界性的浆液性乳头状囊腺瘤 C56.9

　　　　　潜在低度恶性 / 不典型增生性乳头状浆液性瘤 C56.9

8462 / 1　　→ 8442 / 1

8463 / 1　　交界性的浆液性表面乳头状瘤 -C56.9

84631　　　→ 8442 / 1

8470 / 0　　（乳头状）（假）黏液性囊（腺）瘤 NOS C56.9

黏液性囊性肿瘤,伴有中 / 低度不典型增生（上皮内瘤变）C22.- / C25.-

8470 / 1　　黏液性囊性瘤,伴有中度不典型增生 C25.

8470 / 1　　→ 8470 / 0

8470 / 2　　黏液性囊腺癌,非侵袭性 C25.-D01.7

黏液性囊性肿瘤,伴有高度不典型增生（上皮内瘤变）C22.- / C25.- D01.5 / D01.78470 / 3

8471 / 0　　（乳头状）（假）黏液性（囊）腺 NOS C56.9

黏液性囊性肿瘤,伴有一个相关联的侵袭性癌 C25.-

8471 / 0　　乳头状（假）黏液性囊腺瘤 NOS-C56.9

8471 / 0　　→ 8470 / 0

8471 / 3　　乳头状（假）黏液性囊腺癌 C56.9

8471 / 3　　→ 8470 / 3

8472 / 1　　（乳头状）（假）黏液性囊腺瘤,交界性 C56.9

不典型增生性 / 潜在低度恶性的（乳头状）黏液性瘤 NOSC56.9

8473 / 1　　乳头状（假）黏液性囊腺瘤,交界性 C56.9

潜在低度恶性的乳头状黏液性瘤 C56.9

8473 / 1　　→ 8472 / 1

8474 / 0　　浆液黏性囊腺瘤

8474 / 1　　浆液黏性交界性肿瘤;浆液黏性肿瘤,不典型增生

8474 / 3　　浆液性黏液癌 C56.9

8480 / 0　　黏液腺腺瘤

8480 / 1　　低级别阑尾黏液性肿瘤 C18.1

8480 / 3　　黏液（性）腺癌（除外肺的 8253 / 3）;腺泡腺癌,黏液性变异胶样（腺）癌;腹膜假黏液瘤,伴有未知的原发部位 C80.9

黏液性管状和梭形细胞癌 C64.9

8480 / 6　　腹膜假黏液瘤

8481 / 3　　产黏液性（腺）癌；分泌黏液性（腺）癌

8482 / 3　　黏液腺癌，宫颈内膜型 C53.-

　　　　　　黏液腺癌，胃型 C53.-

8490 / 3　　印戒细胞（腺）癌；黏着不良癌；差黏附癌

　　　　　　腺泡腺癌，印戒样变异；黏液癌，印戒细胞型；组织细胞样癌

8490 / 6　　转移性印戒细胞癌

　　　　　　克鲁肯贝（格克鲁肯伯格 / Krukenberg）瘤

850-854　　导管性、小叶性和髓样肿瘤

8500 / 2　　导管内（腺）癌，非浸润性 NOS

　　　　　　导管原位癌（DCIS）NOS C50.-D05.1

　　　　　　导管上皮内瘤变 3（DIN3）C50.-D05.1

　　　　　　囊性高分泌性癌（，导管内）C50.-D05.1

8500 / 3　　浸润性导管（腺）癌 NOS C50.-，浸润性乳腺癌 NOS C50.- 导管（细胞）（腺）癌 NOS，乳腺基底细胞样癌 C50.-

　　　　　　男性乳腺癌 C50.-，乳腺型腺癌，肛门生殖器乳腺样腺癌

8501 / 2　　粉刺癌，非浸润性 C50.-DO5.1

　　　　　　导管原位癌（DCIS），粉刺型 C50.-D05.1

8501 / 3　　粉刺癌 NOS

　　　　　　粉刺性癌：一种乳腺管内肿瘤，中央部分细胞有变性，易从肿瘤切面压出。

8502 / 3　　乳腺的分泌性 / 少年型癌 C50.-

8503 / 0　　导管（内）乳头状瘤 / 腺瘤 NOS

　　　　　　导管内（管状）乳头状瘤，伴有低 / 中级别上皮内瘤变 C22.- / C24.0

　　　　　　囊内乳头状瘤，伴有低 / 中级别上皮内瘤变 C23.9

　　　　　　腺体内乳头状瘤，伴有低级别上皮内瘤变 C22.1 / C24.0

8503 / 2　　非浸润性导管内乳头状（腺）癌 C50.-D05.1

　　　　　　导管内乳头状（腺）癌 NOS C50.-D05.1

　　　　　　导管原位癌（DCIS），乳头状 C50.-D05.1

　　　　　　导管内乳头状瘤，伴有导管原位癌（DCIS）C50.-D05.1

导管内（管状）乳头状瘤,伴有高级别上皮内瘤变（不典型增生）

囊内乳头状瘤,伴有高级别上皮内瘤变（不典型增生）C23.9
D01.5

8503／3 导管内乳头状腺癌,伴有侵袭性 C50.-

浸润性（和）乳头状腺癌

导管内乳头状肿瘤,伴有浸润性癌

囊内乳头状瘤,伴有浸润性癌 C23.9

8504／0 囊内乳头状（腺）瘤

8504／2 非浸润性囊内癌;包膜性乳头状癌（除外甲状腺的 8343／3）

囊状乳头状癌;囊内（乳头状）（腺）癌

8504／3 囊内乳头状（腺）瘤 NOS → 8504／2

浸润性包膜性乳头状癌（除外甲状腺的 8343／3）

浸润性囊内（乳头状）（腺）癌

8505／0 （弥漫性）导管内乳头状瘤病 NOS

8506／0 乳头的腺瘤 C50.0;乳晕下导管乳头状瘤病 C50.0

8507／2 导管内微乳头状癌 C50.0 D05.1

导管原位癌,微乳头状 C50.0 D05.1

导管内癌,黏性,高级别 C50.0 D05.1

8507／3 乳腺（浸润性）微乳头状癌 C50.-

8508／3 囊性分泌亢进性癌 C50.0

8508／3 → 8500／2

8509／2 原位实性乳头状癌 C50.-D05.7

内分泌黏液生成性汗腺原位癌 C44.-D04.-

8509／3 浸润性实性乳头状癌 C50.-

内分泌黏液生成性汗腺癌 C44.-

8510／3 髓样（腺）癌 NOS

8512／3 髓性癌,伴有淋巴样间质［观察］

8513／3 非典型性髓样癌 C50.-

8514／3 导管癌,促结缔组织增生型（除外甲状腺的 8345／3）

8519／2 小叶原位癌（LCIS）,多形性 C50.-D05.0

8520 / 2 　小叶原位癌（LCIS），经典型 / NOS C50.-D05.0

　　　　　小叶癌，非浸润性 C50.-DO5.0

　　　　　导管内乳头状瘤，伴有小叶原位癌 C50.-DO5.0

8520 / 3 　（浸润性）小叶（腺）癌，多形性 / NOSC50.-；小管小叶癌

8521 / 3 　浸润性小管癌 C50.-

8522 / 2 　导管内癌和小叶原位癌 C50.-D05.7

8522 / 3 　（浸润性）导管和小叶癌 C50.-

　　　　　导管内癌和小叶癌 C50.-

　　　　　浸润性导管和小叶原位癌 C50.-

　　　　　浸润性小叶癌和导管原位癌 C50.

8523 / 3 　浸润性导管合并其他型癌 C50.-

　　　　　浸润性导管和筛状 / 黏液 / 管状 / 胶样癌 C50.-

8524 / 3 　浸润性小叶合并其他型癌 C50.-

8525 / 3 　多形性低度腺癌，终末导管腺癌

8530 / 3 　炎性（腺）癌 C50.-

8540 / 3 　佩吉特（帕哲 / Paget）病，乳房 C50.-；湿疹样癌

8541 / 3 　乳房的佩吉特（帕哲 / Paget）病和浸润性导管癌 C50.-

8542 / 3 　乳房以外的佩吉特（帕哲 / aget）病（除外骨的佩吉特病）

8543 / 3 　乳房的佩吉特（帕哲 / Paget）病和导管内癌 C50.-

855　　　 腺泡细胞肿瘤

8550 / 0 　腺泡（细胞）腺瘤

8550 / 1 　腺泡细胞瘤［观察］

8550 / 3 　腺泡（细胞）（腺）癌（除外肺的 8551 / 3 和前列腺的 8140 / 3）

8551 / 3 　腺泡细胞囊腺癌；肺腺泡腺癌 C34.-

8552 / 3 　混合性腺泡 - 导管癌

856-857　复合上皮性肿瘤

8560 / 0 　混合性鳞状细胞和腺状乳头状瘤；管状鳞状息肉

8560 / 3 　腺鳞癌；混合性腺癌和鳞状细胞 / 表皮样癌

　　　　　鳞状小汗腺导管癌 C44.-

8561 / 0 　腺淋巴瘤 C07.- / C08.-

沃辛（华尔辛／Warthin）瘤 C07.-／C08.

淋巴瘤性乳头状囊腺瘤 C07.-／C08.-

腺淋巴瘤：唾液腺的乳头状淋巴性腺囊瘤

8562／3	上皮-肌上皮癌
8563／0	淋巴腺瘤
8570／3	腺癌，伴有鳞状上皮化生；腺棘皮癌

子宫内膜样癌，伴有鳞状分化

腺棘皮癌，腺角化癌：部分或大部分细胞呈鳞状分化的腺癌。

8571／3	腺癌，伴有软骨及／或骨化生
8572／3	腺癌，伴有梭形细胞化生

腺泡腺癌，肉瘤样变异；纤维瘤病样化生性癌

8573／3	（腺）癌，伴有顶泌腺（大汗腺）化生
8574／3	（腺）癌，伴有神经内分泌化生

腺癌，伴有神经内分泌癌

8575／3	化生性（间变性）NOS
8576／3	肝细胞样（腺）癌
858	胸腺上皮肿瘤
8580／0	胸腺瘤，良性 C37.9；微小胸腺瘤 C37.9
8580／1	胸腺瘤 NOS-C37.9-8580／3

微小结节性胸腺瘤，伴有淋巴样基质 C37.9

8580／3	胸腺瘤，恶性-NOS C37.9；化生性（间变性）胸瘤 C37.9

肺内胸腺瘤 C34.-；硬化性胸腺瘤 C34.-

8581／1	胸腺瘤，A-型／梭形细胞／髓性 NOS-C37.9
8581／1	→ 8581／3
8581／3	胸腺瘤，A 型／梭形细胞／髓性 恶性 C37.9
8582／1	胸腺瘤，AB 型／混合型 NOS-C37.9
8582／1	→ 8582／3
8582／3	胸腺瘤，AB 型／混合型，恶性 C37.9
8583／1	胸腺瘤，B1 型／（富）淋巴细胞（性）NOS-C37.9

胸腺瘤，以皮层为主／类器官 NOS-C37.9

8583 / 1　　　　→ 8583 / 3

8583 / 3　　　胸腺瘤，B1 型 /（富）淋巴细胞（性），恶性 C37.9

　　　　　　　胸腺瘤，以皮层为主 / 类器官，恶性 C37.9

8584 / 1　　　胸腺瘤，B2 型 / 皮层 NOS-C37.9

8584 / 1　　　　→ 8584 / 3

8584 / 3　　　胸腺瘤，B2 型 / 皮层，恶性 C37.9

8585 / 1　　　胸腺瘤，B3- 型 / 上皮性 / 非典型 NOS-C37.9

8585 / 1　　　　→ 8585 / 3

8585 / 3　　　胸腺瘤，B3 型 / 上皮性 / 非典型，恶性 C37.9

　　　　　　　高分化胸腺癌 C37.9

8586 / 3　　　胸腺癌 NOS C37.9；胸腺瘤，C 型 C37.9

8587 / 0　　　异位错构瘤性胸腺瘤

　　　　　　　/ 错构：组织生长失调，在某一限定区域内的细胞生长超过了它周

　　　　　　　围区域的细胞

8588 / 3　　　梭形上皮性瘤，伴有胸腺样成分 / 分化（SETTLE）

8589 / 3　　　癌，表现出胸腺样成分 / 分化（CASTLE）；甲状腺内胸腺癌

859-867　　　特殊的性腺肿瘤

8590 / 0　　　性索 - 间质瘤，良性；印戒样间质瘤；微囊性间质瘤

8590 / 1　　　（性索 -）性腺间质瘤 / 性索瘤 NOS

　　　　　　　睾丸间质瘤 C62.-，卵巢间质瘤 C56.9

　　　　　　　性索 - 间质瘤 NOS；类似卵巢性索瘤的子宫肿瘤

8591 / 1　　　性索 - 性腺间质瘤，不完全分化 / NOS

8592 / 1　　　性索 - 性腺间质瘤，混合型

8593 / 1　　　间质瘤，伴有小性索成分 C56.9

8594 / 1　　　混合性生殖细胞 - 性索 - 间质瘤，未分类 NOS

8600 / 0　　　泡膜细胞瘤 NOS C56.9

8600 / 3　　　泡膜细胞瘤，恶性 C56.9

8601 / 0　　　泡膜细胞瘤，黄体化 C56.9

8602 / 0　　　硬化性间质瘤 C56.

98610 / 0　　黄体瘤 NOS C56.9

粒层-泡膜细胞瘤：以粒层细胞（卵泡细胞）或（卵）泡细胞为主的卵巢瘤，常因雌激素生成过多而导致乳腺及子宫内膜增生、子宫内膜癌。如因含有类似黄体的细胞而黄体化，即称黄体瘤

8620／1　粒层细胞（卵泡细胞）瘤，成人型 NOS-CS6.9 → 8620／3

粒层细胞（卵泡细胞）瘤，睾丸成人型 C62.-

睾丸粒层细胞（卵泡细胞）瘤，NOSC62.

粒层细胞又称颗粒细胞，成人型又称成年型

9860／3　粒层细胞（卵泡细胞）癌 C56.

粒层细胞（卵泡细胞）瘤，肉瘤样 C56.9

粒层细胞（卵泡细胞）瘤，成人型 NOS C56.9

颗粒细胞瘤，成年型 C56.9

8621／1　粒层细胞（卵泡细胞）-泡膜细胞瘤 C56.9

8622／0　睾丸的粒层细胞（卵泡细胞）瘤，少年型 C62.-

8622／1　粒层细胞（卵泡细胞）瘤，少年型 C56.9（除外睾丸的 8622／0）

8623／1　性索瘤，伴有环状小管 C56.9

8630／0　（卵巢）男性母细胞瘤，良性

男性母细胞瘤：塞尔托利细胞瘤、足细胞瘤，一种罕见的良性睾丸肿瘤，组织学类似于胎儿睾丸。上皮成分中的塞尔托利细胞，可产生激素并引起男子女性化

8630／1　（卵巢）男性母细胞瘤 NOS

8630／3　（卵巢）男性母细胞瘤，恶性

8631／0　（睾丸）支持-间质细胞瘤，[赛尔托利（Sertoli）-莱迪（Leydig）细胞瘤]，高分化

8631／1　（睾丸）支持-间质细胞瘤，中分化／NOS

8631／3　（睾丸）支持-间质细胞瘤，低分化／肉瘤样

8632／1　两性母细胞瘤 C56.9

两性母细胞瘤：两性胚细胞瘤，一种罕见的卵巢肿瘤，既含男性母细胞瘤又含粒层细胞瘤

8633／1　（睾丸）支持-间质细胞瘤，网状

8634／1　（睾丸）支持-间质细胞瘤，中分化／网状，伴有异种成分

8634／3　（睾丸）支持－间质细胞瘤，低分化，伴有异种成分

8640／1　（睾丸）支持细胞瘤 NOS；皮克（Pick）管状腺瘤

　　　　　小管状男性母细胞瘤 NOS

8640／3　（睾丸）支持细胞癌 C62.

8641／0　（睾丸）支持细胞瘤，伴有脂质贮积；脂质卵泡瘤 C56.9

　　　　　富脂质（睾丸）支持细胞瘤 C56.9

　　　　　小管状男性母细胞瘤，伴有脂质贮积 C56.9

8642／1　大细胞钙化性（睾丸）支持细胞癌

8643／1　小管内大细胞透明化支持细胞瘤

8650／0　卵巢的（睾丸）间质细胞［莱迪（Leydig）细胞］瘤 NOS C56.9

　　　　　良性 C62.，间质细胞瘤，良性

8650／1　（睾丸）间质细胞瘤 NOS C62.-

8650／3　（睾丸）间质细胞瘤，恶性 C62.-

8660／0　（巢）门细胞瘤 C56.9

　　　　　卵巢门细胞瘤：卵巢的一种罕见良性瘤，组织学表现与睾丸间质细胞瘤相似，可致男性化。

8670／0　（男化）卵巢（脂质细胞）瘤 C56.9；类固醇细胞瘤 NOS

8670／3　类固醇细胞瘤，恶性

8671／0　肾上腺剩余瘤 C56.9

　　　　　肾上腺剩余（组织）瘤：卵巢的脂类细胞瘤

868-871　副神经节瘤和血管球瘤

8680／0　副神经节瘤，良性

8680／0　→ 8680／3

8680／1　副神经节瘤 NOS

8680／1　→ 8680／3

8680／3　副神经节瘤，恶性 NOS

8681／1　交感神经副神经节瘤

8681／1　→ 8681／3

8681／3　交感神经副神经节瘤

8682／1　副交感神经副神经节瘤

8682/1　　→ 8682/3

8682/3　　副交感神经副神经节瘤

8683/0　　神经节细胞性副神经节瘤 C17.0

8690/1　　颈静脉球瘤 NOS-C75.5

　　　　　颈静脉(鼓室)副神经节瘤 C75.5

8690/1　　→ 8690/3

8690/3　　颈静脉球瘤 NOS C75.5;颈静脉(鼓室)副神经节瘤 C75.5

8691/1　　主动脉体(副神经节)瘤 C75.5

　　　　　主动脉肺动脉副神经节瘤 C75.5

8691/1　　→ 8691/3

8691/3　　主动脉体(副神经节)瘤 C75.5

　　　　　主动脉肺动脉副神经节瘤 C75.5

8692/1　　颈动脉体(副神经节)瘤 C75.4

8692/1　　→ 8692/3

8692/3　　颈动脉体(副神经节)瘤 C75.4

8693/1　　肾上腺外/非嗜铬性副神经节瘤 NOS;化学感受器瘤

8693/1　　→ 8693/3

8693/3　　肾上腺外/非嗜铬性副神经节瘤,恶性 NOS

　　　　　化学感受器瘤;复合性副神经节瘤

　　　　　化学感受器瘤:感受器系统的肿瘤,例如,颈动脉体瘤、主动脉体瘤

　　　　　或颈静脉球瘤。

8700/0　　— (肾上腺髓性)铬细胞瘤 NOS-C74.1

　　　　　嗜铬(性)(细胞)(副神经节)瘤

8700/0　　→ 8700/3

8700/3　　(复合性)嗜铬细胞瘤,恶性 NOSC74.1

　　　　　嗜铬母细胞瘤 C74.1

　　　　　肾上腺髓质副神经节瘤 C74.1;嗜铬细胞副神经节瘤

8710/3　　血管球(状)肉瘤

8711/0　　血管球瘤 NOS

　　　　　血管球瘤:又称血管神经肌瘤,一种极端疼痛的蓝红色化学感受组

织瘤,发生在小球形动静脉吻合处(球腺),各处皮肤皆可发生,但以手指和足趾远端特别是甲下为多,另亦见于胃和鼻腔

8711/1　血管球瘤病;恶性潜能未明的血管球瘤

8711/3　血管球瘤,恶性

8712/0　血管球性血管瘤

8713/0　血管球肌瘤

8714/0　血管周上皮样肿瘤,良性

血管周细胞瘤(PEComa),良性

8714/3　血管周上皮样肿瘤,恶性

血管周细胞瘤(PEComa),恶性

872-879　痣和黑色素瘤

8720/0　(色素/毛/黑素细胞/斑/深穿透/混合)痣 NOS C44.-

梅尔森(Meyerson)痣 C44.-;生殖器痣;结膜痣 C69.0

8720/2　原位黑色素瘤

8720/3　(恶性)黑色素瘤(除外少年性黑色素瘤 877010)

痣样黑色素瘤 C44.-

8721/3　结节性黑色素瘤 C44.-

8722/0　气球细胞痣 C44.-

8722/3　气球细胞黑色素瘤 C44.-

8723/0　晕状痣 C44.-;退行性痣 C44.

8723/3　恶性黑色素瘤,退行性 C44.-

8725/0　神经痣 C44.-

8726/0　巨细胞痣 C69.4;黑色素细胞瘤,眼球 C69.4

黑色素细胞瘤 NOS (另见 8780/1)

8727/0　不典型增生痣 C44.-

8728/0　(弥漫性/脑膜)黑色素细胞增多症 C70.9

8728/1　脑膜黑色素细胞瘤 C70.9

8728/3　脑膜黑色素瘤病 C70.9

8730/0　无色素痣 C44.-

8730/3　无色素性黑色素瘤 C44.-

8740 / 0　　交界痣 C44.-；表皮内痣 NOS C44.-

8740 / 3　　交界痣内的恶性黑色素瘤 C44.-

8741 / 2　　癌前期黑变病 NOS C44.-D03.

　　　　　　黑变病：黑素沉着病，黑素沉着异常的疾病。

8741 / 3　　癌前期黑变病内的恶性黑色素瘤 C44.-

8742 / 0　　雀斑黑变病痣 C44.-；单纯性雀斑 C44.

8742 / 2　　恶性小痣 C44.- D03.-

　　　　　　哈奇森（赫钦生 / Hutchinson）黑色素雀斑 NOS C44.-D03.-

8742 / 3　　恶性小痣黑色素瘤 C44.-；哈奇森（赫钦生 / Hutchinson）黑色素
　　　　　　雀斑内的恶性黑色素瘤 C44.-

8743 / 3　　表面扩散性黑色素瘤 C44.-

　　　　　　低累积性日光损伤黑色素瘤 C44.-

8744 / 0　　肢端痣 C44.-

8744 / 3　　肢端（着色斑性）黑色素瘤，恶性 C44.-

8745 / 3　　促结缔组织增生 / 亲神经性黑色素瘤，恶性 / 无色素性 C44.-

　　　　　　亲神经：向神经的，对神经组织有选择性亲和力的；或其主要作用
　　　　　　是在神经系统的；破坏灰质的或亲脑灰质的。

8746 / 3　　黏膜着色斑性黑色素瘤

8750 / 0　　皮内痣 C44.-；（真）皮痣 C44.-；基质痣

8760 / 0　　复合痣 C44.-；（真）皮和表皮痣 C44.-

8761 / 0　　先天性痣 C44.-

8761 / 1　　巨大色素痣 NOS C44.-

　　　　　　中等和巨大先天性痣 NOS C44.

8761 / 3　　（巨大 / 先天性）色素痣内的恶性黑瘤 C44.

8762 / 1　　先天性痣内的增生型结节 / 肤损害 C44.-

8770 / 0　　梭形和上皮样细胞（Spitz）痣，非典型 NOS C44.-

　　　　　　少年痣 C44.-；少年性黑色素瘤 C44.-

　　　　　　里德（Reed）色素沉着性梭形细胞痣 C44.-

　　　　　　色素沉着性梭形和上皮样细胞（Spitz）痣 C44.-

8770 / 3　　（混合性）梭形和上皮样细胞（Spitz）黑色素瘤

恶性梭形和上皮样细胞（Spitz）肿瘤 C44.

8771 / 0　上皮样细胞痣 C44.-

8771 / 3　上皮样细胞黑色素瘤

8772 / 0　梭形细胞痣 NOS C44.-

8772 / 3　梭形细胞黑色素瘤 NOS

8773 / 3　梭形细胞黑色素瘤，A 型 C69.-

8774 / 3　梭形细胞黑色素瘤，B 型 C69.-

8780 / 0　蓝痣 NOS C44.-；亚达佐思（Jadassohn）蓝痣 C44.

8780 / 1　色素沉着性上皮样黑色素细胞瘤 C44.-

蓝痣，上皮样 C44.-

8780 / 3　蓝痣，恶性 C44.-；蓝痣内黑色素瘤 C44.-

8790 / 0　细胞性蓝痣 C44.

880　　　软组织瘤和肉瘤 NOS

8800 / 0　软组织瘤，良性

8800 / 3　（软组织）肉瘤 NOS；软组织瘤 / 间叶瘤，恶性

8800 / 9　肉瘤病 NOS

8801 / 3　梭形细胞肉瘤（未分化）

8802 / 1　多形性透明化血管扩张性肿瘤

8802 / 3　巨细胞肉瘤（除外骨的 9250 / 3）；多形性肉瘤

多形细胞肉瘤（未分化）；多形性真皮肉瘤 C44.-

8803 / 3　小细胞 / 圆形细胞肉瘤（未分化）

8804 / 3　上皮样（细胞）肉瘤（未分化）

8805 / 3　未分化肉瘤

8806 / 3　促结缔组织增生性小圆细胞瘤

881-883　纤维瘤性肿瘤

8810 / 0　（加德纳（Gardner）/ 颈部 / 胶原）纤维瘤 NOS

促结缔组织增生性纤维母细胞瘤

块状 CD34 阳性真皮纤维瘤

8810 / 1　细胞性纤维瘤 C56.9

8810 / 3　纤维肉瘤 NOS；

8811 / 0　黏液(样)纤维瘤 NOS；丛状 / 肢端纤维黏液瘤

8811 / 1　黏液炎性纤维母细胞肉瘤；含铁血黄素的纤维脂肪瘤

　　　　　非典型性黏液炎性纤维母细胞瘤

8811 / 3　(黏液)纤维肉瘤

8812 / 0　骨膜纤维瘤 C40.- / C41.-

8812 / 3　骨膜(纤维)肉瘤 NOS C40.- / C41.-

8813 / 0　筋膜 / 腱鞘纤维瘤

8813 / 1　手掌型 / 足底型 / 浅表性纤维瘤病

8813 / 3　筋膜纤维肉瘤

8814 / 3　婴儿 / 先天性纤维肉瘤

8815 / 0　孤立 / 局限性纤维瘤 NOS → 8815 / 1

　　　　　孤立性纤维瘤 / 血管外皮细胞瘤，1 级 / 良性

8815 / 1　孤立 / 局限性纤维瘤 NOS

　　　　　孤立性纤维瘤 / 血管外皮细胞瘤，2 级 NOS

　　　　　血管外皮细胞性脑膜瘤［观察］C70.-

8815 / 3　孤立性纤维性瘤，恶性

　　　　　孤立性纤维瘤 / 血管外皮细胞瘤，3 级 / 恶性

8816 / 0　钙化腱膜纤维瘤

8817 / 0　钙化性纤维性肿瘤

8818 / 0　纤维性不典型增生

8820 / 0　弹力纤维瘤

　　　　　弹力纤维瘤：由弹性硬蛋白和纤维构成的肿瘤。

8821 / 1　侵袭性纤维瘤(病)；(腹腔)硬纤维瘤 NOS

　　　　　硬纤维瘤：来自腹壁肌鞘的纤维瘤，颇类似纤维肉瘤，无包膜包围，

　　　　　局部侵袭但很少转移。

8822 / 1　腹部(外)(硬)纤维瘤(病)

　　　　　肠系膜纤维瘤病 C48.1；腹膜后纤维瘤病 C48.0

8823 / 0　促结缔组织增生性纤维瘤 → 8823 / 1

　　　　　硬化性纤维瘤

8823 / 1　促结缔组织增生性纤维瘤

8824 / 0　　肌纤维瘤;肌性血管周细胞瘤

8824 / 1　　肌 / 婴儿性纤维瘤病;先天性全身性纤维瘤病

8825 / 0　　肌纤维母细胞瘤

8825 / 1　　肌 / 炎性纤维母细胞性瘤 NOS

8825 / 3　　肌纤维母细胞肉瘤

8826 / 0　　血管肌纤维母细胞瘤

8827 / 1　　(先天性)支气管周肌纤维母细胞性瘤 C34.-

8828 / 0　　结节性 / 增殖性筋膜炎;增殖性肌炎

8830 / 0　　(良性 / 上皮样)纤维组织细胞瘤 NOS

　　　　　　纤维黄瘤;黄色纤维瘤

　　　　　　纤维黄瘤:含纤维瘤成分的一型黄瘤

8830 / 1　　非典型性纤维(组织细胞 / 黄)瘤

8830 / 3　　恶性纤维(组织细胞 / 黄)瘤

　　　　　　未分化的高级别多形性骨肉瘤 C40.- / C41.-

8831 / 0　　(深部 / 少年 / 网状)组织细胞瘤 NOS

8832 / 0　　(豆状核)皮肤纤维瘤 NOS C44.-;硬化性血管瘤 C44.-;皮肤

　　　　　　组织细胞瘤 NOS C44.-;皮下结节性纤维化瘤 C44.-;

　　　　　　多形性纤维瘤 C44.-;硬化性肺泡细胞瘤 C34.

8832 / 1　　(隆凸性)皮肤纤维肉瘤 NOS C44.-

　　　　　　隆凸性:亦有写成"隆突性"

8832 / 3　　(隆凸性)皮肤纤维肉瘤 NOS-C44:→ 8832 / 1

　　　　　　隆凸性皮肤纤维肉瘤,肉瘤样 C44.

8833 / 1　　色素性隆凸性皮肤纤维肉瘤 C44.-

　　　　　　贝德纳尔(贝德那 / Bednar)瘤 C44.-

8833 / 3　　色素性隆凸性皮肤纤维肉瘤 C44.-

　　　　　　贝德纳尔(贝德那 / Bednar)瘤 -C44.

8833 / 3　　→ 8833 / 1

8834 / 1　　巨细胞纤维母细胞瘤

8835 / 1　　丛状纤维组织细胞性瘤

8836 / 1　　血管瘤样纤维组织细胞瘤

884   黏液瘤性肿瘤

8840／0   黏液瘤 NOS

8840／3   黏液肉瘤,低级别纤维黏液样肉瘤

                      硬化性上皮样纤维肉瘤

8841／0   (侵袭性／浅表性)血管黏液瘤 NOS

8841／1   (侵袭性)血管黏液瘤

8841／1   → 8841／0

8842／0   骨化纤维黏液样瘤

8842／3   恶性骨化性纤维黏液样肿瘤

                      肺黏液样肉瘤,伴有 EWSR1-CREB1 易位 C34.-

885-888   脂肪瘤性肿瘤

8850／0   脂肪瘤 NOS,胸腺脂肪瘤 C37.9

8850／1   非典型脂肪瘤,浅表性(软组织)高分化脂肪肉瘤

8850／3   (纤维)脂肪肉瘤 NOS

8851／0   纤维脂肪瘤

8851／1   脂肪纤维瘤病

8851／3   脂肪肉瘤,高／已分化／脂肪瘤样;硬化性／炎性脂肪肉瘤

8852／0   (纤维)黏液脂肪瘤

8852／3   黏液(样)脂肪肉瘤

8853／3   圆细胞脂肪肉瘤［观察］(另见 8852／3)

8854／0   多形性脂肪瘤［观察］

8854／3   多形性脂肪肉瘤

8855／3   混合性脂肪肉瘤

8856／0   肌内脂肪瘤;渗透性(血管)脂肪瘤

8857／0   梭形细胞脂肪瘤

8857／3   纤维母细胞性脂肪肉瘤

8858／3   去分化性／反分化性脂肪肉瘤

8860／0   血管平滑肌脂肪瘤

8860／1   血管平滑肌脂肪瘤,上皮样

8861／0   血管脂肪瘤 NOS

8862 / 0　　　软骨样脂肪瘤

8870 / 0　　　髓性脂肪瘤,髓脂瘤

　　　　　　　髓脂瘤:一种罕见的肾上腺良性肿瘤,直径约数厘米,由脂肪组织、
　　　　　　　淋巴细胞和原始髓样细胞呈不同比例组成;可能为一种发育异常。

8880 / 0　　　蛰伏脂瘤［冬眠瘤］;胎儿脂肪细胞瘤;棕色脂肪瘤

　　　　　　　蛰伏脂瘤:一种罕见的肿瘤,由含粗粒状胞质的大的多面形细胞组
　　　　　　　成,见于背部或髋部周围,有人认为是残余的脂肪贮存器官,类似
　　　　　　　冬眠动物背部的脂肪垫,因而得名

　　　　　　　注意棕色瘤与棕色脂肪瘤的区别,棕色瘤指的是甲状旁腺机能亢
　　　　　　　进所致囊状纤维性骨炎时在骨内发生并取代骨质的一种巨细胞肉
　　　　　　　芽肿

8881 / 0　　　脂肪母细胞瘤(病);胎儿脂肪瘤(病) NOS

889-892　　　肌瘤性肿瘤

8890 / 0　　　(从状 / 脂肪)平滑肌(纤维) / 纤维肌瘤 NOS

　　　　　　　子宫(平滑)肌瘤 C55.9

　　　　　　　平滑肌瘤,发红的 / 水肿的 / 绒毛叶状 / 多分叶状

8890 / 1　　　(血管内 / 静脉内 / 腹膜播散性)平滑肌瘤病 NOS

8890 / 3　　　平滑肌肉瘤 NOS

8891 / 0　　　(上皮样)平滑肌(母细胞)瘤(除外皮肤的 C44.-)

8891 / 3　　　上皮样平滑肌肉瘤

8892 / 0　　　细胞性平滑肌瘤

8893 / 0　　　奇异 / 共质体 / 非典型 / 多形性平滑肌瘤

8894 / 0　　　血管(平滑)肌瘤

8894 / 3　　　血管肌肉瘤

8895 / 0　　　肌瘤

8895 / 3　　　肌肉瘤

8896 / 0　　　黏液样平滑肌瘤

8896 / 3　　　黏液样平滑肌肉瘤

8897 / 1　　　(潜在恶性未肯定的 / 不典型的 / 皮肤的)平滑肌瘤 NOS

8898 / 1　　　转移性平滑肌瘤

8900 / 0　　　横纹肌瘤 NOS

8900 / 3　　　横纹肌肉瘤 NOS

　　　　　　　横纹肌肉瘤：一种高度恶性的横纹肌肿瘤，来自原始间质细胞，显示横纹肌细胞系列的分化作用，包括但非局限于存在可识别的交叉条纹细胞

8901 / 3　　　多形性横纹肌肉瘤，成人型 / NOS

8902 / 3　　　混合性横纹肌肉瘤；混合胚胎型和腺泡型横纹肌肉瘤

8903 / 0　　　胚胎型横纹肌瘤

8904 / 0　　　成人 / 糖原性横纹肌瘤

8905 / 0　　　生殖器横纹肌瘤 C51.- / C52.9

8910 / 3　　　胚胎型横纹肌肉瘤，多形性 / NOS；葡萄状肉瘤

8912 / 3　　　梭形细胞 / 硬化型横纹肌肉瘤

8920 / 3　　　腺泡型横纹肌肉瘤

8921 / 3　　　横纹肌肉瘤，伴有神经节分化；外胚层间质瘤

893-899　　　复合的混合性和间质性肿瘤

8930 / 0　　　子宫内膜间质结节 C54.1

8930 / 3　　　子宫内膜（间质）肉瘤，高级别 / NOS C54.1

8931 / 3　　　子宫内膜间质肉瘤，低级别 C54.1

　　　　　　　（淋巴管内）间质性子宫内膜异位症 C54.1

8932 / 0　　　（非典型性息肉样）腺肌瘤

8933 / 3　　　腺肉瘤

8934 / 3　　　癌性纤维瘤

8935 / 0　　　间质性瘤，良性

8935 / 1　　　间质性瘤，潜在恶性未肯定 / NOS

　　　　　　　胚胎后肾间质性瘤 C64.9

8935 / 3　　　间质性肉瘤 NOS

8936 / 0　　　胃肠道间质性瘤（GIST），良性

8936 / 0　　　→ 8936 / 3

8936 / 1　　　胃肠道间质性瘤（GIST），潜在恶性未肯定 NNOS

　　　　　　　胃肠道自主神经瘤（GANT）；胃肠道起搏细胞瘤

8936 / 1	→ 8936 / 3
8936 / 3	胃肠道间质性(肉)瘤(GIST),恶性
	胃肠道自主神经瘤(GANT):胃肠道起搏细胞瘤
8940 / 0	多形性腺瘤 / 混合瘤,涎腺型 C07.- / C08.-
	软骨样汗管瘤 C44.-
8940 / 3	混合瘤,恶性 NOS;混合瘤,涎腺型,恶性 C07.- / C08.
	恶性软骨样汗管瘤 C44.-
8941 / 3	多形性腺瘤内的癌 C07.- / C08.
8950 / 3	苗勒(Mullerian)混合瘤 C54.-
8951 / 3	中胚层混合瘤
8959 / 0	良性 / 小儿 / 成人囊性肾瘤 C64.9;混合性上皮间质瘤
8959 / 1	囊性部分分化性肾母细胞瘤 C64.9
8959 / 3	恶性(多腔性)囊性肾瘤 C64.9
8960 / 1	中胚层肾瘤
8960 / 3	肾(母细胞)瘤 NOS C64.9;维尔姆斯(Wilms)瘤 C64.9
8963 / 3	(恶性)横纹肌样瘤 NOS;横纹肌样肉瘤
8964 / 3	肾的透明细胞肉瘤 C64.9
8965 / 0	肾源性腺纤维瘤 C64.9
8965 / 0	→ 9013 / 0
8966 / 0	肾髓性间质细胞 / 纤维瘤 C64.9
8967 / 0	骨化性肾瘤 C64.9
8970 / 3	肝母细胞瘤 C22.0 C22.2
	胚胎性肝细胞瘤 C22.0 C22.2
	肝母细胞瘤,上皮样细胞 / 混合性上皮 - 间质 C22.0 C22.2
8971 / 3	胰母细胞瘤 C25.
8972 / 3	肺母细胞瘤 C34.
8973 / 3	胸膜肺母细胞瘤
8974 / 1	涎母细胞瘤
8975 / 1	钙化嵌套间质 - 上皮瘤 C22.0
8980 / 3	癌肉瘤 NOS

8981 / 3　癌肉瘤，胚胎型

8982 / 0　肌上皮（性）（腺）瘤；外胚层软骨样黏液瘤

8982 / 3　恶性肌上皮瘤 / 肌上皮性癌

8983 / 0　腺肌上皮瘤，良性 / NOS C50.-

8983 / 3　腺肌上皮瘤，伴有癌 C50.-；恶性腺肌上皮瘤 C50.

8990 / 0　（高磷酸盐尿）间叶瘤，良性 / NOS

8990 / 1　（混合性）间叶瘤 NOS；原始非神经颗粒细胞瘤

8990 / 3　（高磷酸盐尿）间叶瘤，恶性；混合性间叶肉瘤

8991 / 3　胚胎性肉瘤

8992 / 0　肺错构瘤 C34.

900-903　纤维上皮性肿瘤

9000 / 0　布伦纳（勃勒纳 / Brenner）瘤 NOS C56.9

　　　　　布伦纳瘤：一种卵巢瘤，其纤维结缔组织基质中含有上皮细胞群。瘤体尚小时可为实体，如纤维瘤，增大后如囊腺瘤，囊壁有肿瘤的结节性肿块（Brenner 小结）

9000 / 1　布伦纳（勃勒纳 / Brenner）瘤，交界性 / 不典型增生 C56.9

9000 / 3　布伦纳（勃勒纳 / Brenner）瘤，恶性 C56.9

9010 / 0　纤维腺瘤 NOS C50.-；脂肪纤维瘤

9011 / 0　小管内纤维腺瘤 C50.-

9012 / 0　小管周纤维腺瘤 C50.-

9013 / 0　（囊性 / 乳头状）纤维腺瘤 NOS，肾源性腺纤维瘤 C64.9

9014 / 0　浆液性（囊性 / 黏性）纤维腺瘤 NOS

9014 / 1　交界性的浆液性（囊）纤维腺瘤

9014 / 3　浆液性（囊性）腺癌性纤维瘤
　　　　　恶性浆液性（囊性）纤维腺瘤

9015 / 0　黏液性（囊性）纤维腺瘤 NOS

9015 / 1　交界性的黏液性（囊性）纤维腺瘤

9015 / 3　黏液性（囊性）腺癌性纤维瘤
　　　　　恶性黏液性（囊性）纤维腺瘤

9016 / 0　巨纤维腺瘤 C50.-

9020 / 0　叶状(囊肉)瘤,良性 C50.-

9020 / 1　叶状瘤,交界 / NOS C50.-;叶状囊肉瘤 NOS C50.-

9020 / 3　叶状(囊肉)瘤,恶性 C50.-;导管周围间质瘤,低级别 C50.

　　　　　囊肉瘤:乳腺纤维腺瘤的一种,瘤体较大,具罕见的蜂窝样肉瘤样

　　　　　基质,呈局部浸润性,有时亦有转移

9030 / 0　少年型纤维腺瘤 C50.-

904　　　滑膜样肿瘤

9040 / 0　滑膜瘤,良性

9040 / 3　滑膜(肉)瘤 NOS / 恶性

9041 / 3　滑膜肉瘤,梭形细胞 / 单相纤维性

9042 / 3　滑膜肉瘤,上皮样细胞

9043 / 3　滑膜肉瘤,双相分化

9044 / 3　透明细胞肉瘤 NOS(除外肾的 8964 / 3)

　　　　　透明细胞肉瘤,肌腱及腱膜的 C49.-

　　　　　黑色素瘤,恶性,软组织的 C49.-

9045 / 3　双表型鼻窦肉瘤 C30.0 / C31.-

905　　　间皮肿瘤 C45.-

9050 / 0　间皮瘤,良性

9050 / 3　间皮瘤,恶性 / NOS

9051 / 0　纤维性间皮瘤,良性

9051 / 3　纤维性间皮瘤,恶性 NOS

　　　　　梭形 / 肉瘤样 / 促结缔组织增生性间皮瘤

9052 / 0　上皮样间皮瘤,良性

　　　　　高分化的乳头状间皮瘤,良性(除外胸膜的 9052 / 1 C38.4)

9052 / 1　胸膜高分化的乳头状间皮瘤 C38.4

9052 / 3　上皮样间皮瘤,恶性 / NOS

9053 / 3　间皮瘤,双相分化,恶性 / OS

9054 / 0　腺瘤样瘤 NOS

9055 / 0　多囊性间皮瘤,良性;囊性间皮瘤,良性 C48.-

　　　　　腹膜包涵囊肿 C48.-

9055 / 1　　囊性间皮瘤 NOS-C48.

9055 / 1　　→ 9055 / 0

906-909　　生殖细胞肿瘤

9060 / 3　　无性细胞瘤

　　　　　　无性细胞瘤:一种恶性卵巢赘生物,据认为来源于未分化胚胎性性腺原始生殖细胞,它是典型的睾丸精细胞瘤的复本,在肉眼和组织学上都与精细胞瘤相同

9061 / 3　　精原细胞瘤 NOS C62.

　　　　　　精原细胞瘤:睾丸的一种恶性肿瘤,对放射治疗敏感,通常认为起源于未分化的胚胎性腺中的原始胚细胞,呈灰色或黄白色小结或肿块。在女性则称为无性细胞瘤,其肉眼及组织学特征与上述者完全相同

9062 / 3　　精原细胞瘤,间变性 / 伴有高有丝分裂指数 C62.-

9063 / 3　　(精母细胞性)精原细胞瘤 C62.-

9064 / 2　　小管内(恶性)生殖细胞肿瘤 C62.- D07.6

　　　　　　原位生殖细胞瘤 C62.- D07.6

9064 / 3　　生殖细胞瘤 NOS

9065 / 3　　生殖细胞瘤,非精原细胞瘤样 C62.-

9070 / 3　　胚胎性(腺)癌 NOS

9071 / 3　　内胚窦瘤;多囊性卵黄瘤;肝样卵黄囊瘤

　　　　　　睾丸母细胞瘤 C62.-;胚胎性癌,婴儿型

　　　　　　卵黄囊瘤,青春期前 / 后型

9072 / 3　　多胚瘤;胚胎性癌,多胚型

9073 / 1　　性腺(母)细胞瘤

　　　　　　性腺母细胞瘤:性腺胚细胞瘤,一种无性细胞瘤,含有各种性腺成分,即生殖细胞、生殖索和基质的分化物,几乎全部发生于异常的性腺。最常与某种类型的性腺发育不全相关。常伴有异常的染色体核型

9080 / 0　　畸胎瘤,良性 / 已分化;成人(囊性)畸胎瘤

　　　　　　成熟型畸胎瘤(另见 9084 / 0)

畸胎瘤:一种真正的新生物,由一些不同类型的组织构成,但这些组织全都不是肿瘤所在部位本身具有的,最常见于卵巢和睾丸

9080 / 1　（实性）畸胎瘤 NOS;退化的生殖细胞肿瘤

未成熟畸胎瘤,肺 C34.- / 胸腺 C37.9 / 甲状腺 C73.9

9080 / 3　畸胎（样）瘤,恶性;胚胎性畸胎瘤

未成熟型畸胎瘤,恶性 / OS（除外肺、胸腺和甲状腺的 9080 / 1）

恶性畸胎瘤:具有胚胎性癌和（或）绒膜癌成分的畸胎瘤,最常见于睾丸。

9081 / 3　混合性胚胎性癌和畸胎瘤;畸胎癌

9082 / 3　恶性畸胎瘤,未分化 / 间变性

9083 / 3　恶性畸胎瘤,中度

9084 / 0　皮样囊肿 NOS;（成熟）畸胎瘤,青春期前型 C62.

9084 / 3　畸胎瘤,伴有恶性变;畸胎瘤合并体细胞型恶性肿瘤

皮样囊肿,伴有恶性变 C56.9;皮样囊肿合并继发性肿瘤

9085 / 3　混合性生殖细胞瘤;混合性畸胎瘤和精原细胞瘤

9086 / 3　生殖细胞肿瘤,合并血液系统恶性肿瘤

9090 / 0　甲状腺肿样卵巢瘤 NOS C56.9

9090 / 3　甲状腺肿样卵巢瘤,恶性 C56.9

9091 / 1　甲状腺肿样（卵巢瘤和）类癌 C56.9

910　　　滋养层的肿瘤

9100 / 0　（完全）葡萄胎 NOS C58.9

9100 / 1　恶性 / 侵袭性葡萄胎 NOS C58.9;绒毛膜腺瘤 C58.9

9100 / 3　绒毛膜（上皮）癌 NOS

9101 / 3　绒毛膜癌,伴有其他母细胞成分

绒毛膜癌,伴有畸胎瘤 / 胚胎癌

9102 / 3　恶性畸胎瘤,滋养层的

9103 / 0　部分性葡萄胎 C58.9

9104 / 1　胎盘部位滋养层性瘤 C58.9

9105 / 3　滋养层性瘤,上皮样

911　　　中肾瘤

9110/0 中肾瘤,良性;中肾(管)( )瘤

沃尔夫(Wolffan)管腺瘤;卵巢网腺瘤 C56.9

中肾瘤:女性生殖系统的罕见恶性肿瘤,最常见于卵巢,以前认为是由中肾残余衍化而来,现在认为源出副中肾管,组织学上与肾细胞癌相似,有明细胞和鞋钉状细胞;亦称明细胞腺癌或明细胞癌

9110/1 中肾性瘤;中肾管瘤;沃尔夫管瘤

9110/3 中肾瘤,恶性/NOS;中肾腺癌;中肾管癌

沃尔夫管癌;卵巢网腺癌 C56.9

912-916 血管肿瘤

9120/0 (樱桃状/窦状/微静脉/肾小球/梭形细胞血管瘤/鞋钉样)血管瘤

NOS,绒毛膜血管瘤 C58.9

9120/3 血管肉瘤

9121/0 海绵状血管瘤

海绵状血管瘤:通常出生时即存在或出生后不久出现,为一红紫色海绵状块,由结缔组织网络构成,内含大量静脉窦,窦内完全或部分地被血液充盈

9122/0 静脉血管瘤

9123/0 蔓状/动静脉血管瘤

9124/3 枯否(库普弗/Kupffer)细胞肉瘤 C22.0 C22.3

9125/0 上皮样血管瘤;组织细胞样血管瘤

皮肤上皮样血管瘤样结节

9126/0 非典型血管病变

9130/0 血管内皮瘤,良性

血管内皮瘤:以内皮细胞为主的血管瘤。

9130/1 (卡波西型)血管内皮瘤 NOS

9130/3 血管内皮(细胞肉)瘤,恶性

9131/0 (小叶)毛细血管瘤

丛状/单纯性/婴儿性/少年性血管瘤

先天性血管瘤,迅速消退型/非消退型 NOS

9132 / 0　　肌内血管瘤

9133 / 1　　上皮样血管内皮瘤 NOS

9133 / 1　　→ 9133 / 3

9133 / 3　　上皮样血管内皮瘤,恶性 / NOS

　　　　　　血管内支气管肺泡性瘤［观察］C34.-

9135 / 1　　血管内乳头状血管内皮瘤;东布斯卡(Dabska)瘤

　　　　　　乳头状淋巴管内血管内膜瘤

9136 / 1　　梭形细胞 / 网状 / 复合性血管内皮瘤

9137 / 0　　肌内膜瘤

9137 / 3　　内膜肉瘤

9138 / 1　　假性肌原性(上皮样肉瘤样)血管内皮瘤

9140 / 3　　卡波西肉瘤;多发性出血性肉瘤

9141 / 0　　血管角质瘤

　　　　　　血管角质瘤,血管扩张性疣:特征为毛细血管扩张或疣状生长以及
　　　　　　表皮增厚。手指与足趾之背面及阴囊为其好发部位。

9142 / 0　　疣状角化性血管瘤;疣状静脉畸形

9150 / 0　　血管外皮细胞瘤,良性

9450 / 0　　→ 8815 / 0

　　　　　　血管外皮细胞瘤:由外皮细胞产生的富含梭状细胞和血管网。与
　　　　　　血管球瘤近似但不含神经成分。

9150 / 1　　血管外皮细胞瘤 NOS

　　　　　　血管外皮细胞性脑膜瘤［观察］C70.

9150 / 1　　→ 8815 / 1

9150 / 3　　血管外皮细胞瘤,恶性

9150 / 3　　→ 8815 / 3

9160 / 0　　(巨细胞 / 细胞性 / 少年性)血管纤维瘤 NOS

　　　　　　鼻纤维性丘疹［观察］C44.3;退化性痣［观察］C44.-

9161 / 0　　后天性凤头状(簇状)血管瘤

9161 / 1　　血管母细胞瘤

917　　　　淋巴管肿瘤

9170 / 0 　淋巴管（内皮）瘤 NOS

9170 / 3 　淋巴管（内皮）（肉）瘤，恶性

9171 / 0 　毛细淋巴管瘤

9172 / 0 　海绵状淋巴管瘤

9173 / 0 　囊状淋巴管瘤；（囊状）水囊瘤 NOS

9174 / 0 　水囊瘤：因含液体而膨胀的囊、囊肿或黏液囊。淋巴管肌瘤

9174 / 1 　淋巴管（平滑）肌瘤病

9175 / 0 　血管淋巴管瘤

918-924 　骨和软骨肿瘤

9180 / 0 　骨瘤 NOS C40.- / C41.-

9180 / 3 　骨（源性）肉瘤 NOS C40.- / C41.-；骨软骨肉瘤 C40.- / C41.-

　　　　　骨母细胞肉瘤 C40.- / C41.-；骨骼外的骨肉瘤

9181 / 3 　软骨母细胞性骨肉瘤 C40.- / C41.-

9182 / 3 　纤维母细胞性骨肉瘤 C40.- / C41.-

　　　　　骨纤维肉瘤 C40.- / C41.-

9183 / 3 　毛细管扩张性骨肉瘤 C40.- / C41.-

9184 / 3 　骨佩吉特（Paget）病内骨肉瘤 C40.- / C41.-；继发性骨肉瘤

9185 / 3 　小细胞 / 圆细胞骨肉瘤 C40.- / C41.-

9186 / 3 　（保守性）中心性骨肉瘤 C40.- / C41.-

　　　　　髓性骨肉瘤 C40.- / C41.-

9187 / 3 　骨内高分化 / 低级别骨肉瘤 C40.- / C41.

　　　　　低级别中央性骨肉瘤 C40.- / C41.-

9191 / 0 　骨样骨瘤 NOS C40.- / C41.-

9192 / 3 　骨膜外 / 近皮质骨肉瘤 C40.- / C41.-

9193 / 3 　骨膜骨肉瘤 C40.- / C41.-

9194 / 3 　高等级表面骨肉瘤 C40.- / C41.-

9195 / 3 　皮质内骨肉瘤 C40.- / C41.-

9200 / 0 　骨母细胞瘤 NOS C40.- / C41.-；巨骨样骨瘤 C40.- / C41.-

9200 / 1 　侵袭性骨母细胞瘤 C40.- / C41.-

9210 / 0 　骨软骨瘤 C40.- / C41.-；外生软骨瘤 C40.- / C41.-

（骨）软骨源性外生骨疣 C40.- / C41.-

9210 / 1　骨软骨瘤病 NOS C40.- / C41.-；外生软骨瘤病 C40.- / C41.

9211 / 0　骨软骨黏液瘤

9212 / 0　奇异骨膜旁软骨增生

9213 / 0　指 / 趾甲下外生骨疣

9220 / 0　（内生）软骨瘤 NOS C40.- / C41.-

内生软骨瘤：生长在骨的干骺端的良性软骨瘤，又称真性软骨瘤与

软骨疣。多骨受累时，则称内生软骨瘤病

9220 / 1　软骨瘤病 NOS

9220 / 3　（纤维）软骨肉瘤 NOS C40.- / C41.

软骨肉瘤，2 级 / 3 级 C40.- / C41.

9221 / 0　皮质旁 / 骨膜软骨瘤 C40.- / C41.-

9221 / 3　皮质旁 / 骨膜软骨肉瘤 C40.- / C41.

9222 / 1　非典型软骨肿瘤；软骨肉瘤，1 级 C40.- / C41.-

9230 / 0　软骨母细胞瘤 C40. / C41.；

软骨样巨细胞瘤 NOS-C40：/ C41.

科德曼（Cedman）瘤 C40. / C41.

9230 / 0　→ 9230 / 1

9230 / 1　软骨母细胞瘤 C40.- / C41.-

软骨样巨细胞瘤 NOS C40.- / C41.

科德曼（Codman）瘤 C40.- / C41.-

9230 / 3　软骨母细胞瘤，恶性 C40.- / C41.

923 1 / 3　黏液样软骨肉瘤

9240 / 3　间质性软骨肉瘤

9241 / 0　软骨黏液样纤维瘤 C40.- / C41.-

9242 / 3　透明细胞软骨肉瘤 C40.- / C41.

9243 / 3　去分化的软骨肉瘤 C40.- / C41.-

925　　巨细胞肿瘤

9250 / 1　骨巨细胞瘤 C40.- / C41.-

破骨细胞瘤 NOS C40.- / C41.

9250／3　骨巨细胞肉瘤 C40.-／C41.-

破骨细胞瘤,恶性 C40.-／C41.-

9251／1　软组织巨细胞瘤 NOS

9251／3　软组织恶性巨细胞瘤

9252／0　腱鞘巨／纤维组织细胞瘤 C49.

腱鞘巨细胞瘤,局限性 C49.

9252／1　腱鞘巨细胞瘤,弥漫性 C49.-

色素沉着性绒毛结节性滑膜炎

9252／3　恶性腱鞘巨细胞瘤 C49.-

926　其他骨肿瘤 C40.-／C41.

9260／0　动脉瘤样骨囊肿

9260／3　尤文氏(尤因／尤汶／wing's)(肉)瘤

9260／3　→ 9364／3

尤文氏(尤因／尤汶／Ewing's)(肉)瘤:又称内皮细胞性骨髓瘤。
起于骨髓组织的骨恶性瘤,以柱状骨为多,主要症状是疼痛、发热
和白细胞增多

9261／3　长骨釉质瘤 C40.-;胫骨釉质瘤 C40.2

9262／0　骨(化性)纤维瘤;纤维骨瘤

927-934　牙源性肿瘤 C41.

9270／0　牙源性瘤,良性

9270／1　牙源性瘤 NOS

9270／3　牙源性(肉)瘤,恶性;牙源性癌;釉母细胞癌;原发性骨内癌

9271／0　(釉母细胞纤维)牙本质瘤

9272／0　牙骨质瘤 NOS;尖周牙骨质不典型增生

9273／0　牙骨质母细胞瘤,良性

9274／0　牙骨质化纤维瘤

9275／0　巨型牙骨质瘤;旺盛骨性不典型增生

9280／0　牙瘤 NOS

9281／0　组合性牙瘤

9282／0　复合性牙瘤

9290 / 0　釉母细胞纤维牙瘤:纤维母细胞性牙瘤

9290 / 3　釉母细胞纤维牙肉瘤

9300 / 0　腺瘤样牙源性瘤;腺性釉母细胞瘤

9301 / 0　钙化牙源性囊肿

9302 / 0　牙源性 / 牙本质血影细胞瘤

　　　　　血影细胞:一种角化失核的血细胞,原来的核部位有一不染色的模
　　　　　糊不清的中心

9302 / 3　血影细胞牙源性癌

9310 / 0　釉(母细胞)(质)瘤 NOS (除外长骨的 9261 / 3)

9310 / 3　釉(母细胞)(质)瘤,恶性(除外长骨的 9261 / 3)

9311 / 0　牙釉母细胞瘤

9312 / 0　鳞状牙源性瘤

9320 / 0　牙源性黏液(纤维)瘤

9321 / 0　(中心性)牙源性纤维瘤 NOS

9322 / 0　周围性牙源性纤维瘤

9330 / 0　釉母细胞纤维瘤

9330 / 3　釉母细胞(纤维)肉瘤;牙源性纤维肉瘤

9340 / 0　钙化性上皮性牙源性瘤;平堡(Pindborg)瘤

9341 / 1　透明细胞牙源性瘤

9341 / 1　→ 9341 / 3

9341 / 3　透明细胞牙源性瘤 / 癌

9342 / 3　牙源性癌肉瘤

935-937　其他肿瘤

9350 / 1　颅咽管瘤 C75.2;拉特克(腊特克 / Rathke)囊瘤 C75.1

9351 / 1　颅咽管瘤,釉质上皮瘤样 C75.2

9352 / 1　颅咽管,乳头状 C75.2

9360 / 1　松果体瘤 C75.3

9361 / 1　松果体细胞瘤 C75.3

9362 / 3　(混合性松果体细胞瘤 -)松果体母细胞瘤 C75.3

　　　　　混合性 / 移行性松果体瘤 C75.3

中分化的松果体实质瘤 C75.3

9363/0	黑色素性神经外胚层瘤；视网膜原基瘤
	黑色素釉母细胞瘤；黑色素性突变瘤
9364/3	尤文氏(尤因/尤汶 wing's)(肉)瘤
	(周围性)神经外胚层瘤 NOS
	周围性原始性神经外胚层瘤(PPNET) NOS
9365/3	阿斯金(Askin)瘤
9370/0	良性脊索细胞瘤
9370/3	脊索瘤 NOS
9371/3	软骨样脊索瘤
9372/3	去分化的脊索瘤
9373/0	脊索旁瘤
938-948	神经胶质瘤
9380/3	神经胶质瘤,恶性 NOS C71.-(除外鼻部神经胶质瘤,非肿瘤性)
9381/3	大脑神经胶质瘤病 C71.
9382/3	混合性神经胶质瘤 C71.-
	(间变性)少突星形细胞瘤 C71.-
9383/1	室管膜下(神经胶质/星形细胞)瘤 NOS C71.-
	混合性室管膜下瘤-室管膜瘤 C71.-
9384/1	室管膜下巨细胞星形细胞瘤 C71.-
9385/3	弥漫性中线胶质瘤,H3 K27M 突变 C71.-
	弥漫性先天性脑桥脑胶质瘤,H3K27M 突变 C71.7
9390/0	脉络丛乳头状瘤 NOS C71.5
	脉络丛(膜):从视网膜锯齿缘延伸到视神经的有色素沉着的血管薄膜;它对视网膜供血,并将动脉及神经引入前方结构。
9390/1	非典型性脉络丛乳头状瘤 C71.5
9390/3	脉络丛癌 C71.5;脉络丛乳头状瘤,间变性/恶性 C71.5
9391/1	鞍区室管膜瘤 C75.1
9391/3	(上皮/细胞性)室管膜瘤 C71.-
	透明细胞/伸长细胞性室管膜瘤 C71.-

9392/3 室管膜瘤,间变性 C71.-;室管膜母细胞瘤 C71.-

9393/3 乳头状室管膜瘤 C71.-

9394/1 黏液乳头状室管膜瘤 C72.0

9395/3 松果体区乳头状肿瘤

9396/3 室管膜瘤,RELA 融合阳性 C71.-

9400/3 (弥漫性)星形细胞瘤 NOS C71.

（低级别)星形神经胶质瘤 C71.-

囊型星形胶质瘤［观察]C71.-.

弥漫性星形细胞瘤,低级别/DH 突变 C71.

9401/3 星形细胞瘤,间变性(,IDH 突变）C71.-

9410/3 原浆性星形细胞瘤 C71.-

9411/3 饲肥星形细胞瘤(,IDH 突变）C71.

9412/1 促结缔组织增生性婴儿星形细胞/神经胶质瘤 C71.-

9413/0 胚胎期发育不良性神经上皮性瘤

9420/3 纤维性星形细胞瘤 C71.-

9421/1 毛细胞性/毛毡状/少年性星形细胞瘤 C71.-

成胶质细胞瘤 NOS［观察]C71.-

9423/3 极性成胶质细胞瘤 C71.-

原始极性成胶质细胞瘤［观察]C71.-

9424/3 (间变性)多形性黄色星形细胞瘤 C71.-

9425/3 毛状黏液性星形细胞瘤 C71.-

9430/3 星形母细胞瘤 C71.-

9431/1 血管中心性胶质瘤

9432/1 垂体细胞瘤

9440/3 (多形性/上皮样)胶质母细胞瘤 NOS C71.-

胶质母细胞瘤,IDH 野生型/原发性,NOS C71.-

弥漫性中线胶质瘤,NOS C71.-（另见 9385/3）

弥漫性先天性脑桥胶质瘤 C71.7（另见 9385/3

9441/3 巨细胞胶质母细胞瘤 C71.-

畸形细胞性肉瘤［观察]C71.-

9442 / 1　神经胶质纤维瘤 C71.-

9442 / 3　神经胶质肉瘤 C71.-

　　　　　胶质母细胞瘤,伴有肉瘤成分 C71.-

9444 / 1　脊索状神经胶质瘤 C71.-

　　　　　第三脑室的脊索状神经胶质瘤 C71.5

9445 / 3　胶质母细胞瘤,IDH 突变 C71.

　　　　　胶质母细胞瘤,继发性,IDH 突变 / NOS C71.-

9450 / 3　少突神经胶质细胞瘤,NOS / IDH 突变和 1p / 19q 共同缺失 C71.-

9451 / 3　少突神经胶质细胞瘤,间变性(,IDH 突变和 1p / 19g 共同缺失)
　　　　　C71.-

9460 / 3　少突神经胶质母细胞瘤［观察］C71.-9460 / 3

9470 / 3　(黑色素)神经母细胞瘤 NOS C71.6

　　　　　(黑色素 / 经典型)髓母细胞瘤 NOS C71.6

9471 / 3　促结缔组织增生性结节性髓母细胞瘤 C71.6

　　　　　局限性蛛网膜小脑肉瘤［观察］C71.6

　　　　　髓母细胞瘤,伴有广泛结节性 C71.6

　　　　　髓母细胞瘤,SHH 活化(和 TP53 野生型),NOS C71.6

9472 / 3　髓肌母细胞瘤 C71.6

9473 / 3　原始性神经外胚层瘤(PNET) NOS C71.-

　　　　　中枢原始性神经外胚层瘤(CPNET) NOS C71.

　　　　　幕上原始性神经外胚瘤 C71.

　　　　　中枢神经系统胚胎肿瘤,NOS / 伴有横纹肌样特征

9474 / 3　大细胞髓母细胞瘤 C71.6;间变性髓母细胞瘤 C71.6

9475 / 3　髓母细胞瘤,WNT 活化,经典型 / 大细胞型 / 间变型 C71.6

9476 / 3　髓母细胞瘤,SHH 活化和 TP53 突变 C71.6

9477 / 3　髓母细胞瘤,非 WNT / 非 SHH C71.6

9478 / 3　多层玫瑰花结的胚胎性肿瘤(,伴有 C19MC 异位) C71.- 富含神
　　　　　经纤维和真玫瑰花结的胚胎性肿瘤 C71.-

9480 / 3　小脑肉瘤 NOST 观察 1C71.6

949-952　神经上皮性肿瘤

9490/0　　神经节瘤

9490/3　　（中枢神经系统）神经节母细胞瘤

9491/0　　神经节瘤病

9492/0　　神经节细胞瘤

9493/0　　小脑发育不良性神经节细胞（莱尔米特 Lhermitte- 杜克洛 Duclos）
　　　　　　瘤 C71.6

9500/3　　（交感）神经母细胞瘤；中枢神经系统母细胞瘤 C71.

9501/0　　髓上皮瘤,良性 C69.4；视网膜胚瘤,良性 C69.-
　　　　　　髓上皮瘤：由填衬管状间隙的原始神经上皮细胞组成的罕见脑肿瘤

9501/3　　髓上皮瘤 NOS；视网膜胚瘤,恶性 C69.-

9502/0　　畸胎样髓上皮瘤,良性 C69.4

9502/3　　畸胎样髓上皮瘤

9503/3　　神经上皮瘤 NOS 胶质

9504/3　　神经母细胞瘤

9505/1　　神经节神经胶质瘤 NOS；胶质神经瘤［观察］
　　　　　　神经星形细胞瘤［观察］

9505/3　　神经节神经胶质瘤,间变性

9506/1　　（中枢）神经细胞瘤；髓细胞瘤 C71.6
　　　　　　小脑脂肪性神经细胞瘤 C71.6
　　　　　　脂肪瘤性髓母细胞瘤 C71.6；脑室外神经细胞瘤

9507/0　　帕奇尼（帕西尼 / Pacinian）小体瘤
　　　　　　帕奇尼小体：帕西尼体,环层小体（指感觉神经末梢一种层状囊
　　　　　　包）。

9508/3　　非典型畸胎样 / 横纹肌样瘤 C71.-
　　　　　　中枢神经系统胚胎性肿瘤,伴有横纹肌样特征 C71.-

9509/1　　乳头状胶质神经元肿瘤；玫瑰花结形成神经胶质瘤

9510/0　　视网膜细胞瘤 C69.2

9510/3　　视网膜母细胞瘤 NOS C69.2

9511/3　　视网膜母细胞瘤,已分化 C69.2

9512/3　　视网膜母细胞瘤,未分化 C69.2

9513/3	视网膜母细胞瘤,弥漫性 C69.2
9514/1	视网膜母细胞瘤,自然消退 C69.2
9520/3	嗅神经源性瘤
9521/3	嗅/感觉神经细胞瘤 C30.0
9522/3	嗅/感觉神经母细胞瘤 C30.0
9523/3	嗅/感觉神经上皮瘤 C30.0
953	脑(脊)膜瘤 C70.-
9530/0	(微小囊性/分泌性/化生性/富淋巴浆细胞性/弥散型/多发性)脑(脊)膜瘤(病) NOS
9530/1	(弥散型/多发性)脑(脊)膜瘤(病) NOS
9530/1	→ 9530/0
9530/3	脑(脊)膜瘤,恶性/间变性;(柔)脑膜(性)肉瘤
9531/0	脑膜上皮性/内皮瘤性/合体细胞性脑(脊)
9532/0	纤维(母细胞)性脑(脊)膜瘤
9533/0	沙粒体性脑(脊)膜瘤
9534/0	血管瘤性脑(脊)膜瘤
9535/0	血管母细胞性脑(脊)膜瘤 [观察]
9537/0	移行细胞/混合性脑(脊)膜瘤
9538/1	透明细胞/脊索状脑(脊)膜瘤
9538/3	乳头状/横纹肌样脑脊)膜瘤
9539/1	非典型脑(脊)膜瘤
9539/3	脑(脊)膜肉瘤病
954-957	神经鞘肿瘤
9540/0	神经纤维瘤 NOS
9540/1	(多发性)神经纤维瘤病 NOS 冯·雷克林豪森(Von Reeklinghausen)病(除外骨的)
9540/1	→ 9540/0
9540/3	恶性周围神经鞘瘤(MPNST), NOS 神经(纤维/源性)肉瘤 [观察] (上皮样)恶性周围神经鞘瘤,伴有腺状分化/间质分化/神经束膜

分化

黑色素(沙粒体性)恶性周围神经鞘瘤

9541/0　黑色素性神经纤维瘤

9542/3　恶性周围神经鞘瘤(MPNST),上皮样

9550/0　丛状神经(纤维)瘤

9560/0　(色素沉着性/黑色素/丛状)神经鞘瘤

　　　　(细胞性/退化性/变性/陈旧性/沙粒体性)神经鞘瘤

　　　　施旺(施沃恩/Schwann)细胞瘤;听神经瘤 C72.4

9560/1　神经鞘瘤病→9560/0;黑色素神经鞘瘤

9560/3　恶性神经鞘瘤 NOS[观察];神经鞘肉瘤 NOS[观察]

9561/3　恶性(周围)神经鞘瘤,伴有横纹肌母细胞分化

　　　　蝾螈(特里同/Triton)瘤,恶性

9562/0　神经鞘黏液瘤;(细胞性)神经鞘膜瘤

9563/0　(混合性)神经鞘瘤 NOS

9570/0　(孤立性局限性)神经瘤 NOS

9571/0　(软组织)神经(内神经)束瘤 NOS

9571/3　神经束瘤,恶性;神经束性恶性周围神经鞘瘤

958　　颗粒细胞肿瘤和软组织腺泡状肉瘤

9580/0　粒细胞(肌母细胞)瘤 NOS

　　　　颗粒细胞瘤:简称粒细胞瘤,一般良性,虽可多发,但亦偶为恶性。
　　　　任何部位皆可发生,以口腔最为常见,特别是舌。瘤细胞呈粒性,
　　　　故原称粒性成肌细胞瘤,但超微研究已除外源出肌细胞的可能。
　　　　组织发生情况仍未澄清

9580/3　颗粒细胞(肌母细胞)瘤,恶性

9581/3　腺泡状软组织肉瘤

9582/0　鞍区的颗粒细胞瘤 C75.1

959-972　霍奇金 Hodgkin)和非霍奇金淋巴瘤

959　　恶性淋巴瘤,弥漫性或 NOS

9590/3　(恶性)淋巴瘤 NOS C85.9 小神经胶质细胞瘤[观察]C71.-C85.7

　　　　小(神经)胶质细胞瘤:又称 Hortega 细胞瘤,中枢神经系统中淋巴

网状系统的细胞瘤。

9591/1　单克隆 B 细胞淋巴细胞增多症,非 CLL(慢性淋巴细胞白血病)型/NOS(另见 9823/1)

9591/3　非霍奇金淋巴瘤 NOS C85.9

B 细胞淋巴瘤 NOS C85.1 淋巴肉瘤,弥漫性/OS[观察]C85.7

恶性淋巴瘤,弥漫性 NOS C83.9

恶性淋巴瘤,小细胞,无核裂,弥漫性[观察]C83.0

脾脏弥漫性红髓小 B 细胞淋巴瘤 C42.2 C83.0

毛细胞白血病变异体 C83.0

恶性淋巴瘤,小核裂细胞,弥漫性/OS[观察]C83.1

网状细胞肉瘤,弥漫性/OS[观察]C83.3

恶性淋巴瘤,淋巴细胞性,低分化,弥漫性[观察]C83.5

恶性淋巴瘤,无核裂细胞 NOS C83.8

恶性淋巴瘤,核裂细胞 NOS[观察]C83.8

恶性淋巴瘤,未分化细胞,非伯基特(Burkitt)/NOS[观察]C83.8

脾 B 细胞淋巴瘤/白血病,不可分型 C42.2 C83.8

恶性淋巴瘤,淋巴细胞性,中分化,结节性[观察]C82.7

9596/3　复合性霍奇金和非霍奇金淋巴瘤 C85.7

弥漫性大 B 细胞淋巴瘤与经典型霍奇金淋巴瘤之间的 B 细胞淋巴瘤 C85.7

9597/3　原发性皮肤滤泡中心淋巴瘤 C44. → 82.6

965-966　霍奇金淋巴瘤(HL)

9650/3　霍奇金淋巴瘤 NOS C81.9

经典型霍奇金淋巴瘤移植后淋巴增生性疾病 C81.9

9651/3　(经典型)霍奇金淋巴瘤,富淋巴细胞性(LRCHL)C81.0 → C81.4

霍奇金淋巴瘤,淋巴细胞(-组织细胞)为主型,弥漫性/NOS[观察]C81.0 → C81.4

9652/3　(经典型)霍奇金淋巴瘤,混合细胞型 NOS(MCHL)C81.2

9653/3　(经典型)霍奇金淋巴瘤,淋巴细胞减少/消减型 NOS(LDHL)C81.3

9654／3	（经典型）霍奇金淋巴瘤,淋巴细胞减少型,弥漫性纤维化
9655／3	C81.3（经典型）霍奇金淋巴瘤,淋巴细胞减少型,网状 C81.3
9659／3	霍奇金淋巴瘤,结节性淋巴细胞为主型（NLPHL）C81.0
	霍奇金副肉芽肿,结节性／NOS［观察］C81.0
9661／3	霍奇金肉芽肿［观察］C81.7
9662／3	霍奇金肉瘤［观察］C81.3
9663／3	（经典型）霍奇金淋巴瘤,结节硬化型 NOS（NSHL）C81.1
9664／3	（经典型）霍奇金淋巴瘤,结节硬化型,富细胞相 C81.1
9665／3	（经典型）霍奇金淋巴瘤,结节硬化型,1 级 C81.1
	霍奇金淋巴瘤,结节硬化型,淋巴细胞为主／混合细胞 C81.1
9667／3	（经典型）霍奇金淋巴瘤,结节硬化型,2 级 C81.1
	霍奇金淋巴瘤,结节硬化型,淋巴细胞减少／合体细胞变异 C81.1
967-972	非霍奇金淋巴瘤（NHL）
967-969	成熟 B 细胞淋巴瘤
9670／3	恶性淋巴瘤,小（B）淋巴细胞性 NOS（另见 9823／3）C83.0 恶性淋巴瘤,淋巴细胞性,弥散性,高分化／NOS-C83.0 恶性淋巴瘤,小（淋巴）细胞,弥漫性／NOSC83.0
9670／3	→ 9823／3
9671／3	恶性淋巴瘤,（淋巴）浆细胞性／样（另见 9761／3）C83.0／C88.0
	浆细胞淋巴瘤 C83.0／C88.0;免疫细胞瘤［观察］C83.0
9673／1	原位套细胞（淋巴）瘤
9673／3	（外）套细胞淋巴瘤／外套区淋巴瘤［观察］,包括所有变异:母细胞性、多形性、小细胞 C83.1
	恶性淋巴瘤,淋巴细胞／中心细胞性（,中分化,弥散性）［观察］C83.1
	恶性淋巴瘤样息肉病 C83.1
9675／3	恶性淋巴瘤,小细胞大细胞混合型,弥漫性［观察］（另见 9690／3）C83.2 → C82.5
	恶性淋巴瘤,淋巴细胞 - 组织细胞混合型,弥漫性［观察］C83.2 → C82.5

恶性淋巴瘤,混合细胞型,弥漫性［观察］C83.2 → C82.5

恶性淋巴瘤,中心母细胞-中心细胞性,弥漫性/NOS［观察］C83.2 → C82.5

9678/3　原发渗出性淋巴瘤 C83.8

9679/3　纵隔大 B 细胞淋巴瘤 C38.1-C38.3 C83.3 → C85.2

胸腺大 B 细胞淋巴瘤 C37.9 C83.3 → C85.2

9680/1　EB 病毒阳性黏膜皮肤溃疡

9680/3　恶性淋巴瘤,大 B 细胞性,弥漫性,(中心母细胞性) NOSC83.3

恶性淋巴瘤,大(B)细胞性 NOS C83.3

恶性淋巴瘤,组织细胞性,弥漫性/NOS［观察］C83.3

大细胞,核裂和无核裂［观察］C83.3 恶性淋巴瘤,

大细胞/无核裂,(弥漫性)NOS［观察］C83.3 恶性淋巴瘤

恶性淋巴瘤,大核裂细胞 NOS［观察］C83.3

恶性淋巴瘤,大细胞,核裂,弥漫性/NOS［观察］C83.3

恶性淋巴瘤,大细胞,无核裂,弥漫性/NOSC83.3

血管内(大)B 细胞淋巴瘤 C49.9-C83.3 → 9712/3

血管内皮瘤病 C49.9C83.3;向血管性淋巴瘤 C49.9C83.3

富 T 细胞/组织细胞大 B 细胞淋巴瘤 C83.3 → 9688/3

间变性大 B 细胞淋巴瘤 NOS C83.3

弥漫性大 B 细胞淋巴瘤(DLBCL),伴有慢性炎症 EB 病毒阳性 C83.3

弥漫性大 B 细胞淋巴瘤,原发性中枢神经系统 C70.- / C71.-C72.- C83.3

弥漫性大 B 细胞淋巴瘤与伯基特(Burkitt)淋巴瘤之间的 B 细胞淋巴瘤 C83.3

原发性皮肤弥漫性大 B 细胞淋巴瘤,腿型 C44.7 C83.3

高级别 B 细胞淋巴瘤,伴有 MYC 和 BCL2 和/或 BCL6 重排 C83.3

玻璃体视网膜淋巴瘤 C69.2 C83.3

9684/3　恶性淋巴瘤,［大 B 细胞,弥漫性］免疫母细胞性 C83.3

免疫母细胞肉瘤 C83.3

9687/3　伯基特（Burkitt）瘤［观察］C83.7

伯基特（样）淋巴瘤,伴有 11q 畸变／NOS 另见 9826／3）,包括所有

变异 C83.7

恶性淋巴瘤,未分化／小无核裂细胞,伯基特型［观察］C83.7

伯基特（Burkitt）细胞白血病 C91.0 → C91.8

急性白血病,伯基特型［观察］C91.0 → C91.8

B 细胞急性淋巴细胞白血病（BALL）［观察］C91.0 → C91.8

L3 型白血病,FAB L3［观察］C91.0 → C91.8

急性淋巴细胞白血病,成熟 B 细胞型 C91.0 → C91.8

9688/3　富含 T 细胞（／组织细胞）大 B 细胞巴瘤 C83.3

9689/3　脾缘区（B 细胞）淋巴瘤 NOS C42.2 C83.0

脾淋巴瘤,伴有绒毛状淋巴细胞 C42.2 C83.0

9690/3　滤泡淋巴瘤 NOS（另见 9675／3） C82.9

恶性淋巴瘤,滤泡中心,滤泡性 NOS C82.9

恶性淋巴瘤,中心母细胞－中心细胞性,滤泡性［观察］C82.9

恶性淋巴瘤,淋巴细胞性,结节性 NOS［观察］C82.9

9691/3　滤泡淋巴瘤,2 级 C82.1

恶性淋巴瘤,小核裂细胞和大细胞混合型,滤泡性［观察］C82.1

恶性淋巴瘤,淋巴细胞－组织细胞混合型,结节性［观察］C82.1

恶性淋巴瘤,混合细胞型,滤泡性／结节性［观察］C82.1

9695/1　原位滤泡性（淋巴）瘤

9695/3　滤泡淋巴瘤,1 级 C82.0

恶性淋巴瘤,小核裂细胞,滤泡性［观察］C82.0

滤泡淋巴瘤,小核裂细胞 C82.0

恶性淋巴瘤,淋巴细胞性,低分化,结节性［观察］C82.0

十二指肠型滤泡性淋巴瘤 C17.0 C82.0

9698/3　滤泡淋巴瘤,3 级 C82.2

恶性淋巴瘤,大细胞,滤泡性 NOS C82.2

恶性淋巴瘤,大细胞,无核裂,滤泡性［观察］C82.2

恶性淋巴瘤,组织细胞性,结节性［观察］C82.2

恶性淋巴瘤,无/大核裂细胞,滤泡性 NOS［观察］1C82.2

恶性淋巴瘤,大细胞/中心母细胞性,滤泡性 NOSC82.2

恶性淋巴瘤,淋巴细胞性,高分化,结节性［观察］C82.2

滤泡淋巴瘤,3A 级 C82.3

滤泡淋巴瘤,3B 级 C82.4

大 B 细胞淋巴瘤,伴有 IRF4 重排 C83.3

9699/3　（淋巴结）边缘区（B 细胞）淋巴瘤 NOSC83.0

单核细胞样 B 细胞淋巴瘤 C83.0

与黏膜有关的淋巴样组织（MALT）淋巴瘤 C82.7 → C88.4

与支气管有关的淋巴样组织（BALT）淋巴瘤 C34.-C82.7 → C88.4

与皮肤有关的淋巴样组织（SALT）淋巴瘤 C44.-C82.7 → C88.4

原发性脉络膜淋巴瘤 C69.3 C82.7 → C88.4

970-971　成熟的 T 和自然杀伤 NK)细胞淋巴瘤

9700/3　蕈样真菌病/蕈样肉芽肿 C44.-C84.0;肉芽肿性皮肤松弛 C84.0

佩吉特样（Pagetoid）网状细胞增多症 C84.0

9701/3　塞扎里(塞蔡累/Sezary)病/综合征 C84.1

9702/1　胃肠道惰性 T 细胞淋巴增生性疾病

9702/3　T 细胞淋巴瘤 NOS C84.5;T 区淋巴瘤 C84.4

（成熟/周围的)T 细胞淋巴瘤 C84.4

周围 T 细胞淋巴瘤,多形性小细胞/中细胞和/或大细胞 C84.4

淋巴上皮样淋巴瘤/伦纳特(兰奈尔/ennert)淋巴瘤 C84.4

淋巴滤泡辅助型淋巴结外周 T 细胞淋巴瘤 C84.4

9705/3　滤泡 T 细胞淋巴瘤 C82.7

血管免疫母细胞性(T 细胞)淋巴瘤 C84.4 → C86.5

周围性 T 细胞淋巴瘤,AILD（血管免疫母细胞性淋巴结病,伴有异常蛋白血症)［观察］C84.4 → C86.5

血管免疫母细胞性淋巴结病,伴有异常蛋白血症:类似淋巴瘤的一种全身性疾病,特征有发热、盗汗、体重减轻及多种形态的细胞(如淋巴细胞、免疫母细胞和浆细胞)浸润,而使淋巴结结构改变或消失,肝脾肿大,巨大丘疹,多克隆高丙种球蛋白血症和 Coombs 试验阳性的溶血性贫血。据认为这是对慢性抗原刺激的一种非恶性超免疫反应,B 细胞增生,T 细胞极度缺乏。

9708 / 3　　皮下脂膜炎样 T 细胞淋巴瘤 C84.5 → C86.3

9709 / 1　　原发性皮肤 CD4 阳性的小 / 中 T 细胞淋巴增生性疾病 / 淋巴瘤 C44.-

9709 / 3　　皮肤 T 细胞淋巴瘤 NOS C44.-C84.5 → C84.8

　　　　　　皮肤型淋巴瘤 NOS[观察]C44.-C84.5 → C84.8

　　　　　　原发性皮肤 CD8 阳性侵袭性表皮细胞毒性 T 细胞淋巴瘤 C44. C84.8

　　　　　　原发性皮肤肢端 CD8 阳性 T 细胞淋巴瘤 C44.-C84.8

9712 / 3　　血管内(大 B 细胞)淋巴瘤 C49.9 C83.8

9714 / 3　　间变性大细胞淋巴瘤,T 细胞和无标记细胞型 C84.5 → C84.6

　　　　　　大细胞(Ki-1+)淋巴瘤[观察]C84.5 → C84.6

　　　　　　间变性大细胞淋巴瘤,CD30+ / NOSC84.5 → C84.6

　　　　　　间变性大细胞淋巴瘤,ALK(间变性淋巴瘤激酶)阳性 C84.6

9715 / 3　　间变性大细胞淋巴瘤,ALK 阴性 C84.7

　　　　　　乳房植入物相关的间变性大细胞淋巴瘤 C50.-C84.7

9716 / 3　　肝脾 γ-δ 细胞淋巴瘤 C84.5 → C86.1

　　　　　　肝脾 T 细胞淋巴瘤 C84.5 → C86.1

9717 / 3　　(肠病型 / 单一上皮性)肠 T 细胞淋巴瘤 C84.5 → C86.2

　　　　　　与肠病相关的 T 细胞淋巴瘤 C84.5 → C86.2

9718 / 1　　原发皮肤的 CD30+T 细胞淋巴细胞增生紊乱 C44.-

　　　　　　淋巴瘤样丘疹病 C44.-

9718 / 3　　原发皮肤的-CD30+T 细胞淋巴细胞增生紊乱 C44:- → 9718 / 1

　　　　　　原发皮肤的间变性 / CD30+ 大(T)细胞淋巴瘤 C44.C84.5 → C86.6

　　　　　　淋巴瘤样丘疹病 C44- → 9718 / 1

9719 / 3　　自然杀伤(NK) / T 细胞淋巴瘤,鼻和鼻型 C84.5 → C86.0

　　　　　　自然杀伤(NK) / T 细胞淋巴瘤,NOS C84.5 → C84.9

　　　　　　血管中心性 T 细胞淋巴瘤[观察]C84.5

恶性（中线）/ 多形性网状细胞增生症 NOS［观察］C85.7

972	前体细胞淋巴母细胞性淋巴瘤
9724 / 3	儿童系统性 EB 病毒阳性 T 细胞淋巴增殖性疾病 C84.5
9725 / 1	种痘样水疱样淋巴增生性疾病 / 淋巴瘤
9726 / 3	原发性皮肤 γ-δT 细胞淋巴瘤 C44.-C84.5
9727 / 3	（前体细胞）淋巴母细胞性淋巴瘤 NOS（另见 9835 / 3）C83.5

恶性淋巴瘤，曲折细胞［观察］C83.5

淋巴母细胞瘤［观察］C83.5

母细胞性浆细胞样树突状细胞肿瘤 C86.4

母细胞性 NK 细胞淋巴瘤 C86.4

9728 / 3	前体 B 细胞淋巴母细胞性淋巴瘤（另见 9836 / 3）C83.5
9728 / 3	→ 9811 / 3
9729 / 3	前体工细胞淋巴母细胞性淋巴瘤（另见 983713）C83.5
9729 / 3	→ 9837 / 3
973	浆细胞肿瘤
9731 / 3	浆细胞瘤 NOS C90.2 → C90.3

骨的浆细胞瘤 C40.- / C41.-C90.2 → C90.3

孤立性骨髓瘤 C90.2 → C90.3

9732 / 3	（多发性 / 浆细胞）骨髓瘤（病）NOSC42.1C90.0
9733 / 3	浆细胞白血病 C42.1 C90.1
9734 / 3	浆细胞瘤，髓外的（不发生在骨内）C90.2
9735 / 3	浆母细胞性淋巴瘤 C83.3
9737 / 3	ALK（间变性淋巴瘤激酶）阳性大 B 细胞淋巴瘤 C83.3
9738 / 3	HHV8（人类疱疹病毒 8 型）相关多中心 Castleman 病引起的大 B 细胞淋巴瘤 C83.3

HHV8 阳性弥漫性大 B 细胞淋巴瘤 C83.3

Castleman 病，卡斯尔曼病，简称 CD，一种原因未明的反应性淋巴结增生性疾病

974	肥大细胞肿瘤
9740 / 1	肥大细胞瘤 NOS

（弥漫性）皮肤肥大细胞增多症；色素性荨麻疹

皮肤孤立性肥大细胞瘤；真皮外肥大细胞瘤

9740 / 3　恶性肥大细胞瘤 C96.2；肥大细胞肉瘤 C96.2

9741 / 1　惰性系统性肥大细胞增多症

9741 / 3　（全身性）恶性肥大细胞增多症 / 病 C96.2

系统性肥大细胞增多症，伴有血液克隆性非肥大细胞障碍（AHNMD）C96.2

侵袭性系统性肥大细胞增多症 C96.2

肥大细胞增多症：组织内肥大细胞积聚，可为局灶性或全身性；当广泛分布于皮肤时则称为色素性荨麻疹或全身性肥大细胞增多症。

9742 / 3　肥大细胞白血病 C42.1 C94.3

9749 / 3　埃德海姆（Erdheim）- 切斯特（Chester）病 C96.1 → C96.8

Erdheim-Chester 病：一种罕见的非朗格罕组织细胞增生症，以长骨、腹膜后和主动脉周围区域组织浸润为主，其他组织与器官也可以受影响。

975　　　组织细胞和附属淋巴样细胞肿瘤

9750 / 3　恶性组织细胞增多症 C96.1 → C96.8

组织细胞性髓性网状细胞增多症［观察］C96.1 → C96.8。

组织细胞增多病：以血液中出现异常组织细胞（巨细胞）为特征的病变。

网状细胞增多（症）：网状内皮细胞或与之有关的细胞异常增多。

9751 / 1　郎格汉斯（Langerhans）细胞肉芽肿病 / 组织细胞增多症 NOS［观察］C96.6

朗格汉斯细胞组织细胞增多症，单发性 / 多发性 C96.6

9751 / 3　朗格汉斯细胞组织细胞增多症，播散性 C96.0

朗格汉斯细胞肉芽肿病 C96.6

嗜酸性肉芽肿 C96.6

（急性进行性）组织细胞增生症 X, NOS C96.0

汉（Hand）- 许（Schuller）- 克（Christian）病［观察］C96.5

莱特勒（莱特雷尔）-西韦（兰脱累-西伟/etterer-Siwe）病 C96.0

非脂性网状内皮细胞增多症「观察」C96.0

9752/1　朗格汉斯细胞肉芽肿病/组织细胞增多症,单病灶

郎格汉斯细胞组织细胞增多症,单骨生成性

嗜酸性肉芽肿

9752/1　→ 9751/1+9751/3

9753/1　朗格汉斯细胞组织细胞增多症,多病灶/多骨生成性

汉（Hand）许（Sehuller）克（Christian）病［观察］

9753/1　→ 9751/1+9751/3

9754/3　朗格汉斯细胞组织细胞增多症,播散性 C96.0

全身性莱特勒（莱特雷尔）西韦（兰脱累-西伟/etterer-Siwe）病-C96.0

急性进行性组织细胞增多症（X）C96.0

非脂性网状内皮细胞增多症［观察］C96.0

9754/3　→ 9751/3

9755/3　（真性）组织细胞（肉）瘤 C96.3- → C96.8

9756/3　朗格汉斯细胞肉瘤 C96.7 → C96.4

9757/3　（交错）树突状细胞肉瘤 NOS C96.7 → C96.4

不确定性树突状细胞肿瘤 C96.7 → C96.4

9758/3　滤泡性树突状细胞（肉）瘤 C96.7 → C96.4

9759/3　纤维母细胞性网状细胞肿瘤 C96.7 → C96.4

976　　免疫增生性疾病

9760/3　免疫增生性疾病 NOS C88.9

9761/1　意义不明的 IgM 单克隆丙种球蛋白病

9761/3　瓦尔登斯特伦（华顿史特郎/Waldenstrom）巨球蛋白血症 C42.0

（另见 9671/3）C88.0

9762/3　γ/μ/其他重链（疾）病/富兰克林（Frankin）病 C88.2

α 重链（疾）病 C88.3

9764/3　免疫增生性小肠病 C17.-C88.3

地中海淋巴瘤 C88.3

9765 / 1　意义未确定的单克隆丙种球蛋白病（MGUS）

　　　　　单克隆丙种球蛋白病（MGUS）NOS

9766 / 1　血管中心性免疫增生性损害

　　　　　淋巴瘤样肉芽肿病，1 级 / 2 级 NOS

9766 / 3　淋巴瘤样肉芽肿病，3 级 C83.8

9767 / 1　血管免疫母细胞性淋巴结病（AIC）

　　　　　免疫母细胞性淋巴结病（IBL）［观察］

9768 / 1　T-γ 淋巴组织增生性疾病

9769 / 1　免疫球蛋白沉积病 / 系统性轻链病 / 原发性淀粉样变性

980-994　白血病 C42.-

980　　　白血病 NOS C42.1

9800 / 3　白血病 NOS C95.9

　　　　　慢性白血病 NOS［观察］C95.1

　　　　　亚急性白血病 NOS［观察］C95.7

　　　　　非白血性（白细胞缺乏）白血病 NOS［观察］C95.7

9801 / 3　急性白血病 NOS C95.0

　　　　　母细胞 / 干细胞 / 未分化白血病 C95.0

9805 / 3　急性双表型 / 混合谱系 / 双谱系白血病 C95.0

9806 / 3　混合型急性白血病，伴有 t（9；22）(q34；q11.2)；BCR-ABL1 C95.0

9807 / 3　混合型急性白血病，伴有 t（V；11q23）；MIL 基因重排 C95.0

9808 / 3　混合表型急性白血病，B 细胞 / 髓样 NOS C95.0

9809 / 3　混合表型急性白血病，T 细胞 / 髓样 NOS C95.0

981-983　淋巴样白血病 C42.1

9811 / 3　B 淋巴（母）细胞性白血病 / 淋巴瘤 NOS C91.0

　　　　　B 淋巴细胞性白血病 / 淋巴瘤，伴有 IAMP21 C91.0

　　　　　前体 B 细胞淋巴母细胞性淋巴瘤 C83.5

　　　　　前体 B 细胞淋巴母细胞白血病 C91.0

　　　　　（普通）前（体）B 细胞急性淋巴细胞白血病 C91.0

　　　　　普通急性淋巴细胞白血病（c-A11）C91.0

9812 / 3　B 淋巴（母）细胞性白血病 / 淋巴瘤，伴有 t（9；22）(q34；q11.2)；

BCR

ABL1 C91.0

9813/3　B 淋巴（母）细胞性白血病/淋巴瘤，伴有 t（V；11q23）；MLL 基因重排 C91.0

9814/3　B 淋巴（母）细胞性白血病/淋巴瘤，伴有 t（12；21）（p13；q22）；

TEL

AML1（ETV6-RUNX1）C91.0

9815/3　B 淋巴（母）细胞性白血病/淋巴瘤，伴有超二倍体 C91.0

9816/3　B 淋巴（母）细胞性白血病/淋巴瘤，伴有亚二倍体（二倍体急性淋巴细胞白血病）C91.0

9817/3　B 淋巴（母）细胞性白血病/淋巴瘤，伴有 t（5；14）（q31；q32）；IL3-IGH C91.0

9818/3　B 淋巴（母）细胞性白血病/淋巴瘤，伴有 t（1；19）（q23；p133）；E2APBX1（TCF3-PBX1）C91.0

9819/3　B 淋巴（母）细胞性白血病/淋巴瘤，BCR-ABL1 样 C91.0 淋巴样白血病 NOS［观察］C91.9

9820/3　亚急性淋巴样/性/细胞白血病［观察］C91.7

非白血性淋巴样/性/细胞白血病［观察］C91.7

淋巴肉瘤细胞白血病［观察］C91.7

9823/1　单克隆 B 细胞淋巴细胞增多症，CLL（慢性淋巴细胞白血病）型

9823/3　B 细胞慢性淋巴细胞白血病/小淋巴细胞淋巴瘤-（另见-96703）C91.1

慢性淋巴细胞白血病，B 细胞型（BCLL），包括所有变异 C91.1

慢性淋巴样/性白血病 C91.1

恶性淋巴瘤，小（B）淋巴细胞性 NOS［观察］C83.0

恶性淋巴瘤，淋巴细胞性，弥散性，高分化/OS［观察］C83.0

恶性淋巴瘤，小（淋巴）细胞，弥漫性 NOS［观察］C83.0

9826/3　伯基特（Burkit）细胞白血病（另见 968713）C91.0 → C91.8

急性白血病，伯基特型［观察］C91.0 → C91.8

B 细胞急性淋巴细胞白血病（BALL）［观察］C91.0 → C91.8

L3- 型白血病, FABL3［观察］C91.0 → C91.8

急性淋巴细胞白血病, 成熟 B 细胞型 C91.0 → C91.8

9826/3 → 9687/3

9827/3 成人 T 细胞白血病/淋巴瘤（人类 T 细胞亲淋巴病毒Ⅰ型（HTLV-1)阳性)包括所有变异 C91.5

9831/1 （T 细胞/自然杀伤 C)细胞)大颗粒淋巴细胞/白血病/增多症 NOS

9831/1 → 9831/3

9831/3 （T/NK 细胞)大颗粒淋巴细胞白血病/增多症 C91.7

NK 细胞慢性淋巴细胞增生性疾病 C91.7

9832/3 前淋巴细胞白血病 NOS C91.3

9833/3 前淋巴细胞白血病, B 细胞型 C91.3

9834/3 前淋巴细胞白血病, T 细胞型 C91.3-C91.6

9835/3 前体细胞淋巴细胞白血病, 无表型/NOS（另见 9727/3）C91.0

急性淋巴细胞白血病, 前体细胞型/NOS（另见 9727/3）C91.0

急性淋巴细胞白血病/淋巴瘤 NOS C91.0

（急性)淋巴样/性白血病 NOS（另见 9727/3）C91.0

急性淋巴细胞白血病, L1 型 NOSC91.0

L1 型白血病, FAB L1［观察］C91.0

急性淋巴细胞白血病, L2 型 NOS C91.0

L2 型白血病, FAB L2［观察］C91.0

9836/3 前体 B 细胞淋巴母细胞白血病（另见 9728/3）C91.0

（普通)前(体) B 细胞急性淋巴细胞白血病 C91.0

普通急性淋巴细胞白血病(e-A1l) C91.0

9836/3 → 9811/3

9837/3 前体 T 细胞淋巴细胞白血病（另见 9729/3）C91.0

前(体)/皮质/成熟 T 细胞急性淋巴细胞白血病 C91.0

T 淋巴母细胞白血病/淋巴瘤 C91.0

早期 T 细胞前体急性淋巴细胞白血病 C91.0

前体 T 细胞淋巴母细胞性淋巴瘤 C83.5

984-993　　　髓样白血病 C42.1

9840/3　　　急性髓样白血病（AML），M6 型 C94.0

　　　　　　　（急性）红白血病 C94.0

　　　　　　　M6（A/B）型白血病 C94.0

　　　　　　　（急性）红细胞性骨髓组织增生 NOS C94.0

　　　　　　　急性红细胞增多症［观察］C94.0

　　　　　　　迪古列尔莫（狄高里莫/DiGuglielmo）病［观察］C94.0

9860/3　　　髓样/性白血病 NOS C92.9

　　　　　　　粒/粒-单核/非淋巴细胞白血病 NOS C92.7

　　　　　　　亚急性髓样/髓性/粒细胞白血病［观察］C92.7

　　　　　　　非白血性髓样/髓性/粒细胞白血病［观察］C92.7

　　　　　　　嗜酸性粒细胞白血病 C92.7

　　　　　　　单核细胞白血病 NOS C93.9

　　　　　　　慢性单核细胞白血病 NOS C93.1

　　　　　　　亚急性单核细胞白血病 NOS C93.7

　　　　　　　非白血性单核细胞白血病 NOS C93.7

9861/3　　　急性髓（性）/非淋巴/粒细胞白血病 NOS（法-美-英系统或 WHO

　　　　　　　分型均未特指者）（另见 9930/3）C92.0

9863/3　　　慢性髓样/性白血病 NOS C92.1

　　　　　　　慢性粒/髓细胞白血病 NOS C92.1

9865/3　　　急性髓系白血病，伴有 t（6;9）（p23;q34）；DEK-NUP214 C92.0

9866/3　　　急性早幼粒细胞白血病，伴有 t（15;17）（q22;q11-12）/NOS C92.4

　　　　　　　急性髓样白血病，伴有 PML/RAR-a C92.4

　　　　　　　M3 型白血病，FABM3，包括所有变异 C92.4

9867/3　　　急性粒-单核细胞白血病 C92.5

　　　　　　　M4 型白血病，FAB M4C92.5

9869/3　　　急性髓系白血病，伴有 inv（3）（血管内皮生长因子 3）（q21q22.2）或 t（3;3）（q21;q22.2）；RPN1-EVI1 C92.0

9870/3　　　急性嗜碱性细胞白血病 C94.7

9871/3 急性髓样白血病,伴有异常的骨髓嗜酸性粒细胞,包括所有变异 C92.7

急性髓样白血病,伴有 inv(16)(p13;q22)/t(16;16)(p13; q11)/CBF

B/MYH11 C92.5

急性粒-单核细胞白血病,伴有异常的嗜酸粒细胞 C92.5

M4Eo 型白血病,FAB M4Eo C92.5

9872/3 急性髓样白血病,最低分化 C92.0

M0 型白血病,FAB MOC92.0

9873/3 急性髓样白血病,不伴有成熟 C92.0

M1 型白血病,FAB M1C92.0

9874/3 急性髓样白血病,伴有成熟 C92.0

M2 型白血病,FAB M2 C92.0

慢性髓性/粒细胞白血病,BCR/ABL 阳性/费城染色体(Ph1)阳

性 9875/3/t(9;22)(q34;q11) C92.1

9876/3 非典型慢性髓样白血病,BCR/ABL 阴性/费城染色体(Ph1)阴性

C92.2

9877/3 急性髓样白血病,伴有变异型 NPM1C92.0

9878/3 急性髓样白血病,伴有 CEBPA 双等位基因突变 C92.0

9879/3 急性髓样白血病,伴有突变型 RUNX1C92.0

9891/3 (急性)单核(母)细胞白血病 NOSC93.0

M5 型白血病,FABM5,包括所有变异 C93.0

9895/3 急性髓样白血病,伴有多谱系发育不良 C92.0 → C92.8

急性髓样白血病,伴有/不伴有(早发)骨髓增生异常综合征

C92.0 → C92.8

9896/3 急性髓样白血病,M2 型白血病,FABM,伴有 t(8;21)(q22; q22)/AML1(CBF-α)/ETO C92.0

急性髓样白血病,伴有 t(8;21)(q22;q22);RUNX1-RUNX1T1C92.0

9897/3 急性髓样白血病,伴有 11q23 异常/MLLC92.0 → C92.6

9898/1 短暂性异常骨髓生成

9898/3　　　髓系白血病,伴有唐氏综合征 C92.7

9910/3　　　急性巨核母细胞白血病 C94.2;巨核细胞白血病 C94.2

　　　　　　M7 型白血病,FAB M7C94.2

9911/3　　　急性髓系白血病(巨核细胞),伴有 t(1;22)(p13;q13);RBM15-

　　　　　　MKL1 C94.2

9912/3　　　急性髓样白血病,伴有 BCR-ABL1 C92.0

9920/3　　　与治疗有关的急性髓样白血病,与烷化剂/表鬼臼毒素有关/NOS

　　　　　　C92.0 → C94.6

　　　　　　与治疗有关的髓系肿瘤 C92.0 → C94.6

9930/3　　　髓样/粒细胞肉瘤(另见 9861/3)C92.3:绿色瘤 C92.3

　　　　　　绿色(肉)瘤,绿色癌:由骨髓组织发生的绿色恶性肿瘤,伴有髓细

　　　　　　胞性白血病体内任何部位皆可发生。

9931/3　　　急性全骨髓增殖症(伴有骨髓纤维化) NOSC42.1C94.4

　　　　　　急性骨髓纤维化/硬化 NOS/恶性骨髓硬化［观察]C94.4

994　　　　　其他白血病 C42.1

9940/3　　　毛细胞白血病 C42.1 C91.4

　　　　　　白血病性网状内皮细胞增多症 C91.4

9945/3　　　慢性粒-单核细胞白血病,Ⅰ型Ⅱ型/NOS C93.1

　　　　　　在变换的慢性粒-单核细胞白血病［观察]C93.1

9948/3　　　少年(慢性)粒-单核细胞白血病 C92.1 → C93.3

9946/3　　　侵袭性自然杀伤(NK)细胞白血病 C94.7

995-996　　　慢性骨髓增生性疾病 C42.1

9950/3　　　真性/增生性/慢性红细胞增多症 C94.7

9960/3　　　(慢性)骨髓增生性疾病/肿瘤/紊乱 NOS C96.7 → C94.6

9961/3　　　骨髓硬化,伴有髓样化生 C96.7

　　　　　　骨髓纤维化作为骨髓增生性疾病的结果 C96.7

　　　　　　(慢性)特发性骨髓纤维化 C96.7

　　　　　　原因不明性髓样化生 C96.7

　　　　　　巨核细胞性骨髓硬化 C96.7

　　　　　　骨髓纤维化,伴有髓样化生 C96.7

9962 / 3　原发性 / 特发性（出血性）血小板增多症 C96.7

9963 / 3　慢性中性粒细胞白血病 C92.1

9964 / 3　嗜酸性粒细胞增多综合征 C92.1

　　　　　慢性嗜酸性粒细胞白血病 C92.1

9965 / 3　髓样和淋巴肿瘤，伴有 PDGFRA 重排 C96.7

9966 / 3　髓样肿瘤，伴有 PDGFRB 重排 C92.7

9967 / 3　髓样和淋巴肿瘤，伴有 FGFRl 异常 C96.7

9968 / 3　髓样和淋巴肿瘤，伴有 PCM1-JAK2 C96.7

997　　　其他血液学紊乱

9970 / 1　淋巴组织增生性紊乱 / 病 NOS

9971 / 1　移植后淋巴增生性疾病（PTLD）NOS （另见 9650 / 3）

　　　　　多形性移植后淋巴增生性疾病

9975 / 1　骨髓增生性疾病 NOS

9975 / 1　→ 9975 / 3

9975 / 3　骨髓增生异常，不能归类 C92.7 → C94.6

　　　　　骨髓增生性（疾病 / 肿瘤），不能归类 C96.7 → C94.6

998-999　骨髓增生异常综合征（MDS）C42.1

9980 / 3　难治性贫血（不伴有铁粒幼细胞）C92.7 → C94.6

　　　　　骨髓增生异常综合征，伴单系异型增生 C92.7 → C94.6

　　　　　难治性中性粒细胞减少症 C92.7 → C94.6

　　　　　难治性血小板减少症 C92.7 → C94.6

　　　　　铁粒幼细胞：胞浆中含有铁颗粒的有核红细胞。

9982 / 3　难治性贫血，伴有（环状）铁粒幼细胞（标记性血小板增多症相关），

　　　　　RARS C92.7 → C94.6

9983 / 3　难治性贫血，伴有母 / 胚细胞过多，RAEB（I / II）C92.7 → C94.6

9984 / 3　难治性贫血，伴有转化中的母细胞过多，RAEB-T［观察］C92.0

9985 / 3　（儿童）难治性血细胞减少症，伴有多谱系发育不良 C92.7 → C94.6

9986 / 3　骨髓增生异常综合征，伴有 5q 缺失（5q-）综合征 C92.7 → C94.6

9987 / 3　与治疗有关的骨髓增生异常综合征，与烷化剂 / 表鬼臼毒素有关

　　　　　/ NOS C92.7 → C94.6

9989／3　　骨髓增生异常综合征 NOS C92.7 → C94.6

　　　　　　白血病前期(综合征)[观察]C92.7 → C94.6

9993／3　　骨髓增生异常综合征,伴有环状纤维母细胞和多谱系发育不良(另
见 9980／3) C92.7 → C94.6

附　表

附表 1　县级肿瘤登记处工作质量表

_____县（市、区）　　日期：_____年____月____日　　督导人：_____

内容	结果	备注
（一）补漏情况		
1. 是否定期与死亡数据核对	□是　　□否	查看记录
2. 是否定期开展漏报调查	□是　　□否	查看记录
3. 人群漏报调查漏报率（%）		
4. 医疗机构漏报调查漏报率（%）		
（二）报告完整性		查看 2022 年度
1. 报告发病数 / 粗发病率（‰）	_____ / _____	查看肿瘤登记报告系统数据
2. 报告死亡数		
3. 仅有死亡医学证明书比例（%）		
4. 死亡卡与发病卡的一致数 / 一致率（%）	_____ / _____	从 2022—2023 年死亡库中随机抽取 10 例肿瘤死亡病例，与发病库比对，计算该指标[2]
（三）报告卡的填写质量[1]		
1. 完整卡片数 / 填卡完整率（%）	_____ / _____	
2. 卡片填写准确数 / 填卡准确率（%）	_____ / _____	
（四）报告质量		查看 2022—2023 年 20 份纸质肿瘤登记报告卡，指标的计算见表注[1]
1. 录入准确性：肿瘤报告卡与数据库的一致数 / 性（%）[1]	_____ / _____	
2. 病理组织学诊断卡片数 /（MV% 或 HV%）所占比例（%）	_____ / _____	
（五）随访情况		查看随访记录

293

内容	结果	备注
是否开展随访	□是　□否	随访时间：

注：[1] 抽查 20 份纸质肿瘤报告卡，计算以下指标：

- 查看肿瘤报告卡内容必填项目是否填写完整（姓名、性别、年龄、职业、出生日期、户籍地址、诊断、诊断日期、诊断单位、诊断依据、填卡日期等）。缺任一项，则认为不完整。

  填卡完整率（%）= 填写完整卡片数 / 查卡数 × 100%

- 查看肿瘤报告卡的关键项目是否填写准确（指肿瘤诊断不得为英文缩写或俗称，诊断有无逻辑错误等）。错任一项，则认为不准确。

  填卡准确率（%）= 填写准确卡片数 / 查卡数 × 100%

- 所有纸质肿瘤报告卡，与数据库比较，计算关键变量（姓名、性别、年龄、职业、出生日期、户籍地址、诊断、首次诊断日期、诊断单位、诊断依据、填卡日期等）的符合率，全部一致的为符合卡片。

  录入准确性（%）= 报告卡与录入一致数 / 查卡数 × 100%

  [2] 抽查 10 份肿瘤死亡病例，计算以下指标：

- 死亡卡与发病卡的一致率（%）= 死亡卡与发病卡一致的卡片数 / 查卡数 × 100%

附表 2　县级及以上医疗机构肿瘤登记工作督导表

考核内容	考核结果	方法与备注
一、组织管理		
1. 有无肿瘤报告工作管理班子	□有　□无	管理班子应由院领导、相关责任科室负责人及具体管理工作人员组成
2. 常规制度是否健全		查看相关文件和资料
2.1 例会制度	□有　□无	
2.2 肿瘤登记报告管理制度	□有　□无	
2.3 肿瘤信息核实补充制度	□有　□无	
2.4 档案管理制度	□有　□无	
2.5 培训工作制度	□有　□无	
2.6 定期考核评比通报制度	□有　□无	
3. 肿瘤登记相关资料		查看相关资料
3.1 有无肿瘤登记册(含急诊、门诊、住院、保健科、病案室等)	□有　□无	如实现报卡自动对接上传可不提供
3.2 有无院内报告卡的发放记录	□有　□无	
3.3 有无与肿瘤登记处的报告卡交接记录	□有　□无	
二、报告质量		
1. 漏报情况		
是否定期开展院内肿瘤报告补漏工作	□是　□否	查看记录
2. 院内漏报数/漏报率(%)[1]	/	现场抄取 2022—2023 年 20 例肿瘤新发病例,填写附表 3,指标的计算见表注[1]
3. 肿瘤报告卡的填写质量		抽取 2022—2023 年 20 份肿瘤报告卡与电子病历进行核对,重点核查有既往肿瘤病史者首次诊断日期是否填写正确,计算相应指标
3.1 完整卡片数/填卡完整率(%)	/	
3.2 首次诊断日期填写准确数/准确率(%)	/	
3.3 卡片填写准确数/填卡准确率(%)	/	
4. 报告质量		
4.1 录入的准确性:肿瘤报告卡与数据库的一致数/性(%)[1]	/	
4.2 病理组织学诊断卡片数/所占比例(%)	/	
三、培训与督导		

考核内容	考核结果	方法与备注
1. 是否接受过肿瘤登记处培训	□是　□否	查看培训督导的记录、相关资料等
2. 是否接受过肿瘤登记处的技术指导或督导	□是　□否	
3. 内部开展对临床医生的业务培训		
3.1 培训次数	次,□无	
3.2 有培训档案(签到表、讲稿)	□有□部分□无	

_____县(区)　_____医疗机构　日期:_____年____月____日　督导人:_____

注:[1] 现场抄取 2022—2023 年 4 月份 20 例门诊或住院新发肿瘤病例(病理科和病案室各 10 例),与数据库比对,凡无报告的为漏报,计算医院肿瘤病例漏报率。漏报率(%) = 未网络上报的卡片数 / 查卡数 ×100%

附表 3 县(区)医院肿瘤登记漏报情况调查登记表

序号	科室类型	患者姓名	性别	年龄	诊断	首次确诊日期	诊断依据	病理结果	是否报告	备注
1										
2										
3										
4										
5										
6										
7										
8										
9										
10										

注:未做病理检查者,病理结果一列可不填。

调查日期:_____年 _____月 ___日 调查员签名:_____

附表 4 _____县(区) _____医院肿瘤登记报告情况调查登记表

序号	患者姓名	性别	年龄	诊断	首次诊断日期是否准确	卡片是否完整	身份证号是否填写	填写是否准确	有无病理诊断	录入是否一致
1										
2										
3										
4										
5										
6										
7										
8										
9										
10										

注:身份证号码作为判断卡片填写完整性的指标之一。

调查日期:_____年 _____月 ___日 调查员签名:_____

附表 5 _____县(区) _____卫生院(社区卫生服务中心)肿瘤监测工作督导表

日期:_____年 _____月 ___日　　　　督导人:_____

内容	结果	备注
一、组织管理		查看相关文件和资料
1. 有无肿瘤网络报告工作领导小组	□有　□无	应由院领导、相关责任科室负责人及具体管理工作人员组成
2. 常规制度		
2.1 例会制度	□有　□无	
2.2 肿瘤登记报告管理制度	□有　□无	
2.3 档案管理制度	□有　□无	
3. 是否接受过上级部门培训	□是　□否	
4. 是否对村医开展工作培训	□是　□否	
5、有无肿瘤病例登记册	□是　□否	
6. 是否有专人报告	□有　□无	
二、报告质量		查看 2022 年度
1. 报告发病数 / 报告粗发病率	/	
2. 补漏情况		
2.1 是否定期开展漏报调查工作	□是　□否	查看记录
2.2 漏报调查开展的频次		
3. 随访情况		
是否开展随访	□是　□否	查看文件
三、资料管理		
肿瘤病例登记册保存情况	□有　□无	

附表 6　村卫生室(社区卫生服务站)肿瘤监测工作督导表

_____县(市、区)_____乡镇 / 街道_____村卫生室 / 社区卫生服务站

内容	结果	备注
一、资料管理		
有无肿瘤登记册	□是　□否	
二、随访情况		记录 2022 年度
1. 是否开展随访	□是　□否	
2. 有无随访记录	□有　□无	